Heutzutage sind Sie als Student mit dem Problem konfrontiert, sich immer mehr Wissen in immer kürzeren Zeiträumen aneignen zu müssen. Da die Neuroanatomie zu den am schwersten verständlichen Fächern gehört, sind viele Lehrbücher zu diesem Thema sehr umfangreich. Bis ins letzte Detail geschilderte Einzelheiten machen es fast unmöglich, das Wesentliche vom Unwesentlichen zu trennen. Da Sie nicht entscheiden können, was für Sie wirklich wichtig ist, versuchen Sie, für das Examen den ganzen Stoff zu lernen, um optimal vorbereitet zu sein. Unter hohem Zeitdruck wird auf diese Weise eine viel zu große Menge an Fakten gelernt, wobei in der Regel das Wesentliche nicht verstanden wird, so daß nur wenig Wissen hängenbleibt. In diesem Buch habe ich die für Sie unwesentlichen Details und wissenschaftlichen Theorien weggelassen und mich auf *das Basiswissen der Neuroanatomie, der Neuropharmakologie, der körperlichen Untersuchung und der Neurologie* beschränkt, mit dem Sie problemlos die Examina bestehen werden. Obwohl dieses Buch sich in einem einfachen, lockeren und persönlichen Stil präsentiert, müssen Sie daraus nicht schließen, daß wichtige Fakten geopfert worden sind. Es soll einfach nur leichter zu lesen und zu verstehen sein, damit Sie mehr von dem Stoff behalten. Wenn Sie einmal den Inhalt dieses Buches begriffen haben, werden Sie in der Lage sein, auch speziellere Neuroanatomieliteratur zu lesen und schnell zu verstehen, falls sich die Notwendigkeit ergibt. Die Terminologie kann Sie aus drei Gründen verwirren: Erstens gibt es viele verschiedene Termini für ein und denselben Begriff. Zum Beispiel wird eine Gruppe von Nervenfasern Tractus, Fasciculus, Lemniscus, Funiculus oder Bündel genannt – alle Begriffe sind von Medizin und Wissenschaft anerkannt. Zweitens ist die Terminologie voll von seltsam klingenden Namen griechischen und lateinischen Ursprungs. Der Autor kann zwar nicht nach Lust und Laune anerkannte Termini weglassen, aber er kann die Synonyme herausstellen. Zu diesem Zweck habe ich ein spezielles *Glossar* angefertigt, das nicht nur die Bedeutung und den Ursprung des jeweiligen Begriffs erklärt, sondern auch ein Wort aus der Umgangssprache nennt, das sich von dem Begriff ableitet. So kommt z. B. „Fornix" aus dem Lateinischen und bedeutet „Bogen". Damit wird ein bogenförmig verlaufendes Bündel von Nervenfasern bezeichnet. Das englische Wort für „Unzucht" (fornication) leitet sich von „Fornix" ab, weil sich im alten Rom die Prostituierten immer im Bereich der Aquäduktbögen herumtrieben!

Drittens sind es die Eponyme – Strukturen, die nach ihren Entdeckern benannt sind –, die Ihnen Schwierigkeiten machen. Ich habe die meisten von ihnen entfernt und es bei denen belassen, die eine weitverbreitete

Anwendung in der Medizin finden. Folglich werden Sie nicht unnötig mit von-Büngner-Bändern, Perroncito-Windungen, dem Schultzeschen Komma, Lancisi-Striae usw. belastet.

Ich empfehle Ihnen, vor jeder Vorlesung das entsprechende Kapitel in diesem Buch zu lesen. Sie werden entspannt zuhören können, weil Sie den Stoff verstehen, und Sie werden gemächlich einige wesentliche Notizen und Zeichnungen anfertigen, anstatt hektisch zu versuchen, jedes Wort mitzuschreiben.

Bei der 4. amerikanischen Auflage ist in erster Linie der *klinische Teil* erweitert worden. Das Buch enthält jetzt Dermatomkarten, Tabellen zur Muskelinnervation, eine Tabelle mit Werten der Cerebrospinalflüssigkeit und neue CT- und MRT-Fotos. Hinzugefügt sind sowohl pathologisches und klinisches Material als auch mehrere CT- und MR-Fotos. Der Text wurde teilweise neu bearbeitet, damit er sich leichter liest, alte Abbildungen sind verbessert und neue sind hinzugefügt worden. Schließlich sind zusätzliche Examensfragen hinzugekommen.

Zu guter Letzt würde ich mich sowohl über kritische Stellungnahmen als auch über konstruktive Vorschläge freuen.

Viel Glück   *Michael Liebman*

■■■■■ Vorwort zur 5. amerikanischen Auflage

Bedauerlicherweise ist Michael vor etwa 3 Jahren verstorben. Er hinterließ uns, seinen Freunden in der Abteilung für Anatomie und Embryologie der Medizinischen Universität von Hadassah, viele schöne Erinnerungen und einen reichhaltigen Schatz an pädagogischen Erfahrungen. Ich fühle mich sehr geehrt, die 5. Auflage dieses so erfolgreichen Buches bearbeiten zu dürfen. Dabei ist mir erst bewußt geworden, daß es ungeheure Anstrengungen gekostet haben muß, die komplexen und komplizierten neuroanatomischen Sachverhalte so zu komprimieren und doch leicht verständlich und elegant darzustellen.

Die 5. Auflage wurde vollständig überarbeitet und auf den neuesten Stand gebracht. Dies beinhaltet z. B. einen Abschnitt über die wichtigsten neurologischen Untersuchungstechniken (Anhang VI), eine zusammenfassende Darstellung der 12 Hirnnerven in bezug auf ihre Innervation und die wichtigsten klinischen Zeichen (Anhang IV), eine neue Tabelle über die wichtigsten Funktionen von Hauptbestandteilen des Telencephalons und des Diencephalons (Anhang V) sowie zusätzliche Examensfragen. Einige Kapitel, wie z. B. die „Mikroskopischen Grundlagen der Neuroanatomie", sind sehr intensiv überarbeitet worden, vor allem im Hinblick auf neuere Informationen zu den Gliazellen und die kürzlich entdeckten

BASISWISSEN NEUROANATOMIE

Leicht verständlich – Knapp – Klinikbezogen

2., überarbeitete und ergänzte Auflage

81 Abbildungen

S. David Gertz
begründet von M. Liebman

Übersetzt und bearbeitet von
Michael und Gabriele Schünke

Autorisierte Übersetzung der
5. englischen Auflage von
„Liebman's Neuroanatomy Made Easy and
Understandable"
von S. David Gertz, MD, PhD
mit Beiträgen von Rina Tadmor

1997
Georg Thieme Verlag
Stuttgart · New York

Titel der Originalausgabe:
Liebman's Neuroanatomy Made Easy and Understandable,
5th ed., Aspen Publishers, Inc.,
Gaithersburg, Maryland, USA 1996

Die Deutsche Bibliothek –
CIP-Einheitsaufnahme
Gerth, S. David: Basiswissen Neuro-
anatomie : leicht verständlich – knapp –
klinikbezogen / S. David Gertz. Begr. von
M. Liebman. Übers. und bearb. von
Michael und Gabriele Schünke. [Mit Beitr.
von Rina Tadmor]. – 2., überarb. und erg.
Aufl. – Stuttgart ; New York : Thieme, 1997
    Einheitssacht.: Liebman's neuro-
    anatomy made easy and under-
    standable <dt.>
    1. Aufl. u.d.T.: Liebman, Michael:
    Basiswissen Neuroanatomie

Anschriften:
S. David Gertz, MD, PhD
Department of Anatomy and Embryology
The Hebrew University – Hadassah
Medicial School, Jerusalem, Israel

Rina Tadmor, MD
Neuroradiology Section Sheba Medical
Center – Tel Hashomer, Tel-Aviv Univer-
sity – Sachler School of Medicine, Tel-Aviv,
Israel

Schünke, Michael, Prof. Dr. rer.nat. Dr. med.,
Schünke, Gabriele, Dipl.-Biol.
Anatomisches Institut der Universität
Olshausenstr. 40 – 60
24098 Kiel

© 1991 Michael Liebman
© 1996 (nur neues Material)
   Aspen Publishers, Inc.
© 1993, 1997 (deutsche Auflage)
   Georg Thieme Verlag
   Rüdigerstraße 14
   D-70469 Stuttgart

Printed in Germany

Satz: Mitterweger Werksatz GmbH;
Plankstadt
Druck: Gutmann; Talheim

ISBN 3-13-114402-5   1 2 3 4 5 6

Wichtiger Hinweis:
Wie jede andere Wissenschaft ist die Medizin ständigen Entwicklungen unterworfen. Forschung und klinische Erfahrung erweitern unsere Erkenntnisse, insbesondere was Behandlung und medikamentöse Therapie anbelangt. Soweit in diesem Werk eine Dosierung oder eine Applikation erwähnt wird, darf der Leser zwar darauf vertrauen, daß Autoren, Herausgeber und Verlag große Sorgfalt darauf verwandt haben, daß diese Angabe dem **Wissensstand bei Fertigstellung des Werkes** entspricht.

Für Angaben über Dosierungsanweisungen und Applikationsformen kann vom Verlag jedoch keine Gewähr übernommen werden. Jeder Benutzer ist angehalten, durch sorgfältige Prüfung der Beipackzettel der verwendeten Präparate und gegebenenfalls nach Konsultation eines Spezialisten festzustellen, ob die dort gegebene Empfehlung für Dosierungen oder die Beachtung von Kontraindikationen gegenüber der Angabe in diesem Buch abweicht. Eine solche Prüfung ist besonders wichtig bei selten verwendeten Präparaten oder solchen, die neu auf den Markt gebracht worden sind. **Jede Dosierung oder Applikation erfolgt auf eigene Gefahr des Benutzers.** Autoren und Verlag appellieren an jeden Benutzer, ihm etwa auffallende Ungenauigkeiten dem Verlag mitzuteilen.

Struktur-Funktion-Beziehungen. Das Kapitel „Hirnnerven" ist übersichtlicher geworden, wobei die funktionellen Fasertypen dieser Nerven besonders berücksichtigt wurden. Das Kapitel „Pathologische Zustände des zentralen Nervensystems" wurde ebenfalls sehr intensiv überarbeitet, neue Informationen wurden aufgenommen und eine Gliederung nach Krankheitstypen vorgenommen.

Wir hoffen, daß Michaels Andenken in Ehren gehalten wird, indem Studenten auch weiterhin von diesem Buch profitieren. Schließlich möchte ich meiner lieben Frau für ihre immer wieder ermutigenden Worte in leichten, aber auch unerwartet schweren Zeiten danken – und natürlich meinen Kindern Yonatan (Yoni), Yoseph (Seffi), Eliana und Dov-Aryeh (Dovey), die, wie ich hoffe, ein langes, glückliches, gesundes und erfülltes Leben haben werden.

S. David Gertz

Inhaltsverzeichnis

Die Basiseinheit des Nervensystems ist, wie in allen anderen Körpersystemen, die Zelle, die hier als **Neuron** bezeichnet wird. Nervenzellen weisen viele Eigenschaften auf, die sie von anderen Zelltypen unterscheiden. Hierzu gehören die Fähigkeit zur Weiterleitung elektrischer Impulse, die hohe Empfindlichkeit, mit der die Zellen auf Sauerstoffentzug reagieren, ihre entscheidende Bedeutung für viele Körperfunktionen sowie die Tatsache, daß sie sich nicht teilen können (dieses Merkmal ist verantwortlich für viele unheilbare Leiden, die Sie noch kennenlernen werden, z. B. Lähmungen, Demenz, Blindheit): In diesem Buch werden viele Typen von Nervenzellen behandelt, die alle oben erwähnten Eigenschaften besitzen.

Das typische Neuron (Abb. 1.**1a**) besteht aus einem Zellkörper mit einem großen *Zellkern (Nucleus)*, in dessen Zentrum sich ein dunkler *Nucleolus* befindet. Im nahezu gesamten Cytoplasma sind feine Partikel, die sogenannten *Nissl-Schollen* verstreut. Vom Zellkörper gehen mehrere kurze Fortsätze, die Dendriten, aus sowie ein einziger langer Fortsatz, das *Axon (Neurit)*. Die Dendriten erhalten elektrische Impulse von anderen Neuronen und leiten diese weiter zum Zellkörper. Das Axon leitet die Erregung in die entgegengesetzte Richtung, nämlich aus dem Zellkörper zu den Dendriten anderer Neurone und zu Muskeln und Drüsen. Die Erregung ist ein mit empfindlichen Instrumenten meßbarer elektrischer Strom.

Die Verbindungsstelle zwischen dem Axon eines Neurons und den Dendriten einer anderen Nervenzelle ist die **Synapse**. Die Kontaktstelle zwischen einem Axon und einer Muskelfaser wird *motorische Endplatte* genannt. Der elektrische Impuls wird jedoch nicht direkt von Neuron zu Neuron übertragen, sondern er wird mit Hilfe chemischer Überträgersubstanzen, den *Neurotransmittern*, übermittelt. Der am weitesten verbreitete Neurotransmitter ist das *Acetylcholin*, als weitere wichtige Transmitter sind Noradrenalin, Dopamin und Gammaaminobuttersäure (GABA) zu nennen. Der Grundmechanismus der Erregungsleitung ist folgender: Der Nervenimpuls pflanzt sich entlang des Axons fort, bis er die Synapse erreicht hat. Auf ihrer axonalen (präsynaptischen) Seite verursacht der Impuls die Freisetzung von Neurotransmittern aus sogenannten synaptischen Bläschen. Die Überträgersubstanz passiert den synaptischen Spalt, der nur mit dem Elektronenmikroskop deutlich zu erkennen ist, und löst auf der postsynaptischen Seite eine Erregung aus, die dann in dem zweiten Neuron fortgeleitet wird (Abb. 1.**1a**). Ein einziges Axon kann mit den Dendriten zahlreicher oder sogar mehrerer hundert Neurone in synaptischen Kontakt treten (Divergenz), und die Dendriten einer einzigen Nervenzelle

Das Neuron: Aufbau, Typen und synaptische Kontakte

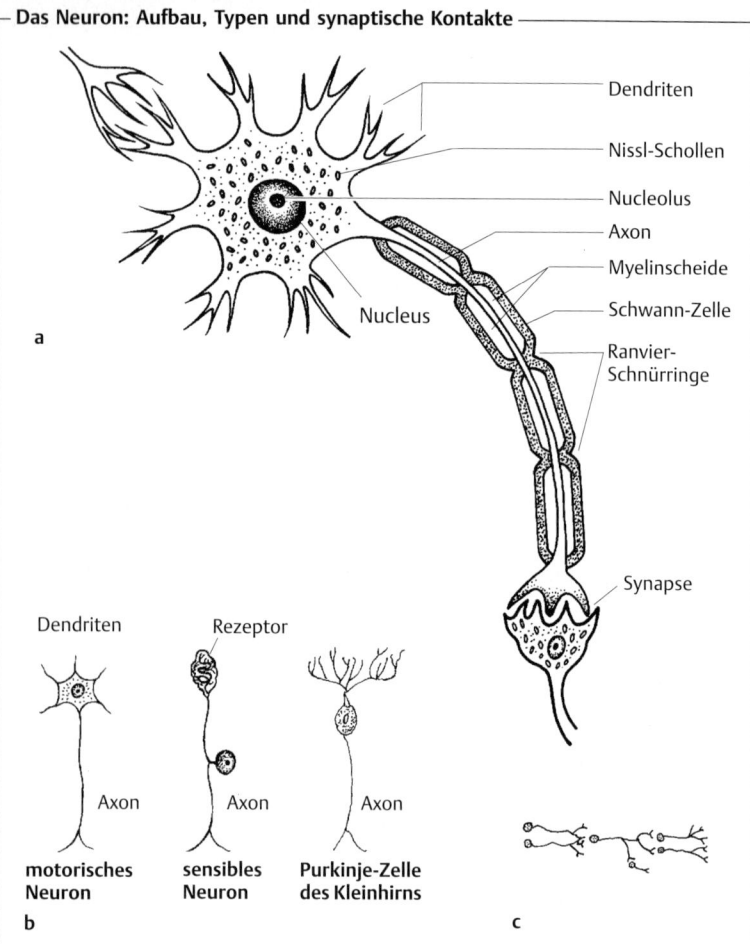

Abb. 1.1   **a** Ein typisches Neuron besteht aus Zellkörper, Dendriten und einem Axon, das in vielen Fällen von einer isolierenden Myelinscheide umhüllt ist. **b** Manche Neurone besitzen nur wenige Dendriten (**1**). Bei Rezeptorzellen haben Axon und Dendrit oft einen gemeinsamen Ansatz am Zellkörper (sog. pseudounipolare Zellen; **2**). Die Purkinje-Zellen des Kleinhirns besitzen einen reich verzweigten Dendritenbaum (**3**). **c** Es liegen meist mehrere Synapsen von verschiedenen Zellen an einem Zellkörper an. Auch sind die meisten Axone verzweigt und bilden Synapsen mit mehreren Zellen.

können die Impulse von Axonen vieler Nervenzellen empfangen (Konvergenz). Schließlich gibt es noch Mischformen dieser beiden Möglichkeiten (Abb. 1.**1c**).

Die Axone fast aller Neurone sind von einer lipidhaltigen weißen Substanz umgeben. Die Schnelligkeit der Fortleitung eines Nervenimpulses ist abhängig von der Dicke dieser *Myelinschicht*. Die marklosen Axone (ohne Myelinschicht) sind daher besonders langsam leitend. Bei Kindern sind die Nervenfasern noch nicht vollständig von Myelin umgeben. Das Laufenlernen und die langsame Entwicklung koordinierter Bewegungen sind äußere Zeichen für den allmählichen Abschluß dieses Prozesses. Bei bestimmten Erkrankungen, wie z. B. bei der multiplen Sklerose, degeneriert die Myelinschicht, und der Patient leidet an Sensibilitätsstörungen und Bewegungseinschränkungen. Die Produktion des Myelins (*Myelinisierung*) wird von bestimmten Zellen, den **Schwann-Zellen**, vorgenommen, die eine das Axon umhüllende äußere Schicht, die *Schwann-Scheide*, erzeugen. Das Myelin bildet keine kontinuierliche Schicht auf der ganzen Länge des Axons, sondern es hat in bestimmten Abständen Lücken, die *Ranvier-Schnürringe*. An diesen Stellen senkt sich die Schwann-Scheide ab und kommt so in direkten Kontakt mit dem Axon (Abb. 1.**1**).

Es gibt viele Arten von Neuronen, die sich hinsichtlich ihrer Funktion und Struktur unterscheiden. Einige der am häufigsten vorkommenden Typen zeigt die Abb. 1.**1b**: Ein *motorisches* oder *efferentes Neuron* übermittelt Nervenimpulse zu Muskeln und/oder Drüsen, wohingegen *sensible* oder *afferente Neuronen* die von Muskeln und Drüsen ausgehenden Informationen weiterleiten. Das Nervengewebe von Gehirn und Rückenmark ist in **graue und weiße Substanz** geteilt, wobei die graue Substanz sich hauptsächlich aus den Zellkörpern der Neurone zusammensetzt und die weiße aus den Axonfasern. Als weitere wichtige Bausteine im Nervengewebe sind die *Gliazellen* zu nennen, von denen es wiederum 3 verschiedene Typen gibt: die *Mikrogliazellen*, die *Oligodendrogliazellen* und die *Astrozyten*.

Mikrogliazellen sind Abkömmlinge der Blutmonozyten, die während der Embryonalentwicklung in das zentrale Nervensystem einwandern. Sie sind verzweigte Zellen, die nach mechanischer, chemischer oder immunologischer Läsion aktiviert werden, eine erhöhte Phagozytoseaktivität aufweisen und eine Vielzahl vasoaktiver bzw. neuroaktiver Zytokine produzieren und ausschütten. Auf diese Weise sind die Mikrogliazellen an einer ganzen Reihe von immunologischen Prozessen beteiligt, z. B. im Zusammenhang mit der Alzheimer-Erkrankung und dem HIV-abhängigen AIDS-Demenz-Komplex.

Während die Schwann-Zellen im peripheren Nervensystem die Myelinscheiden bilden, übernehmen die **Oligodendrozyten** die Markscheiden-
bildung im Zentralnervensystem. Die Bildung von Myelin durch Oligodendrozyten beinhaltet den Einbau von zwei Hauptproteinen – das basische
Myelinprotein und ein Proteolipid-Protein – in ausgewählte Bereiche der
Plasmamembran. Der genaue Mechanismus dieses Einbaus ist unklar. Erkrankungen, die mit einer Entmyelinisierung einhergehen, werden häufig
mit einem Verlust von Oligodendrozyten assoziiert, so z. B. in späten Stadien der Multiplen Sklerose. Bei Patienten mit multipler Systematrophie
(z. B. oliviopontocerebellare Atrophie sowie das Shy-Drager-Syndrom)
werden argyrophile zytoplasmatische Einschlüsse in den Oligodendrozyten beschrieben.

Der dritte Typ von Gliazellen, die **Astrozyten**, sind wahrscheinlich eine
sehr heterogene Familie von Zellen, die eine Art Gerüstfunktion für die
Neurone besitzen. Die Astrozyten sind aktiv am neuronalen Stoffwechsel
beteiligt, insbesondere am Kohlenhydratstoffwechsel, nehmen teil an der
Aufnahme ausgeschütteter Neurotransmitter, beteiligen sich an der Bildung, an der Regulation und an der Regeneration der Blut-Hirn-Schranke
sowie an der Modulation einer Vielzahl von lokalen Immunreaktionen.
Neuere Untersuchungen deuten auf eine rezeptorabhängige Neuron/
Glia-Kommunikation hin. Tumore von Astrozyten, sogenannte Astrozytome (inklusive verschiedene Untertypen) sind die häufigsten Tumore
des Zentralnervensystems und sind die Todesursache von fast 5000 Per-
sonen/Jahr in den USA.

Viele Substanzen, die die Kapillaren im Körper verlassen, um in das umliegende Gewebe zu gelangen, sind nicht in der Lage, die Kapillaren des
Zentralnervensystems (ZNS) zu durchdringen. Diese einzigartige „Barriere" ist als **Blut-Hirn-Schranke** bekannt. Sauerstoff, Kohlendioxid, Amino-
säuren, einige Zucker und viele fettlösliche Substanzen, wie die gebräuch-
lichen Anästhetika, können die Blut-Hirn-Schranke passieren, aber die
meisten höhermolekularen Substanzen, die meisten Zucker und die meisten an Proteine gebundenen Substanzen können dies nicht. Zwei an dieser Barriere beteiligte Faktoren sind allgemein anerkannt: Erstens haben
die Astrozyten pseudopodienartige Fortsätze, die die äußeren Wände der
Kapillaren umgeben und einhüllen, so daß sie wirksam abgedichtet sind.
Zweitens bilden die Endothelien der Kapillaren im ZNS, im Gegensatz zu
allen anderen Kapillaren des Blutgefäßsystems, zwischen den einzelnen
Zellen eine Art von Verschlußkontakten (Tight junctions) aus.
   Zusätzlich zu den Neuronen und Gliazellen gibt es als dritten Zelltyp
die **Ependymzellen**, die den Zentralkanal des Rückenmarks und die Ven-

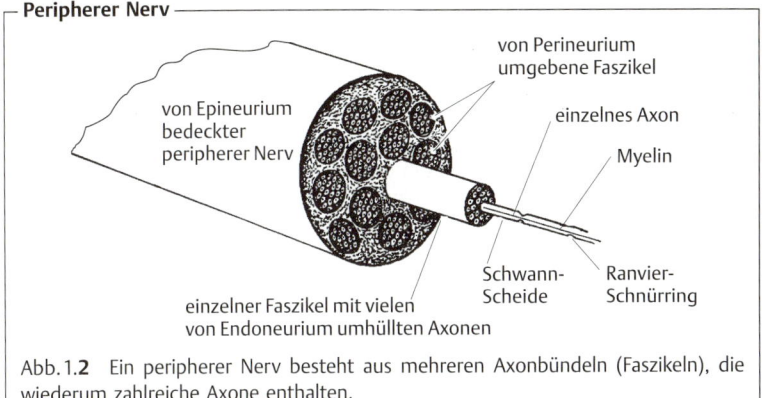

Peripherer Nerv

von Perineurium umgebene Faszikel

von Epineurium bedeckter peripherer Nerv

einzelnes Axon

Myelin

Schwann-Scheide

Ranvier-Schnürring

einzelner Faszikel mit vielen von Endoneurium umhüllten Axonen

Abb. 1.2   Ein peripherer Nerv besteht aus mehreren Axonbündeln (Faszikeln), die wiederum zahlreiche Axone enthalten.

trikel auskleiden. Sie sind die ersten Zellen, die sich während der embryonalen Entwicklung des Nervensystems differenzieren.

Die Nervenbahnen sind in den Abbildungen der anderen Kapitel immer als ein einziges Axon dargestellt, damit sie deutlicher und übersichtlicher sind. In Wirklichkeit besteht jeder Nerv und jede Nervenbahn aus mehreren Bündeln, *Faszikel* genannt, die sich wiederum aus Hunderten von Axonen zusammensetzen.

Einzelne Axone werden, zusätzlich zu ihrer Schwann-Scheide, von einer bindegewebigen Schicht, dem *Endoneurium*, umgeben. Einzelne Faszikel widerum werden durch eine weitere Bindegewebsschicht, das *Perineurium*, zusammengefaßt. Die zum peripheren Nerv gebündelten Faszikel werden schließlich von lockerem kollagenem Bindegewebe, dem *Epineurium*, umgeben. Die verschiedenen Hüllen bieten den Nervenfasern nicht nur einen mechanischen Schutz, sondern stellen, insbesondere durch das Perineurium, eine sehr effektive Diffusionsschranke dar (Abb. 1.2).

Klinische Aspekte

Da sich ausdifferenzierte Neurone nicht mehr teilen, sind sie auch nicht an der Entstehung von Gehirntumoren beteiligt. Die meisten **Neoplasmen** (Tumoren) gehen von Gliazellen oder Proliferationen anderer Zellen aus, die in Verbindung mit dem Gehirn stehen, z. B. Bindegewebszellen oder Epithelzellen der Epiphyse. In seltenen Fällen können aus Neuronen, wenn sie noch nicht ausdifferenziert sind, Tumoren entstehen, die als *Neuroblastome* bekannt sind.

Wenn ein peripherer Nerv durchtrennt ist, findet eine Reihe charakteristischer Reaktionen statt. Der distal von der Läsion gelegene Teil des Axons geht zugrunde, diesen Prozeß nennt man **Waller-Degeneration**. Der Teil des Axons, der noch mit dem Zellkörper in Verbindung steht, degeneriert zunächst zwar auch, er fängt dann aber wieder an zu wachsen, wenn er nicht zu sehr geschädigt ist. Das Wachstum wird jedoch von der raschen Proliferation der Schwann-Zellen gehemmt, die ein dichtes narbenartiges Gewebe bilden. Es gibt Fälle, bei denen die Epineurien der beiden durchtrennten Nervenenden wieder zusammengenäht werden, so daß die Axone in dieser Richtung nachwachsen und teilweise eine Wiederherstellung der alten Funktionen erreicht wird. Der Grad der Wiederherstellung ist unter anderem abhängig vom Ausmaß und von der Lokalisation der Verletzung, von der Regenerationsfähigkeit, von der Proliferationsrate der Gliazellen auf der regenerierten Seite und vom Alter des Patienten. Leider können Axone in Gehirn und Rückenmark nicht regenieren, wenn sie stark beschädigt oder durchtrennt sind.

Multiple Sklerose (MS) ist eine ziemlich verbreitete neurologische Erkrankung, die vorwiegend junge Erwachsene zwischen 20 und 40 Jahren befällt, von der jedoch fast nie Kinder unter 10 und Erwachsene über 60 Jahre betroffen sind. Im Verlauf der Krankheit wird das Myelin in verschiedenen Arealen des ZNS abgebaut, nicht jedoch die Axone und Zellkörper. Während dieses Prozesses treten die unterschiedlichsten Symptome auf wie z. B. Sensibilitätsstörungen, Muskelschwäche, Taubheit und Kribbeln in den Extremitäten (Parästhesie), Vertigo oder Diplopie (Doppeltsehen). Tatsächlich sind es die Vielfalt und die scheinbare Zusammenhanglosigkeit der Symptome, die die wichtigsten Hinweise für die Diagnose dieser Erkrankung liefern. Die Ursachen sind noch immer unbekannt, und gegenwärtig gibt es weder Möglichkeiten der Heilung noch der Prävention. Da keine exogenen Erreger und keine Antikörper nachgewiesen werden können, geht man davon aus, daß es sich um eine Art Autoimmunkrankheit handelt. Auch erbliche Faktoren spielen eine Rolle. So besteht bei eineiigen Zwillingen, wenn einer von beiden erkrankt ist, für den anderen eine 25 %ige Wahrscheinlichkeit, daß auch er die Krankheit entwickelt (25 %ige Konkordanz).

Merkwürdigerweise bildet sich das Myelin manchmal neu, und die Symptome verschwinden, bis das Myelin aufs neue degeneriert. Dies gibt Anlaß zu einer Einteilung der Erkrankung in 3 Formen: Bei der ersten Form bekommt der Patient mehrere Schübe dieser Art und erholt sich dann wieder vollständig. Bei der zweiten Form dauern die akuten Anfälle und die Remissionsphasen mehrere Jahre, und bei der dritten Form schreitet die Erkrankung rapide fort und endet mit dem Tod.

Das Rätselhafte bei der Multiplen Sklerose ist, daß die Krankheitshäufigkeit in tropischen Regionen 1 zu 100 000 beträgt, während sie in kälteren Regionen wie Kanada und Nordeuropa auf 30 – 80 zu 100 000 ansteigt. Epidemiologische Studien in Israel – einem subtropischen Land, das von Immigrationswellen aus aller Welt überschwemmt worden ist –, sind sehr aufschlußreich gewesen.

Diejenigen Personen, die nach der Pubertät aus kalten Regionen eingewandert sind, hatten die gleiche MS-Inzidenz wie Personen in ihrem Ursprungsland, wogegen diejenigen, die vor der Pubertät aus den kalten Regionen immigriert sind, also als ihre Thymusdrüsen noch aktiv waren, die niedrige Krankheitsinzidenz aufwiesen, die für Bewohner warmer Klimazonen charakteristisch ist. Hier liegt vielleicht der Schlüssel zu Ursache und Heilung der Multiplen Sklerose.

Zwei abschließende Punkte: Erstens haben Patienten, die an der Krankheit leiden, keinen Vorteil, wenn sie nachträglich in warme oder tropische Klimazonen überwechseln. Zweitens ist es kurios, daß in Korea die Krankheit mit einer Inzidenz von 0,05 zu 100 000 praktisch unbekannt ist.

Bis vor kurzem war es schwierig, eine endgültige MS-Diagnose zu stellen, weil es keine Laboruntersuchungen dafür gab. Heute kann man mit Hilfe der Kernspinresonanztomographie (MRT) die degenerierten Myelinplaques leicht erkennen (Anhang VIII, Abb. **8**, S. 213), so daß eine vorläufige Diagnose schnell bestätigt werden kann.

Dieses Kapitel handelt von der Entwicklung des Nervensystems sowie von den einzelnen Gehirnregionen – einem Thema, das sehr langweilig sein kann. Es ist jedoch notwendig, weil man die Nervenbahnen nicht weiter studieren kann, ohne zu wissen, wie sie sich entwickeln, wo sie entspringen, durch welche Strukturen sie hindurchziehen und wo sie enden.

Man teilt das Nervensystem willkürlich in einen zentralen und einen peripheren Teil. Das **zentrale Nervensystem (ZNS)** besteht aus dem *Gehirn* und dem *Rückenmark*. Das **periphere Nervensystem (PNS)** setzt sich aus den 12 Hirnnervenpaaren, wobei die ersten zwei Paare keine peripheren

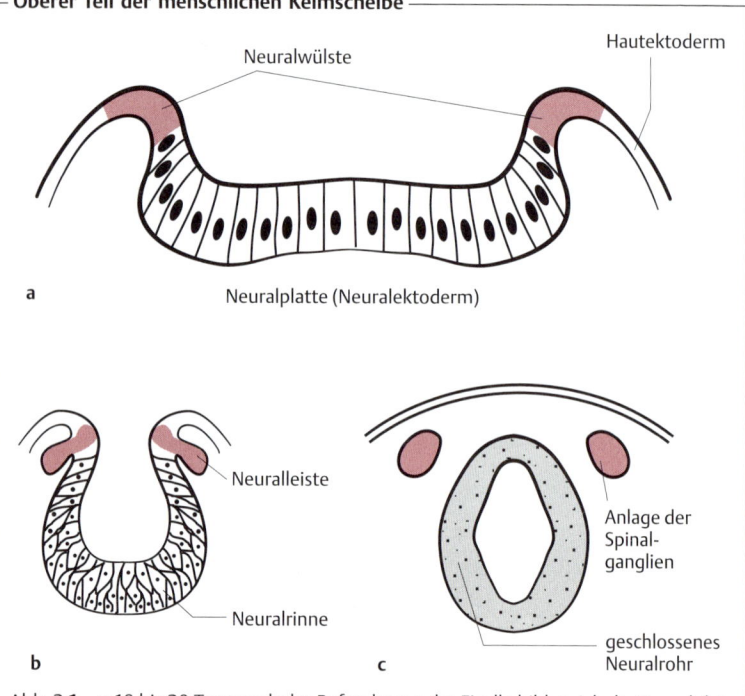

Oberer Teil der menschlichen Keimscheibe

Hautektoderm

Neuralwülste

a Neuralplatte (Neuralektoderm)

Neuralleiste

Neuralrinne

Anlage der Spinalganglien

geschlossenes Neuralrohr

b　　　　　　　　**c**

Abb. 2.1 **a** 18 bis 20 Tage nach der Befruchtung der Eizelle bildet sich die Neuralplatte als Verdickung des Neuralektoderms. **b** Anschließend bildet sich die Neuralrinne, die Neuralleisten gliedern sich ab. **c** Die Neuralrinne schließt sich zum Neuralrohr. Aus den Neuralleisten entwickeln sich die Anlagen der Spinalganglien.

Nerven sind, und allen übrigen Nerven mit den dazugehörigen Ansammlungen von Zellkörpern, den *Ganglien*, zusammen.

Entwicklung des Nervensystems

Die Anteile des zentralen und peripheren Nervensystems entwickeln sich aus dem äußeren Keimblatt, dem Ektoderm. Die erste Anlage erscheint um den 18. Embryonaltag als flächenhafte Verdickung des Ektoderms der Keimscheibe (**Neuralplatte**, Abb. 2.**1**). Innerhalb der Neuralplatte entsteht zwischen zwei seitlichen Auffaltungen (Neuralwülsten oder Neuralfalten) eine Vertiefung, die **Neuralrinne**, die sich im weiteren Verlauf zum **Neuralrohr** schließt und in die Tiefe verlagert. Die Verschmelzung der Neuralfalten beginnt auf Höhe des vierten Somiten und schreitet von da aus in kranialer und kaudaler Richtung fort. Die vordere Öffnung des Neuralrohrs (Neuroporus anterior) schließt sich etwa um den 24. Tag, die kaudale (Neuroporus posterior) etwa zwei Tage später. Teile der Neuralwülste, die sich nicht an der Bildung des Neuralrohrs beteiligen, entwickeln sich zu den **Neuralleisten**. Das Neuralrohr wandelt sich um zum zentralen Nervensystem (Gehirn und Rückenmark), während aus den Neuralleisten das periphere Nervensystem (periphere Nerven und Ganglien) hervorgeht. Die Wand des Neuralrohrs verdickt sich und bildet die weiße und graue Substanz von Rückenmark und Gehirn, das Neuralrohrlumen hingegen wird im vorderen Bereich zu den Hirnventrikeln und im hinteren Bereich zum Zentralkanal des Rückenmarks.

Entwicklung des Gehirns

Am kranialen Ende des Neuralrohrs entstehen schon frühzeitig als deutliche Verdickungen bzw. Erweiterungen die drei primären embryonalen **Hirnbläschen**, das Vorderhirn (Prosencephalon), das Mittelhirn (Mesencephalon) und das Rautenhirn (Rhombencephalon) (Abb. 2.**2**). Gleichzeitig treten zwei Krümmungen des Neuralrohrs auf, die Scheitelbeuge (Mittelhirnbeuge), und am Übergang zum späteren Rückenmark, die sog. Nackenbeuge (Flexura cervicalis). Mit zunehmender Hirnvergrößerung tritt noch eine weitere Krümmung auf: die Brückenbeuge im Bereich des Rautenhirns. Der Hirnstamm, der sich aus den beiden kaudalen Hirnbläschen entwickelt, eilt dem Prosencephalon in seiner Entwicklung etwas voraus. Während das Vorderhirn im zweiten Entwicklungsmonat noch eine dünnwandige Blase darstellt, haben sich im Hirnstamm schon Nervenzellen ausdifferenziert (Austrittsstellen der späteren Hirnnerven). In

Embryonale Gehirnentwicklung

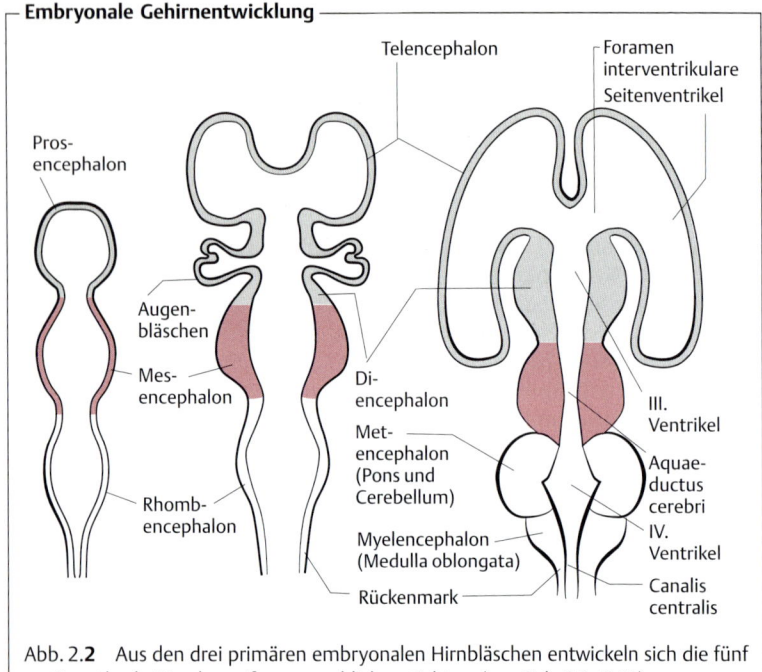

Abb. 2.**2** Aus den drei primären embryonalen Hirnbläschen entwickeln sich die fünf großen Abschnitte des reifen menschlichen Gehirns (s. a. Tab. 2.**1**, S. 11).

diesem Stadium kann man bereits die zukünftigen Abschnitte identifizieren: Mesencephalon (Mittelhirn), Cerebellum (Kleinhirn), Pons (Brücke) und Medulla oblongata (verlängertes Mark) (Abb. 2.**2**). Aus dem vorderen Hirnbläschen entstehen seitlich zwei Ausstülpungen, die Augenbläschen, die sich zu den Augen entwickeln, während sich aus dem vorderen Teil die späteren Großhirnhemisphären (Telencephalon) bilden. Der hintere Teil wird schließlich zum Zwischenhirn (Diencephalon).

Die beiden Großhirnhemisphären wachsen mit Beginn des 4. Monats sehr schnell und erweitern sich in alle Richtungen, bis sie schließlich das Zwischenhirn sowie große Teile des Hirnstamms überdecken. Im Alter von etwa 6 Monaten treten an der bisher glatten Oberfläche der Hemisphäre die ersten Furchen und Windungen auf. Die anfangs dünnen Wände des Neuralrohrs haben sich im Verlauf der Entwicklung verdickt. Sie enthalten die Nervenzellen und Nervenbahnen und machen die eigentliche Hirnsubstanz aus. An bestimmten Stellen im Bereich des Bodens und der Seitenwand des Großhirnbläschens entwickelt sich eine Verdickung, die sich im folgenden zum Streifenkörper (Corpus striatum), einem Teil der sog. Basalganglien, differenziert. Nervenfasern, die auf ihrem Weg von den zerebralen Hemisphären zum Hirnstamm und zum Rückenmark durch das Corpus striatum ziehen, unterteilen dieses in zwei Teile, den Nucleus caudatus und das Putamen. Die Fasern in diesem Bereich bilden die spätere Capsula interna. In den Seitenwänden des Zwischenhirns entsteht, ebenfalls im Bereich einer Verdickung, der Thalamus, eine wichtige zentrale Schaltstation für sensible Nervenbahnen.

Die embryonalen Gehirnbläschen bleiben als **Gehirnventrikel** erhalten. Durch Verdickung der Wände von Neuralrohr und Hirnbläschen wird das primäre Lumen stark eingeengt, und es entstehen Hohlräume von unterschiedlicher Form und Weite, die alle untereinander in Verbindung stehen. Sie sind mit Liquor cerebrospinalis gefüllt und gehen auf Höhe des IV. Ventrikels in den Zentralkanal des Rückenmarks über. Jedem Hirnteil kann ein bestimmter Abschnitt des Ventrikelsystems zugeordnet werden (s. Tab. 2.1 und Abb. 2.2).

Tabelle **2.1** Entwicklung der primären embryonalen Hirnbläschen

Primäre Hirnbläschen	Hirnabkömmlinge	Ventrikel-abkömmlinge
Vorderhirn (Prosencephalon) ⟶	Großhirn (Telencephalon) mit den Großhirnhemispären	Seitenventrikel
	Zwischenhirn (Diencephalon)	III. Ventrikel
Mittelhirn (Mesencephalon) ⟶	Mittelhirn (Mesencephalon)	Aquaeductus cerebri
Rautenhirn (Rhombencephalon) ⟶	Brücke (Pons) und Kleinhirn (Cerebellum) = Metencephalon	IV. Ventrikel (oberer Teil)
	verlängertes Mark (Medulla oblongata) = Myelencephalon	IV. Ventrikel (unterer Teil)

Entwicklung des Rückenmarks

Zu Beginn der Entwicklung wird die Wand des Neuralrohrs von einem undifferenzierten Neuroepithel gebildet. Die Neuroepithelzellen erstrecken sich über die gesamte Breite der Neuralrohrwand und bilden ein dickes mehrreihiges Epithel. Im weiteren Verlauf besteht die Wand des Neuralrohrs aus drei Zellagen. Das Lumen ist von einer schmalen **Ventrikulärzone** umgeben (Matrixzone oder ependymale Schicht). Außerhalb dieser Schicht liegt die breite **Intermediärzone** (Mantelschicht), der sich nach außen eine sog. **Marginalzone** anschließt (Abb. 2.**3**).

Die Zellen der Ventrikulärzone teilen sich ständig und bilden zwei Arten von Tochterzellen, die zukünftigen Nervenzellen (Neuroblasten) und die zukünftigen Stützzellen (Glioblasten). Beide Zelltypen wandern in die benachbarte Mantelzone, die zukünftige graue Substanz des Rückenmarks, in der sie ihre Differenzierung vollenden. Die äußere Marginalzone nimmt die aus den Neuroblasten auswachsenden Zellfortsätze auf, die sich im weiteren Verlauf zu markhaltigen oder markarmen Nervenfasern entwickeln und die spätere weiße Substanz des Rückenmarks bilden.

Durch Proliferations- und Differenzierungsvorgänge des Neuroepithels verdickt sich vor allem die seitliche Wand des embryonalen Rückenmarks, während die Deck- und die Bodenplatte dünn bleiben (Abb. 2.**3**). Auf diese Weise entsteht auf jeder Seite des Neuralrohrs eine ventrale und dorsale Verdickung, die **Grund- bzw. Flügelplatte**, die beiderseits durch eine schmale Rinne, den Sulcus limitans, getrennt sind. Die ventralen Verdickungen enthalten als Grundplatte die Zellen des motorischen Vorderhorns, das zukünftige Ursprungsgebiet motorischer oder efferenter Nervenzellen. Diese Nervenfasern bilden größere Bündel, die sog. Fila radicularia, die sich in jedem Segment zu einer vorderen Wurzel (Radix ventralis) vereinigen. Aus den dorsalen Verdickungen, den Flügelplatten, entsteht das sensible Hinterhorn, dessen Zellen hauptsächlich afferente Funktionen übernehmen. An diesen Neuronen enden Nervenfasern aus den pseudounipolaren Ganglienzellen des Spinalganglions, einem Derivat der Neuralleiste, die in ihrer Gesamtheit die hintere Wurzel (Radix dorsalis) bilden. Zwischen Flügel- und Grundplatte entsteht in der Brust- und oberen Lendenregion zusätzlich das sehr viel kleinere Seitenhorn der grauen Substanz. Es enthält in seinem dorsalen Anteil viszerosensible und in seinem ventralen Anteil viszeromotorische Nervenzellen.

Die Vorderhörner wachsen nach zentral und bilden dabei die Fissura mediana anterior, während die Hinterhörner sich einander annähern und den

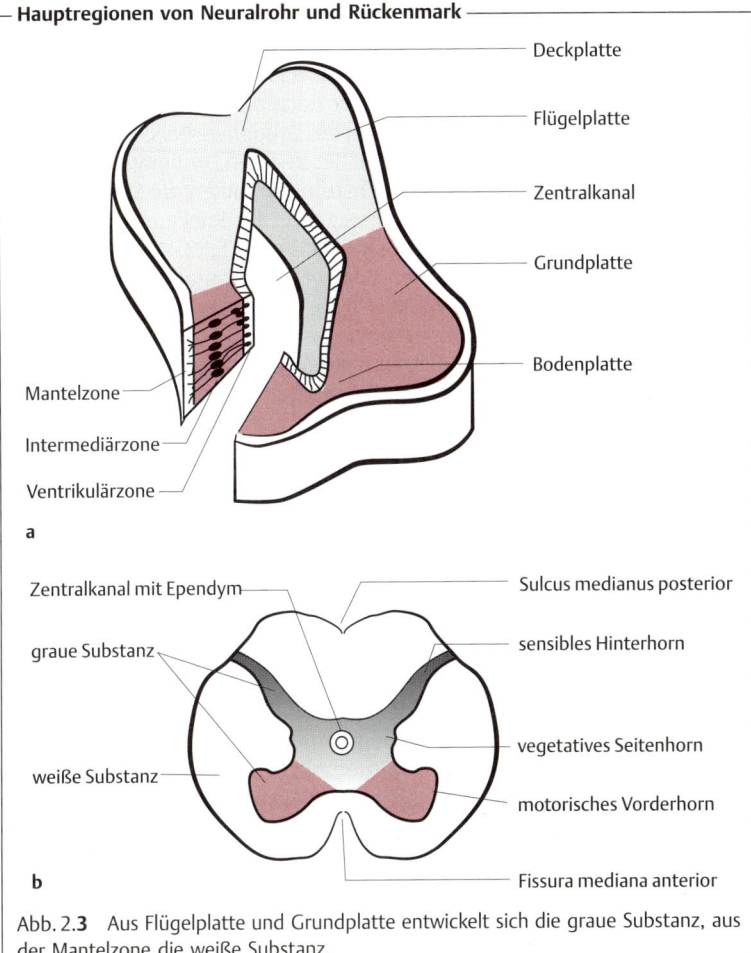

Hauptregionen von Neuralrohr und Rückenmark

Deckplatte

Flügelplatte

Zentralkanal

Grundplatte

Bodenplatte

Mantelzone

Intermediärzone

Ventrikulärzone

a

Zentralkanal mit Ependym

graue Substanz

weiße Substanz

b

Sulcus medianus posterior

sensibles Hinterhorn

vegetatives Seitenhorn

motorisches Vorderhorn

Fissura mediana anterior

Abb. 2.**3**   Aus Flügelplatte und Grundplatte entwickelt sich die graue Substanz, aus der Mantelzone die weiße Substanz.

Sulcus medianus posterior bilden. Auf diese Weise entsteht die charakteristische Schmetterlingsfigur der grauen Substanz des Rückenmarks (Abb. 2.**3**).

Während der ersten 12 Wochen erstreckt sich das Rückenmark über die gesamte Länge des Embryos. Es ist zu diesem Zeitpunkt genauso lang wie die Wirbelsäule, so daß die Nervenwurzeln durch die Zwischenwirbellöcher in Höhe ihres Ursprungssegments austreten. Mit zunehmendem Alter wächst die Wirbelsäule jedoch schneller in die Länge als das Rückenmark, und auf diese Weise verlagert sich das untere Ende des Rückenmarks (**Conus medullaris**) immer mehr nach oben. Bei der Geburt liegt der Conus medullaris auf Höhe des dritten Lendenwirbels, beim Erwachsenen endet das Rückenmark auf Höhe des zweiten Lendenwirbelkörpers. Infolge dieses unterschiedlichen Wachstums verlaufen die Spinalwurzeln schräg abwärts von ihrem Ursprungssegment im Rückenmark zu ihrem entsprechenden Zwischenwirbelloch (Abb. 22.**3**, S. 132). Die unterhalb des Conus medullaris verlaufenden Wurzeln nennt man in ihrer Gesamtheit **Cauda equina** (Pferdeschwanz). Da die das Rückenmark umgebenden Hüllen bzw. Rückenmarkshäute jedoch bis zur Mitte des Sakralbereichs reichen, kann unterhalb des dritten Lendenwirbels ohne Verletzung des Rückenmarks Liquor aus dem Subarachnoidalraum entnommen werden (Lumbalpunktion).

Abkömmlinge der Neuralleiste

Während der Bildung des Neuralrohrs und seiner Trennung vom Oberflächen- bzw. Hautektoderm wandern Zellen aus den lateralen Bezirken der Neuralplatte, den Neuralleisten, in die Tiefe und beteiligen sich an der Bildung von großen Teilen des peripheren Nervensystems (Abb. 2.**1** und 2.**4**). Sie bilden unter anderem die Anlagen der sensiblen Hinterwurzelganglien (Spinalganglien), spindelförmige Verdickungen der Radix dorsalis, in der pseudounipolare Nervenzellen jeweils einen Fortsatz in die Peripherie und einen zum Hinterhorn des Rückenmarks schicken (Abb. 2.**4**). Auch die pseudounipolaren Ganglienzellen der Hirnnerven (V., VII., VIII., IX. und X. Hirnnerv) sind, wie die Spinalganglien, Abkömmlinge der Neuralleiste. Weitere Neuralleistenderivate sind die multipolaren Ganglienzellen des sympathischen Nervensystems, die Paraganglien sowie die sekretorischen Zellen des Nebennierenmarks. Darüber hinaus entstammen sämtliche Zellen, die wie die Schwann-Zellen die peripheren Nerven oder wie die Mantel- oder Satellitenzellen die Ganglienzellkörper umgeben, aus den Neuralleisten. Schließlich lassen sich auch die Melanoblasten, die Vorstufen der Melanozyten, aus Neuralleistenmaterial herleiten. Im Bereich des Kopfes können aus der sog. Kopfneuralleiste zusätzlich knorpel- und knochenbildende Zellen (z. B. Odontoblasten) entstehen.

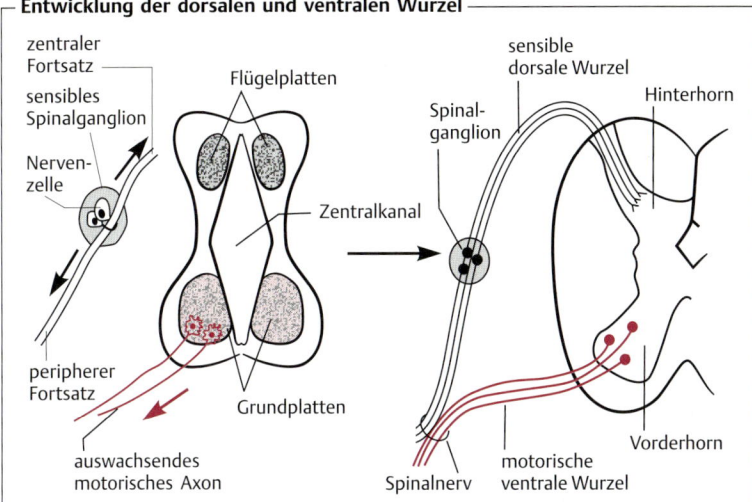

Entwicklung der dorsalen und ventralen Wurzel

zentraler Fortsatz

sensibles Spinalganglion

Nervenzelle

Flügelplatten

Zentralkanal

peripherer Fortsatz

Grundplatten

auswachsendes motorisches Axon

sensible dorsale Wurzel

Spinalganglion

Hinterhorn

Vorderhorn

Spinalnerv

motorische ventrale Wurzel

Abb. 2.4 Pseudounipolare Nervenzellen des Spinalganglions senden einerseits Axone in die graue Substanz des Hinterhorns (dorsale Wurzel) und andererseits Axone in die Körperperipherie. Aus dem Vorderhorn wachsen motorische Axone aus und bilden die ventrale Wurzel.

◼◼◼ Die fünf Teile des Gehirns

Die Einteilung des Gehirns in *Telencephalon, Diencephalon, Mesencephalon, Pons* und *Cerebellum (Metencephalon)* sowie *Medulla oblongata* basiert auf der Entwicklung aus den drei primäre exmbryonalen Gehirnbläschen (s. Tab. 2.**1**).

Das Telencephalon ist das höchste Integrationszentrum des ZNS und ist daher der am stärksten differenzierte Gehirnabschnitt beim Menschen. Es setzt sich aus zwei wesentlichen Strukturen zusammen: den beiden *Großhirnhemisphären* und mehreren paarigen *Basalganglien*. Die Basalganglien übernehmen Teilaufgaben der motorischen Aktivität, hier besonders die Einleitung und Durchführung langsamer Bewegungen. Sie liegen tief im Innern der Hemisphären und werden erst sichtbar, wenn man das Gehirn durchschneidet. Die beiden umfangreichen Großhirnhemisphären sind voneinander durch die *Fissura longitudinalis cerebri* getrennt und machen den größten Anteil der sichtbaren Gehirnsubstanz aus (Abb. 2.**5a**). (Zusätzlich zu den Abbildungen in diesem Kapitel und im Anhang II sollte der Leser auch die CT in der Abb. **2** von Anhang VII und die MRT in Anhang

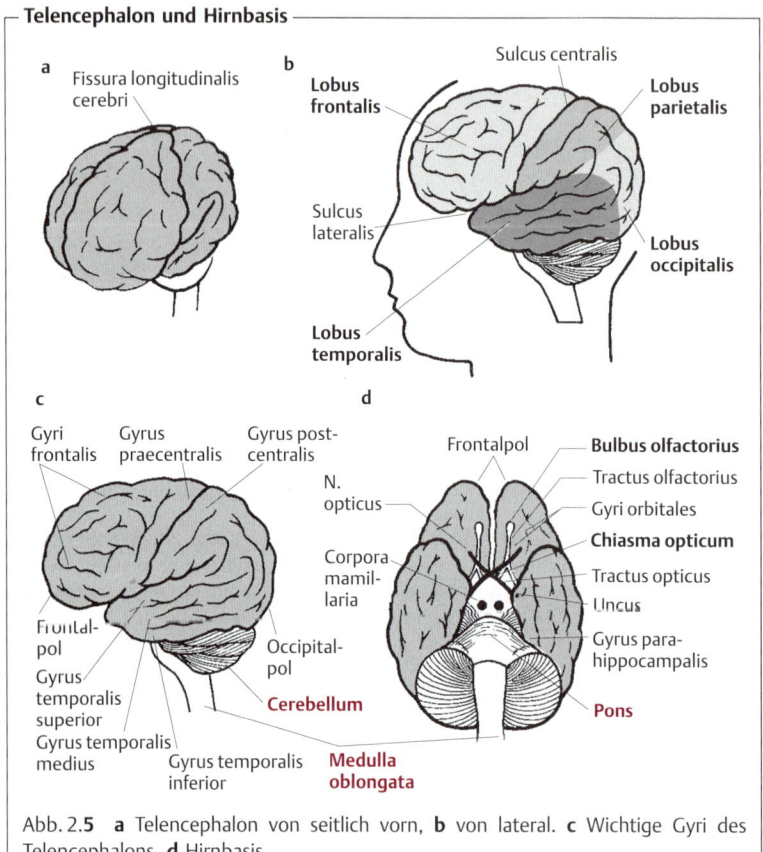

Telencephalon und Hirnbasis

a Fissura longitudinalis cerebri

b Sulcus centralis

Lobus frontalis

Lobus parietalis

Sulcus lateralis

Lobus occipitalis

Lobus temporalis

c Gyri frontalis   Gyrus praecentralis   Gyrus postcentralis

Frontal-pol

Gyrus temporalis superior

Gyrus temporalis medius

Gyrus temporalis inferior

Occipital-pol

Cerebellum

Medulla oblongata

d Frontalpol

N. opticus

Corpora mamillaria

Bulbus olfactorius

Tractus olfactorius

Gyri orbitales

Chiasma opticum

Tractus opticus

Uncus

Gyrus parahippocampalis

Pons

Abb. 2.5 **a** Telencephalon von seitlich vorn, **b** von lateral. **c** Wichtige Gyri des Telencephalons. **d** Hirnbasis.

VIII beachten.) Ihre konvexe Oberfläche wird von Windungen (*Gyri*) gebildet, die voneinander durch flache Furchen (*Sulci*) getrennt sind. Obwohl bestimmte Gyri und Sulci in jedem menschlichen Gehirn vorhanden sind, haben nie zwei Gehirne, nicht einmal die beiden Hemisphären desselben Gehirns, dasselbe Muster an Gyri und Sulci. Mit Hilfe von zwei Furchen, dem *Sulcus lateralis* und dem *Sulcus centralis*, läßt sich jede Hemisphäre in vier Hauptareale oder *Lobi* aufteilen (Abb. 2.**5b**): Der *Lobus frontalis* liegt vor dem Sulcus centralis, und der *Lobus parietalis* liegt hinter ihm. Unterhalb des Sulcus lateralis befindet sich der *Lobus temporalis*, und eine imaginäre Linie, die von dem *Sulcus parietooccipitalis* abwärts gezogen wird, trennt den Lobus parietalis vom *Lobus occipitalis*. Jeder Lobus hat wiederum seine spezifischen Areale und Gyri. So ist zum Beispiel im frontalen Lobus der *Gyrus praecentralis*, der direkt vor dem Sulcus centralis liegt, das motorische Zentrum, das Impulse zu den willkürlich innervierten Muskeln sendet. Der am weitesten stirnwärts gelegene Punkt, der *Frontalpol*, ist der Sitz der Persönlichkeit (Abb. 2.**5c** u. **d**). Verletzungen in dieser Region gehen häufig mit Persönlichkeitsänderungen einher. Diese und andere Areale werden später detaillierter besprochen.

Das Telencephalon nimmt auch den größten Anteil der Gehirnbasis ein. Hier sitzen die *Gyri orbitales* mit den auf ihnen liegenden *Nn. olfactorii*, den Riechnerven, und den *Nn. optici*, die dem Gehirn visuelle Impulse vom Auge übermitteln (Abb. 2.**5d**). Die Nn. optici beider Seiten laufen aufeinander zu, überkreuzen sich im *Chiasma opticum* und fahren fort als *Tractus opticus*. Diese Ansicht des Telencephalons zeigt auch den *Gyrus parahippocampalis* im Lobus temporalis mit seiner charakteristischen Wölbung, dem *Uncus*.

Die Großhirnhemisphären sind aus einer äußeren grauen Rindenschicht – dem *Cortex*, der vorwiegend Zellkörper enthält – und einer inneren weißen Markschicht, die aus den myelinisierten Axonen besteht, zusammengesetzt (Abb. 2.**6a**). Axone, die von einer Hemisphäre zur anderen verlaufen, heißen *Kommissurenfasern*. Ein Beispiel ist das mächtige *Corpus callosum*, ein Fasersystem, in dem ca. 200 Millionen Axone zusammenlaufen (Abb. 2.**6a** u. 2.**7**). Lange und kurze *Assoziationsfasern* verlaufen in derselben Hemisphäre von Lobus zu Lobus oder von Gyrus zu Gyrus.

Schließlich gibt es Axone, die zwischen der Großhirnrinde und anderen Bereichen des ZNS vermitteln, die *Projektionsfasern*, von denen die meisten die sog. *Capsula interna* bilden. Diese Struktur besteht aus einem vorderen Schenkel, *Crus anterius*, einem hinteren Schenkel, *Crus posterius*, und einem Abschnitt dazwischen, dem *Genu* (Abb. 2.**6a**). Lateral zum Genu sind einige *Basalganglien* lokalisiert, z. B. der Globus pallidus und das Putamen.

In manchen Lehrbüchern der Neuroanatomie wird die Meinung vertreten, es gäbe fünf Lobi, andere behaupten gar, es gäbe sechs. Wenn man den Sulcus lateralis auseinanderzieht, sieht man die *Insel*, eine Auffaltung der Großhirnhemisphäre (Abb. 2.**6a**). Die Insel besitzt beim Menschen keine bekannte Funktion und wird als fünfter Lobus angesehen. Die Rindengebiete der Lobi frontalis, parietalis und temporalis, die den Sulcus lateralis umgeben, bezeichnet man als *Opercula*. Der limbische oder sechste Lobus besteht aus den Gyri cinguli, parahippocampalis und dentatus.

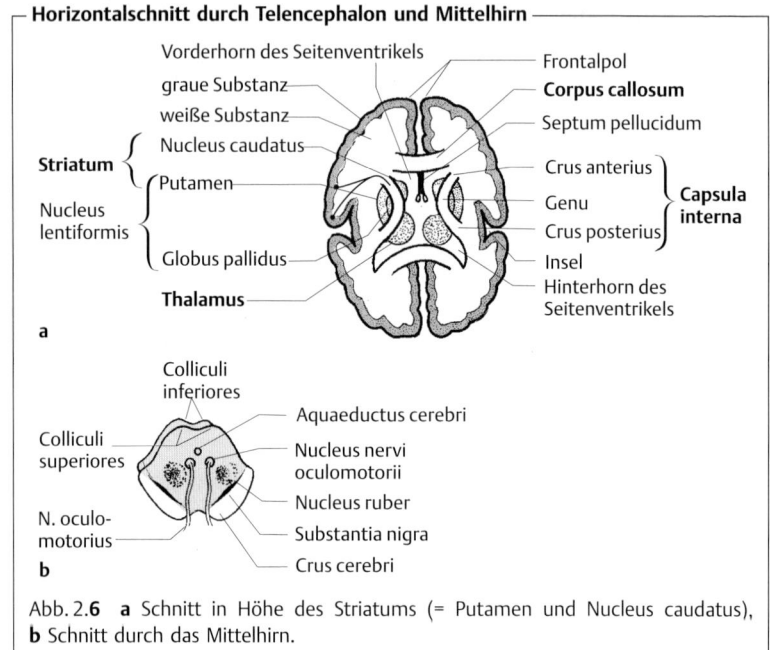

Horizontalschnitt durch Telencephalon und Mittelhirn

Vorderhorn des Seitenventrikels

graue Substanz

weiße Substanz

Nucleus caudatus

Striatum

Putamen

Nucleus lentiformis

Globus pallidus

Thalamus

a

Frontalpol

Corpus callosum

Septum pellucidum

Crus anterius

Genu

Crus posterius

Capsula interna

Insel

Hinterhorn des Seitenventrikels

Colliculi inferiores

Colliculi superiores

N. oculo-motorius

b

Aquaeductus cerebri

Nucleus nervi oculomotorii

Nucleus ruber

Substantia nigra

Crus cerebri

Abb. 2.6 **a** Schnitt in Höhe des Striatums (= Putamen und Nucleus caudatus), **b** Schnitt durch das Mittelhirn.

Diencephalon (Zwischenhirn)

Das Diencephalon ist der zweite Teil des Gehirns. Es ist ein kleines Gebiet, das zwischen den Großhirnhemisphären liegt und am besten nach einem Schnitt des Gehirns durch die mediosagittale Ebene sichtbar ist (Abb. 2.7). Es besteht aus dem *Thalamus*, der die zentrale Schaltstation sensibler Nervenbahnen darstellt, und dem darunter gelegenen *Hypothalamus*. Der Hypothalamus ist ein lebenswichtiges Areal, das die Körpertemperatur kontrolliert, für das Gefühlsleben verantwortlich ist und die Kontrolle über das vegetative Nervensystem besitzt. Zu dem Diencephalon gehören auch die *Corpora geniculata mediale* und *laterale (innerer und äußerer Kniehöcker)*, die als Metathalamus zusammengefaßt werden, sowie die *Zirbeldrüse (Corpus pineale)* und die *Habenulae (Zügel)*, die den Epithalamus bilden (Anhang II, Abb. **2b** u. **4b**, S. 165 und 167).

Mesencephalon (Mittelhirn)

Das Mesencephalon, der Pons und die Medulla oblongata bilden zusammen eine keilförmige Struktur, den **Hirnstamm**, die sich von der Gehirnbasis zum *Foramen magnum* des Schädels erstreckt (Abb. 2.**7**). Das Mesencephalon oder *Mittelhirn* ist der kleinste der fünf Gehirnteile und liegt zwischen dem Diencephalon und dem Pons. Das Areal über dem *Aquaeductus cerebri* ist das *Tectum*, das sich aus vier hügeligen Vorsprüngen, der „Vierhügelplatte" oder *Lamina tecti*, zusammensetzt. Die beiden oberen Hügel bilden die *Colliculi superiores* und die beiden unteren die *Colliculi inferiores*. Durch das unter dem Tectum gelegene *Tegmentum* des Mittelhirns ziehen verschiedene Faserbündel. Hier sind auch der *Nucleus ruber* sowie die *Nn. oculomotorius* und *trochlearis* mit ihren Kernen lokalisiert. An der Basis des Mittelhirns findet man ein Paar gewaltiger Faserbündel, die *Crura cerebri*, die aus den absteigenden Projektionsfasern der Capsula interna bestehen (Abb. 2.**6b**). Schließlich befindet sich zwischen dem Tegmentum und den Crura cerebri die *Substantia nigra*, die zusammen mit den Crura cerebri und dem Tegmentum die *Pedunculi cerebri (Großhirnstiele)* bildet. Eine Einklemmung des Hirnstamms, speziell des Mittelhirns, kann zu Bewußtlosigkeit, Koma oder sogar zum Tod führen.

Pons und Cerebellum (Kleinhirn)

Pons und Cerebellum bilden zusammen den vierten Teil des Gehirns. Das Cerebellum ist eine vielfach gefaltete Struktur, die unterhalb des Lobus oc-

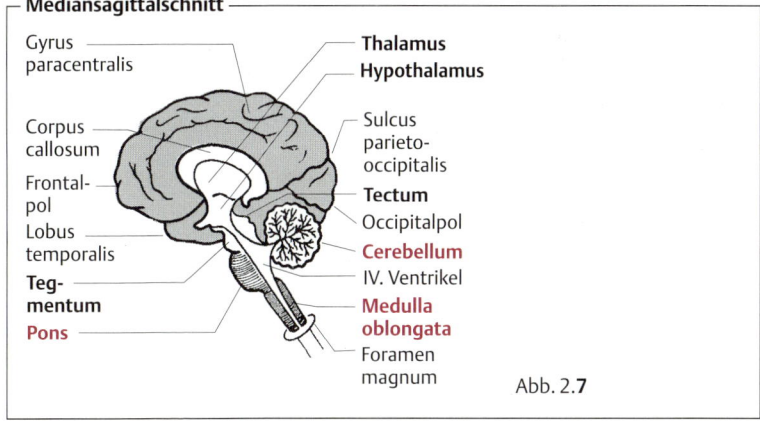

Mediansagittalschnitt

Gyrus paracentralis

Thalamus

Hypothalamus

Corpus callosum

Frontalpol

Lobus temporalis

Tegmentum

Pons

Sulcus parietooccipitalis

Tectum

Occipitalpol

Cerebellum

IV. Ventrikel

Medulla oblongata

Foramen magnum

Abb. 2.**7**

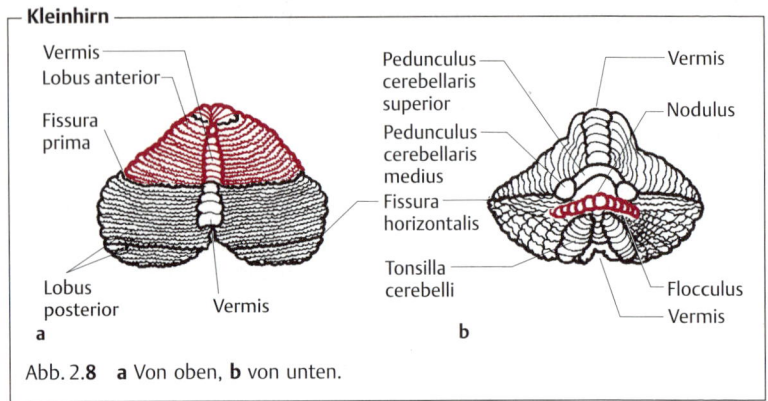

Abb. 2.**8** **a** Von oben, **b** von unten.

cipitalis lokalisiert ist und für das Gleichgewicht, den Muskeltonus und die Koordination der willkürlichen Muskelaktivität (Synergismus antagonistischer Muskelgruppen) verantwortlich ist (Abb. 2.**8**).

Es gibt zahlreiche Bestandteile und Fissuren des Cerebellums, hier und in den Abbildungen sollen aber nur die wichtigsten erwähnt werden. Das *Archicerebellum* ist der phylogenetisch älteste Teil des Cerebellums und besteht aus dem zentralen Nodulus und dem paarigen Flocculus (Abb. 2.**8b**). Sie bilden zusammen den *Lobus flocculonodularis*, der für das Gleichgewicht verantwortlich ist. Das *Palaeocerebellum* ist ein alter Teil des Cerebellums, der sich aus dem Lobus anterior und einem Teil des Vermis (Wurm) zusammensetzt. Es ist vorwiegend für den Muskeltonus zuständig. Der phylogenetisch jüngste und größte Teil des Cerebellums ist das *Neocerebellum*, das aus dem Lobus posterior sowie dem größten Teil des Vermis besteht und für die Koordination willkürlicher Muskelaktivität verantwortlich ist. Vier wichtige Kerne sind ebenfalls im Cerebellum zu finden: Nucleus dentatus, Nucleus emboliformis, Nucleus fastigii und Nucleus globosus.

Die vom Hirnstamm in das Cerebellum ein- und austretenden Bahnen bilden die drei Kleinhirnstiele: den *Pedunculus cerebellaris superior (Brachium conjunctivum)*, den *Pedunculus cerebellaris medius (Brachium pontis)* und den *Pedunculus cerebellaris inferior (Corpus restiforme)* (s. Kap. 11, S. 62). Der Pons liegt zwischen dem Mittelhirn und der Medulla und ist von dem darüberliegenden Cerebellum durch einen Hohlraum, den *IV. Ventrikel*, getrennt (Abb. 2.**7**). Durch den Pons ziehen verschiedene aufsteigende und absteigende Faserbündel und er enthält die Kerne des V., VI. und VII. Hirnnervs (*N. trigeminus*, *N. abducens* und *N. facialis*).

Medulla oblongata (verlängertes Mark)

Die Medulla oblongata ist der letzte Teil des Gehirns. Sie setzt sich in Höhe des Foramen magnum im Rückenmark fort (Abb. 2.**7**). Wie der Pons und das Mittelhirn enthält die Medulla oblongata aufsteigende und absteigende Fasern und die Kerne von Hirnnerven (VIII bis XII). Hier befindet sich auch der Sitz des Atmungs- und Kreislaufzentrums. Durch Erhöhung des intrakranialen Druckes, hervorgerufen z. B. durch Blutung oder Tumore, wird die Medulla komprimiert, was zum Koma oder zum Tod führen kann.

Rückenmark

Das Rückenmark (Abb. 2.**9**) ist eine im Wirbelkanal verlaufende, lange zylindrische Struktur, die am Foramen magnum beginnt und in Höhe des 2. oder 3. Lumbalwirbels endet. In ihm verlaufen die auf- und absteigenden Faserbündel, die die peripheren Nerven mit dem Gehirn verbinden. Die peripheren Nerven sind dem Rückenmark in Form von *31 Spinalnervenpaaren* zugeordnet.

Jedes Spinalnervenpaar (mit einer Ausnahme) tritt zwischen zwei benachbarten Wirbeln aus (Foramen intervertebrale). Es gibt 8 zervikale Spinalnervenpaare (Halsmark, $C_1 - C_8$), 12 thorakale Nervenpaare (Brustmark, $Th_1 - Th_{12}$), 5 Lumbalnervenpaare (Lendenmark, $L_1 - L_5$), 5 Sakralnervenpaare (Sakralmark, $S_1 - S_5$) und 1 – 2 Coccygealnervenpaare (Coccygeal-

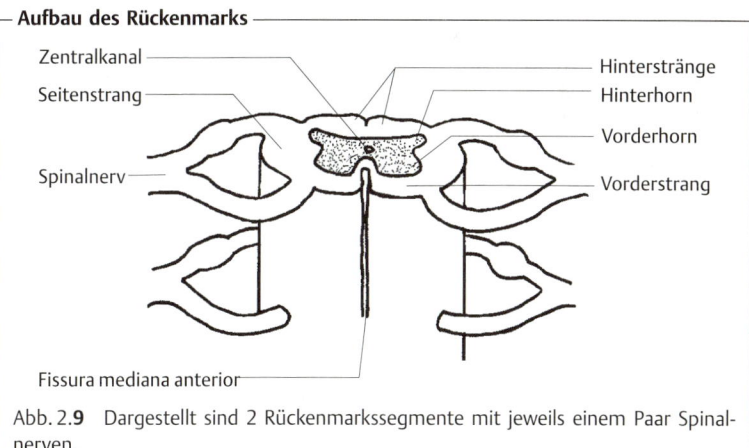

Aufbau des Rückenmarks

Zentralkanal — Hinterstränge

Seitenstrang — Hinterhorn

— Vorderhorn

Spinalnerv — Vorderstrang

Fissura mediana anterior

Abb. 2.**9** Dargestellt sind 2 Rückenmarkssegmente mit jeweils einem Paar Spinalnerven.

mark). Wenn Sie sich wundern, daß es 8 zervikale Spinalnervenpaare und nur 7 Halswirbel gibt, so müssen Sie sich nur vor Augen führen, daß das erste Paar (C_1) zwischen der Schädelbasis und dem ersten Halswirbel (Atlas) austritt.

Im Rückenmarksquerschnitt sind zwei verschiedene Bezirke zu erkennen: die schmetterlingsförmige *graue Substanz* und die sie von allen Seiten umgebende *weiße Substanz*. Genau wie in den Großhirnhemisphären setzt sich die graue Substanz vorwiegend aus Zellkörpern und die weiße aus myelinisierten Axonen zusammen. Die hinteren bzw. dorsalen Vorwölbungen der grauen Substanz werden als *Cornua posteriores (Hinterhörner)* und die vorderen bzw. ventralen Vorwölbungen als *Cornua anteriores (Vorderhörner)* bezeichnet. Die weiße Substanz ist in *Hinter-, Vorder- und Seitenstränge (Funiculi dorsales, ventrales und laterales)* eingeteilt, wobei die beiden letzteren als *Vorderseitenstrang* zusammengefaßt werden.

Manche Leser überspringen zunächst die folgenden Kapitel und fahren mit den Kapiteln 20 – 22 (Meningen, Blutversorgung, Ventrikelsystem) fort, bevor sie mit den Kapiteln über die einzelnen Nervenbahnen weitermachen.

Klinische Aspekte

Es wird häufig die Frage gestellt, ob ein Zusammenhang zwischen **Gehirngröße und Intelligenz** besteht. Das Volumen des normalen menschlichen Gehirns liegt zwischen 1000 und 1400 cm^3, und trotz zahlreicher Studien konnte bis jetzt kein Beweis erbracht werden, daß zwischen hoher Intelligenz und einem großen Gehirn eine Beziehung besteht. Menschen, deren Gehirnvolumen unter 1000 cm^3 liegt, sind häufig geistesgestört, jedoch hat nicht jeder Geistesgestörte ein kleines Gehirn.

Bei der **Alzheimer-Erkrankung**, einer chronischen, progressiv verlaufenden Erkrankung des zerebralen Cortex, von der ältere Menschen betroffen sind, ist häufig eine Weitung der Sulci zu beobachten, die im Computertomogramm sichtbar wird und zur Absicherung der Diagnose dient.

Viele Patienten konsultieren einen Arzt, weil sie unter Schmerzen leiden. Um eine schnelle und exakte Diagnose zu stellen, ist daher das grundlegende Verständnis der Schmerz- und Temperaturbahnen erforderlich. Da es sich hierbei um relativ einfach strukturierte Bahnen handelt, dürfte der Stoff dieses Kapitels keine Schwierigkeiten bereiten.

Die Schmerz- und Temperaturrezeptoren liegen in der Dermis und Epidermis der Haut. Von der Dermis ziehen Nervenfasern zum Rückenmark, wobei die Zellkörper im Spinalganglion lokalisiert sind (Abb. 3.1). Diese Fasern treten durch die Hinterwurzel des Spinalnervs in das Rückenmark ein und enden im Hinterhorn (Cornu posterior) der grauen Substanz. Hier tritt das erste Neuron in synaptischen Kontakt mit einem zweiten, das in der Commissura alba zur kontralateralen Seite des Rückenmarks kreuzt, in

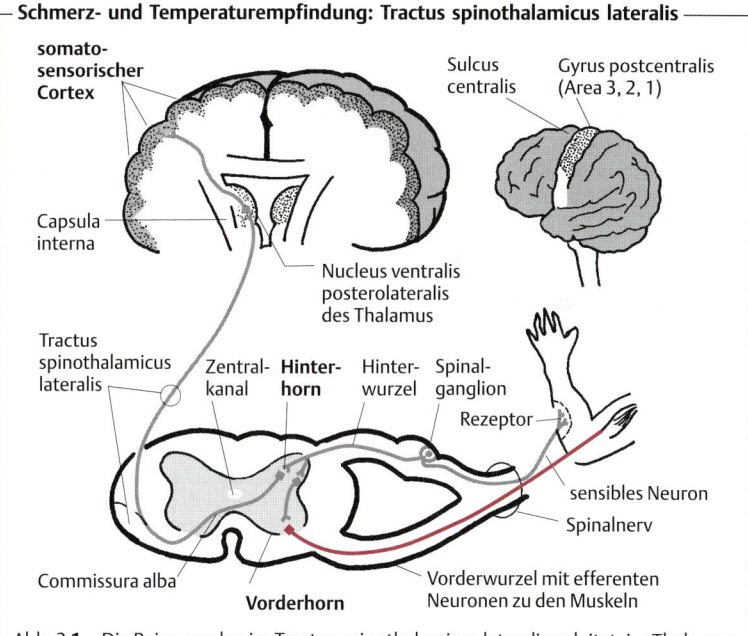

Schmerz- und Temperaturempfindung: Tractus spinothalamicus lateralis

somato-sensorischer Cortex

Sulcus centralis

Gyrus postcentralis (Area 3, 2, 1)

Capsula interna

Nucleus ventralis posterolateralis des Thalamus

Tractus spinothalamicus lateralis

Zentral-kanal

Hinter-horn

Hinter-wurzel

Spinal-ganglion

Rezeptor

sensibles Neuron

Spinalnerv

Commissura alba

Vorderhorn

Vorderwurzel mit efferenten Neuronen zu den Muskeln

Abb. 3.1 Die Reize werden im Tractus spinothalamicus lateralis geleitet, im Thalamus verschaltet und im Gyrus postcentralis verarbeitet.

den Vorderseitenstrang einzieht und in den Nucleus ventralis posterolateralis des Thalamus aufsteigt. Dieses aufsteigende, kreuzende Faserbündel ist der *Tractus spinothalamicus lateralis.* Im Nucleus ventralis posterolateralis treten die Axone des Tractus spinothalamicus lateralis mit Neuronen in synaptischen Kontakt, die den Thalamus verlassen und zum hinteren Schenkel (Crus posterius) der Capsula interna aufsteigen, um zum *Gyrus postcentralis* zu gelangen. Die kortikale Substanz des Gyrus postcentralis, auch als Area (Rindenfeld) 3, 2 und 1 bekannt, ist die primäre somatosensible Region des Gehirns, die sowohl für die Verarbeitung von Schmerz- und Temperaturempfindungen als auch für die Auswertung anderer, auf die Haut einwirkender Sinneseindrücke verantwortlich ist, z. B. Druck und Berührung (s. Kap. 12).

Zusätzliche Details

Spezielle Zweige der primären Schmerz- und Temperaturaxone treten im Hinterhorn in synaptischen Kontakt mit kurzen Neuronen (*Inter- oder Botenneurone*), die weiter zum Vorderhorn ziehen (Abb. 3.1). Hier treten die Interneurone in synaptischen Kontakt mit Motoneuronen, deren Axone über die Vorderwurzel zu den willkürlich innervierten Muskeln (Skelettmuskeln) ziehen. Diese unwillkürliche motorische Antwort auf einen sensiblen Stimulus nennt man **Reflex** oder **Reflexbogen**. Es handelt sich hierbei um eine Art Verteidigungsmechanismus des Nervensystems, wobei eine schnelle, automatische Reaktion auf schmerzhafte, potentiell schädliche Situationen erfolgt. Es gibt auch Interneurone, die zur anderen Seite des Rückenmarks kreuzen und dort Motoneurone stimulieren, und es gibt solche, die auf- oder absteigen und Motoneurone auf verschiedenen Ebenen des Rückenmarks stimulieren. Diese unterschiedlichen Reflexe wirken, in Abhängigkeit vom Stimulus, auf die entsprechenden Skelettmuskeln.

Ein interessanter Reflex betrifft die Pupillen, die sich bei heftigen Schmerzen weiten. Auch wenn ein Patient es sich nicht anmerken läßt oder es abstreitet, daß er unter Schmerzen leidet, wird der aufmerksame Beobachter es an den Pupillen erkennen.

Die Hinterwurzel des Spinalnervs setzt sich aus sensiblen (afferenten) Axonen zusammen, deren Zellkörper sich im Spinalganglion befinden. Die Vorderwurzel hingegen besteht aus motorischen (efferenten) Axonen, deren Zellkörper in der grauen Substanz des Vorderhorns lokalisiert sind. Auf bestimmten Ebenen des Rückenmarks verlaufen in der Vorderwurzel auch autonome (vegetative) motorische Fasern (s. Kap. 12).

Die Fasern der einzelnen Hinterwurzeln sind für die Weiterleitung der Reize ganz bestimmter Hautareale, **Dermatome** genannt, verantwortlich (Dermatomkarten s. Anhang III). An der Grenze eines jeden Dermatoms gibt es ein Areal, das von den angrenzenden segmentalen Nerven versorgt wird. Diese

Überlappung ist eine Art biologischer Versicherung. Wenn zum Beispiel der zweite thorakale Nerv (Th_2) gereizt wird, so werden viele Schmerz- und Temperaturempfindungen des Hautareals, das von Th_2 versorgt wird, von sensiblen Th_1- und Th_3-Neuronen weitergeleitet (Abb. 3.**2**). Auch im Rückenmark gibt es einen Überlappungsbereich. Bevor die Axone in das Hinterhorn eintreten, teilen sie sich in auf- und absteigende Äste (*Tractus dorsolateralis* oder Lissauer-Randzone (Abb. 3.**2**).

Segmentale Zuordnung von Dermatomen

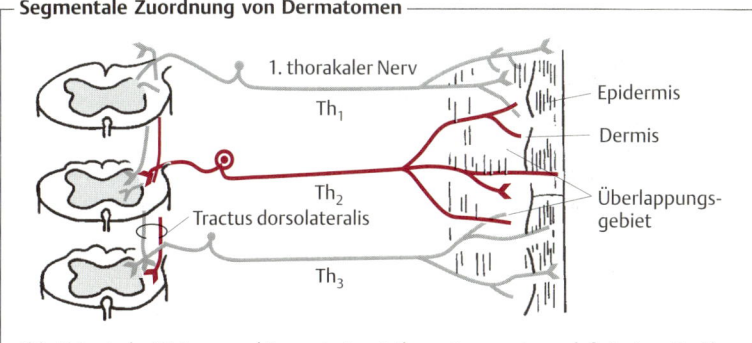

Abb. 3.**2** Jede Hinterwurzel innerviert mit ihren Fasern einen definierten Hautbereich. Allerdings gibt es sowohl in der Haut als auch im Rückenmark Überlappungen.

Historische Anmerkungen

Die **allgemeine Anästhesie** mit Äther ist in der Zeit von 1842 – 1846 von vier Amerikanern, den Drs. Long, Jackson, Morton und Wells, entdeckt worden, die völlig unabhängig voneinander arbeiteten. Vor dieser Zeit bekamen die Patienten zur Ruhigstellung Alkohol zu trinken, und während der Arzt operierte, wurden sie von kräftigen Männern auf dem Tisch festgehalten. Schnelligkeit war bei Operationen daher unbedingt erforderlich. Manche Ärzte waren in der Lage, komplette Beinamputationen über dem Knie in 90 Sekunden durchzuführen.

Die **Akupunktur** wird in China seit Tausenden von Jahren angewendet, aber man kennt trotzdem immer noch nicht den genauen Mechanismus. Es ist möglich, daß der Körper durch die Einstiche der Nadeln zur Freisetzung von Endorphinen, körpereigenen morphinartigen Substanzen, stimuliert wird. Soll die Anwendung zum Erfolg führen, spielt auch der eigene Wille und die Beeinflußbarkeit eine wesentliche Rolle. Es muß betont werden, daß die Akupunktur keine Therapie für die tieferliegenden Ursachen bestimmter Schmerzen darstellt, sie weist als schmerzstillende Therapie jedoch hervorragende Resultate bei allen Schmerzen auf, die das Skelettmuskelsystem betreffen.

Das Suffix „algia"; kommt aus dem Griechischen und bedeutet „Schmerz", unter einer Neuralgie versteht man also „Nervenschmerz". Ein **Analgetikum** ist eine Substanz, die Schmerzen abschwächt oder ganz verschwinden läßt, z. B. Alkohol, Aspirin oder Morphium (in „Glossar neuroanatomischer und neuropharmakologischer Begriffe" im Anhang I werden Sie interessante Fakten über verschiedene Pharmaka finden). Das griechische Suffix „ästhesie" bedeutet „Empfindung" oder „Empfindlichkeit". Ein **Anästhetikum** ist also eine Substanz, die die Empfindungen und daher die (Schmerz-)Empfindlichkeit herabsetzt bzw. ausschaltet.

Ein klassischer Fall von Neuralgie ist der durch den Druck einer herausgesprungenen Zwischenwirbelscheibe auf das Rückenmark (Anhang VIII, Abb. **10**, S. 215) oder den Spinalnerv hervorgerufene Schmerz. Wenn diese Beschwerden im Lumbalbereich auftreten, strahlen die Schmerzen oft bis ins Bein aus. Dieses Krankheitsbild ist als **Ischias** bekannt.

Übertragener Schmerz: Die Schmerzbahnen der inneren Organe sind schwer verständlich, weil viszerale Schmerzen nicht klar lokalisiert werden können. In bestimmten Fällen sitzen sie nicht an der Stelle des verursachenden Organs, sondern projizieren sich auf ein bestimmtes Areal auf der Körperoberfläche (Head-Zone). Diese Reaktion ist als *übertragener Schmerz* bekannt. Sie ist in vielen Fällen ganz spezifisch und kann daher als hervorragende Diagnosehilfe dienen. Zum Beispiel klagen Personen, die einen Herzinfarkt erleiden, über Schmerzen, die in die Innenseite des linken Arms ausstrahlen. Schmerzen die ihren Ursprung in den Uretern haben, sind in der Leistengegend spürbar, und Schmerzen, die von Lunge und Zwechfell kommen, werden auf die Schultern übertragen.

Phantomschmerz: In vielen Fällen klagen Patienten nach Amputationen über entsetzliche Schmerzen an Gliedern, z. B. Fingern oder Zehen, die gar nicht mehr existieren. Die Erklärung für dieses merkwürdige Phänomen ist folgende: Wenn Nervenfasern in ihrem Verlauf gereizt werden, so wird der Stimulus im sensiblen Cortex nicht als vom Ort der Reizung kommend registriert, sondern er wird als Stimulus interpretiert, der von dem von dem entsprechenden Nerven versorgten Hautareal kommt. Die Nervenfasern am Stumpf werden häufig von Narbengewebe komprimiert. Diese Schmerzempfindung zieht zum sensiblen Cortex und wird nicht als vom Stumpf kommend interpretiert, sondern als vom Hautareal der fehlenden Gliedmaße kommend.

Syringomyelie: Die Syringomyelie ist eine seltene Erkrankung des Rückenmarks mit unbekannter Ätiologie, die meistens im Bereich des Zentralkanals des Halsmarks beginnt. Dabei wird zuerst die vordere weiße Kommissur zerstört, so daß es zu einer Aufhebung der Schmerz- und Temperaturempfindung im Bereich der Schultern und Arme, jedoch nicht der anderen sensiblen Qualitäten kommt (dissoziierte Empfindungsstörung).

Diagnostische Tests:

Schmerz: Veranlassen Sie den Patienten, die Augen zu schließen. Stechen Sie mit einer Nadel leicht in die Regionen, von denen Sie annehmen, daß ihre Schmerzempfindung gestört ist. Fragen Sie den Patienten, wann er die Nadel spürt und wann nicht.

Temperatur: Nehmen Sie zwei Teströhrchen, eins mit warmem und eins mit kaltem Wasser. Veranlassen Sie den Patienten erneut, die Augen zu schließen, und berühren Sie die Hautregionen, bei denen Sie den Verlust der Temperaturempfindungen vermuten. Erkundigen Sie sich bei dem Patienten, ob er in der Lage ist, heiß und kalt zu empfinden.

Die Rezeptoren für Druckempfindungen, grobe Berührungs- und Tasteindrücke liegen in der Dermis der Haut, und die Nervenfasern ziehen in den peripheren Nerven zum Rückenmark. Zellkörper sind im Spinalganglion lokalisiert (Abb. 4.**1**). Nach dem Eintritt in das Rückenmark münden die Axone in den ipsilateralen Hinterstrang und verzweigen sich. Ein Ast zieht sofort in die graue Substanz des Hinterhorns und tritt in synaptischen Kontakt mit einem zweiten (sekundären) Neuron. Der andere Ast steigt im ipsilateralen Hinterstrang bis zu 10 spinale Segmente auf, zieht in die graue Substanz des Hinterhorns und tritt dann ebenfalls in synaptischen Kontakt mit einem zweiten Neuron (Abb. 4.**1**). In beiden Fällen dekussieren die sekundären Neurone und treten auf der kontralateralen Seite in den Vorderseitenstrang ein, wo sie den *Tractus spinothalamicus anterior* bilden. (Informationen über den Ursprung des Terminus „Dekussation" erhalten Sie im Glossar, S. 158.) Die Axone des Tractus spinothalamicus anterior steigen zum Nucleus ventralis posterolateralis des Thalamus auf, wo sie in synaptischen Kontakt mit dritten Neuronen treten, die die Druck- und groben Berührungsreize dann zum Gyrus postcentralis des Cortex weiterleiten. Hier werden sie letztlich als Empfindung registriert.

Viele Neuroanatomen behaupten, daß es keinen Grund gibt, den Tractus spinothalamicus anterior und den Tractus spinothalamicus lateralis zu trennen, weil beide zusammen ein großes Faserbündel bilden, nämlich den Tractus spinothalamicus, in dem sowohl Schmerz- und Temperaturaxone als auch solche für Druck und grobe Berührung verlaufen (protopathische Sensibilität). Klinische Daten haben jedoch bewiesen, daß die Schmerz- und Temperaturfasern im lateralen Anteil des Vorderseitenstranges konzentriert sind, während diejenigen für Druckempfindungen sowie für grobe Berührungs- und Tasteindrücke im vorderen medialen Anteil zusammengefaßt sind. Man kann also einerseits sagen, daß es sich um ein Faserbündel mit einem lateralen und einem vorderen Anteil handelt, andererseits kann man sie auch als zwei aneinandergrenzende Bündel bezeichnen: den Tractus spinothalamicus anterior und den Tractus spinothalamicus lateralis.

Grobe Druck- und Berührungsempfindung: Tractus spinothalamicus anterior

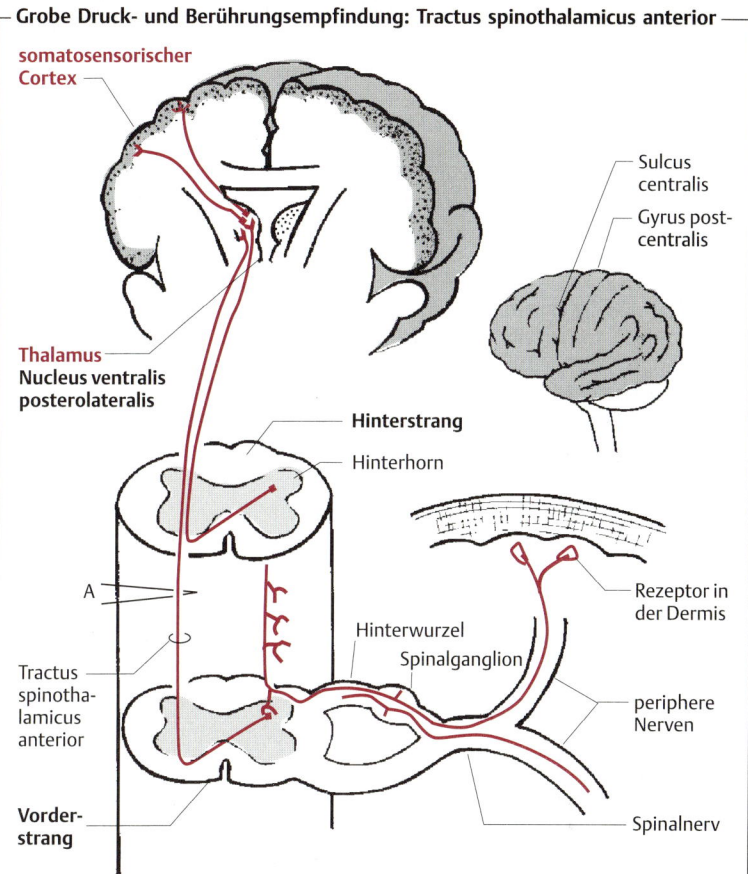

Abb. 4.**1** Die Reize werden im Tractus spinothalamicus anterior geleitet, im Thalamus verschaltet und im Gyrus postcentralis verarbeitet.

Da ein Ast des ersten Neurons sofort in synaptischen Kontakt mit einem zweiten tritt, während der zweite Ast auf der ipsilateralen Seite über mehrere Segmente aufsteigt, haben Verletzungen des Rückenmarks selten einen kompletten **Verlust der Druck- und groben Berührungsempfindungen** zur Folge. Wenn z. B. das Rückenmark am Punkt A der Abb. 4.1 verletzt und der Tractus spinothalamicus anterior durchtrennt ist, so umgeht der lange aszendierende Ast des primären Neurons auf der intakten Seite die Verletzung, so daß die Empfindungsreize auf diesem Wege den Gyrus postcentralis erreichen. Wenn hingegen der sensible Cortex, die Capsula interna oder der Thalamus verletzt sind, ist eine Aufhebung der Druck- und Berührungsreize auf der kontralateralen Körperseite die Folge.

Diagnostische Tests: Veranlassen Sie den Patienten, die Augen zu schließen. Streicheln Sie das betreffende Hautareal behutsam mit einem Baumwolltuch und fragen Sie den Patienten, ob er es fühlt oder nicht.

Für drei unterschiedliche Arten der Empfindung – Propriozeption, feine Tast- und Berührungsempfindungen und Vibrationssinn (epikritische Sensibilität) – ist ein und dieselbe Nervenbahn verantwortlich. Durch die **Propriozeption** wird es uns ermöglicht, die Position unseres Körpers und die Beziehung aller Körperteile zueinander zu jedem Zeitpunkt exakt zu empfinden. Auf diese Weise können wir z. B. mit geschlossenen Augen die Hand erheben und die Nasenspitze mit dem Zeigefinger berühren. Die Rezeptoren sind in Muskeln, Sehnen und Gelenken lokalisiert. Der **feine Tast- und Berührungssinn** ermöglicht uns beispielsweise, mit geschlossenen Augen unterschiedliche Gegenstände wie Schlüssel, Münzen und Pingpong-Bälle durch Betasten zu identifizieren. Diese Fähigkeit wird in der Medizin als *Stereognosie* bezeichnet. Der feine Tastsinn versetzt uns auch in die Lage, zwei Druckpunkte auf der Haut getrennt wahrzunehmen. Bei gleichzeitigem Aufsetzen der Spitzen eines Tastzirkels auf die Haut muß der Patient blind entscheiden, ob er einen oder zwei Punkte wahrgenommen hat (2-Punkte-Diskrimination, die nicht überall auf der Haut gleich ist). Die Tastrezeptoren sitzen in der Dermis der Haut, und sie sind in den Fingerspitzen und Lippen am empfindlichsten und im Gesäß am wenigsten sensibel. Der **Vibrationssinn** dient der Wahrnehmung von Schwingungen.

Die drei Arten der Empfindung werden von verschiedenen Neuronen übermittelt, aber die Fasern ziehen alle in den peripheran Nerven zum Rückenmark, wobei die Zellkörper wiederum im Spinalganglion liegen. Von hier aus treten Axone in das Rückenmark ein, wo sie sofort in den **Hinterstrang** ziehen und von dort aus zur Medulla aufsteigen (Abb. 5.**1a**). Axone, die im sakralen und lumbalen Bereich in das Rückenmark eintreten, verlaufen im medialen Teil des Hinterstrangs, dem *Fasciculus gracilis*, wohingegen Axone, die im thorakalen und zervikalen Bereich in das Rückenmark eintreten, den mehr lateral gelegenen *Fasciculus cuneatus* bilden. Die Axone der beiden Fasciculi enden jeweils in dem entsprechenden Nucleus in der Medulla oblongata. Die zweiten Neurone verlassen den Nucleus gracilis und den Nucleus cuneatus und kreuzen zur anderen Seite der Medulla oblongata, wo sie den *Lemniscus medialis* bilden, der zum Nucleus ventralis posterolateralis des Thalamus zieht. Hier treten die zweiten Neuronen in synaptischen Kontakt mit dritten Neuronen, die die Capsula interna passieren, um zum Gyrus postcentralis (Abb. 5.**1**) zu gelangen. Dieser stellt die primäre somatosensible Region dar.

Bewußte Propriozeption und feine Tast- und Berührungsempfindung

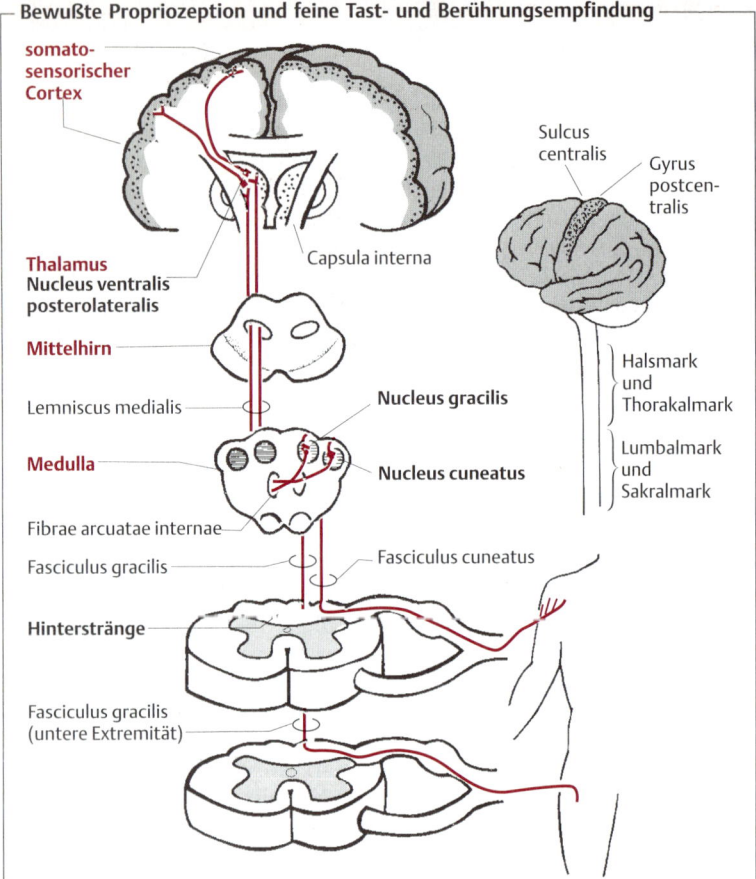

Abb. 5.1   Die Reize werden im Hinterstrang (Fasciculus gracilis und cuneatus) und im Lemniscus medialis geleitet und im Gyrus postcentralis verarbeitet. Verschaltet werden sie erstmals in der Medulla und ein zweites Mal im Thalamus.

Klinische Aspekte

Bei Schäden am Gyrus postcentralis, am Lemniscus medialis, am Hinterstrang oder an den Zellkörpern im Spinalganglion liegen ganz bestimmte klinische Symptome vor:

1. *Astereognosis:* Verlust der Fähigkeit, Objekte mit geschlossenen Augen durch Betasten zu erkennen,
2. *Verlust des Vibrationssinns,*
3. *Verlust der 2-Punkte-Diskrimination:* Bei simultanem Aufsetzen der Spitzen eines Tastzirkels auf die Haut nimmt der Patient nur einen Punkt wahr;
4. *Verlust der Propriozeption:* Unvermögen, die Position der Körperteile und ihre Beziehung zueinander zu empfinden. Der Patient muß beim Gehen auf seine Füße schauen, und in der Nacht schwankt er oder droht zu fallen. Bei Augen- und Fußschluß kann der Patient nicht mehr aufrecht stehen, auch hier droht er umzufallen (positives Romberg-Zeichen).

Wenn die Läsion beidseitig ist, treten die Symptome natürlich auf beiden Körperseiten auf, wenn sie einseitig ist, beschränken sich die Symptome auf eine Seite, in Abhängigkeit vom Ort der Verletzung. Liegt die Schädigung vor der Überkreuzung, also im Spinalganglion, im Hinterstrang oder in den Nuclei der Medulla oblongata, dann zeigen sich die Symptome auf derselben Seite. Liegt die Läsion hinter der Dekussation, also im Lemniscus medialis, im Thalamus oder im zerebralen Cortex, treten sie auf der entgegengesetzten Seite auf. Schäden am Spinalganglion treten häufig im 3. Stadium der **Syphilis** auf, wenn die Bakterien selektiv die propriozeptiven Zellkörper angreifen und zerstören, diejenigen für Schmerz-, Temperatur- sowie grobe Druck- und Berührungsempfindung jedoch im Anfangsstadium aussparen. Dies ist auch der Grund, warum die Patienten besonders im Tertiärstadium der Erkrankung eine *Ataxie*, eine für den Tabes dorsalis charakteristische taumelnde Gangart, sowie einen Mangel an Koordination entwickeln.

Diagnostische Tests: Veranlassen Sie den Patienten, seine Augen zu schließen. Drücken Sie ihm nacheinander verschiedene Gegenstände (einen Schlüssel, eine Münze, ein Feuerzeug) in die Hand, und lassen Sie den Patienten die Größe, die Gestalt sowie die Konsistenz der Gegenstände beschreiben. Ist er dazu nicht in der Lage, so liegt eine *Astereognosie*, ein Verlust der feinen Berührungsempfindung, vor.

Bitten Sie den Patienten, mit geschlossenen Augen seine Nase mit dem Zeigefinger zu berühren, oder beobachten Sie ihn, ob er bei Augenschluß zu schwanken beginnt. Scheitert er an einem der beiden Tests, so deutet dies auf eine *Beeinträchtigung der Tiefensensibilität* hin.

Historische Anmerkungen

Obwohl es **Syphilis** seit mehr als tausend Jahren in der Neuen Welt gibt, tauchte sie in Europa erst im Jahre 1545 während der Belagerung von Neapel auf. Von dort breitete sie sich über den gesamten Kontinent aus und wurde zu einer sehr gefürchteten und häufig auftretenden Erkrankung. Die Franzosen nannten sie die Italienische Krankheit, die Italiener wiederum nannten sie die Spanische Krankheit, die Spanier nannten sie die Englische Krankheit und so weiter. Die Therapie bestand darin, auf die erkrankten Stellen für die Dauer von 7 Monaten eine quecksilberhaltige Creme aufzutragen. Dies gab den Anlaß zu dem Witz „Du verbrachtest eine Nacht mit der Venus und sechs Monate mit Merkur*". Diese Geißel konnte schließlich mit dem von Paul Ehrlich erfundenen Salvarsan (Arsphenamin, eine organische Arsenverbindung) geheilt werden. Salvarsan hieß ursprünglich „606", weil bis zu seiner Entdeckung angeblich 606 Experimente durchgeführt wurden. Heutzutage ist Penicillin bei dieser Erkrankung das Mittel der Wahl.

---

* Im Englischen bedeutet „mercury" sowohl „Merkur" als auch „Quecksilber". Quecksilber wurde zu jener Zeit „Quacksalber" genannt, und von Quacksalber kommt das Wort „quack", das soviel heißt wie „schnattern" oder „quacken". Ein Quacksalber hat also nur viel geredet, wenn er nicht weiterwußte, und gegen jegliche Beschwerden Quecksilber verordnet, obwohl es nie geholfen hat.

Bei der Besprechung der somatosensiblen Bahnen sind bis jetzt weder die Gesichtsnerven noch die Nerven der ihm zugehörigen Areale berücksichtigt worden, weil diese Regionen nicht von den Spinalnerven versorgt werden. Die Reize dieser Regionen ziehen zum V. Hirnnerv, dem **Trigeminus**, der aus drei Hauptästen besteht: dem N. opthalmicus (V_1), dem N. maxillaris (V_2) und N. mandibularis (V_3), die jeweils die benannten Regionen versorgen. Dieses Kapitel ist besonders für Studierende der Zahnmedizin wichtig, aber auch für diejenigen, die ein schädelbezogenes Spezialgebiet gewählt haben.

Der N. trigeminus ist der wichtigste somatosensible Nerv für das Gesicht, die vordere Hälfte der Kopfhaut, die Mundhöhle, die Gehirnhäute (Meningen), die Nasennebenhöhlen (Sinus), die Zähne, die Zunge, die Cornea und den Rest des Augapfels sowie die äußere Oberfläche des Trommelfells. Er übermittelt die Empfindungen für Schmerz und Temperatur sowie für alle Arten von Berührung, Druck und Propriozeption, jedoch keine speziellen sensorischen Qualitäten. Hierzu zählen das Hören, Schmecken, Riechen, Sehen sowie die Fähigkeit, das Gleichgewicht zu halten, wofür andere Hirnnerven zuständig sind.

Schmerz- und Temperaturbahnen

Die Schmerz- und Temperaturbahnen für das Gesicht und seine angrenzenden Regionen sind in Abb. 6.**1a** als durchgehende rote Linien dargestellt. Von den Rezeptoren, die in den oben erwähnten Arealen lokalisiert sind, ziehen Axone über die peripheren Äste des N. trigeminus in Richtung Gehirn. Die Zellkörper liegen im *Ganglion trigeminale (semilunare)*, dem Gegenstück zum Spinalganglion. Von hier treten die Fasern in den Pons ein und werden sofort zu einem Bündel konzentriert, dem *Tractus spinalis nervi trigemini*, der nach unten schwenkt und in den meisten Fällen das obere zervikale Rückenmark erreicht. Entlang dieses Verlaufs verlieren die primären Neurone ihre Markscheiden und treten in den angrenzenden *Nucleus spinalis nervi trigemini* ein, wo sie mit sekundären Neuronen in synaptischen Kontakt treten. Diese verlassen das Kerngebiet, kreuzen auf die kontralaterale Seite und steigen zum Nucleus ventralis posteromedialis des Thalamus auf, um dort zu enden. Diese gekreuzten Schmerz- und Temperaturbahnen bilden den ventralen *Lemniscus trigeminalis*, der dem Tractus spinothalamicus lateralis entspricht. Vom Thalamus aus ziehen tertiäre Neurone durch die *Capsula interna* zum Gyrus postcen-

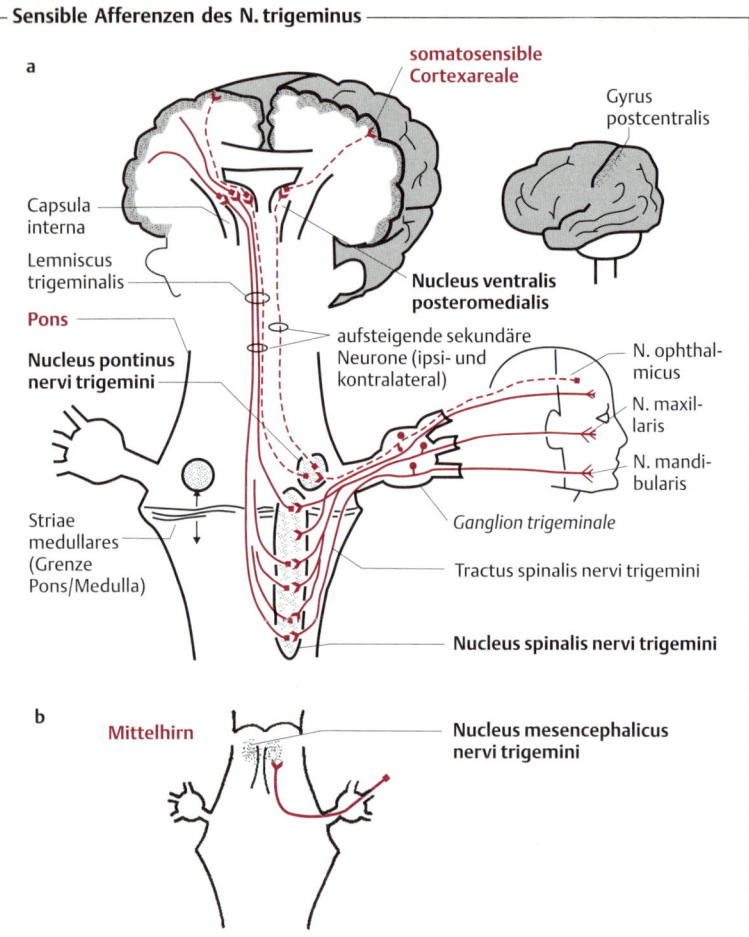

Abb. 6.1 **a** Schmerz- und Temperaturreize aus dem oberflächlichen Gesichtsbereich werden im Nucleus spinalis nervi trigemini verschaltet und im Lemniscus trigemini geleitet (durchgezogene Bahnen). Druck- und Berührungsreize werden im Nucleus pontinus nervi trigemini verschaltet und ebenfalls im Lemniscus trigeminalis geleitet (unterbrochene Bahnen). Die zweite Verschaltung erfolgt jeweils im Thalamus, die Verarbeitung im Gyrus postcentralis. **b** Die Bahnen der Tiefensensibilität werden im Nucleus mesencephalicus nervi trigemini verschaltet.

tralis (Area 3, 2 und 1), die primäre somatosensorische Region des Cortex, wo sie enden.

Druck- und Berührungsbahnen

Diese Neurone, die in Abb. 6.**1a** durch die roten unterbrochenen Linien dargestellt sind, haben ihre Zellkörper ebenfalls im Ganglion trigeminale, aber die Axone enden sofort in dem im Pons gelegenen *Nucleus pontinus nervi trigemini*. Die sekundären Neurone erreichen den Nucleus ventralis posteromedialis des Thalamus über den dorsalen Teil des Lemniscus trigeminalis, der gekreuzt und ungekreuzt verläuft. Somit verlaufen einige sekundäre Neurone ipsi- und kontralateral. Tertiäre Neurone wiederum verlaufen vom Thalamus zum Gyrus postcentralis. Wir sehen also, daß Schmerz- und Temperaturreize in den kontralateralen zerebralen Cortex, Berührungs- und Tastempfindungen dagegen bilateral projiziert werden. Dies ist der Grund, weshalb bei einem Patienten im Falle einer Schädigung des sensorischen Cortex kein Verlust der Druck- und Berührungsempfindung im Gesicht vorhanden ist, er aber Schmerz- und Temperaturempfindungen auf der kontralateralen Seite nicht mehr wahrnimmt.

Bahnen der Tiefensensibilität

Diese Bahnen sind aus trigeminalen propriozeptiven Fasern der Kaumuskulatur, des Kiefergelenks sowie den peridontalen Fasern der Zähne zusammengesetzt. Sie sind insofern eine große Ausnahme, als ihre Zellkörper nicht im Ganglion außerhalb des ZNS lokalisiert sind, sondern im *Nucleus mesencephalicus nervi trigemini* des Mesencephalons (Abb. 6.**1b**). Der weitere Verlauf dieser Empfindungen in Richtung Gyrus postcentralis ist jedoch unbekannt.

Zusätzliche Details

Es gibt verschiedene Reflexe, an denen der N. trigeminus beteiligt ist. Einer der wichtigsten ist der **Corneal- oder „Blinzelreflex"**. Berührt ein Gegenstand die Cornea des Auges, so werden beide Augen geschlossen. Der Zusammenhang ist folgender: Der Berührungsreiz an der Cornea erreicht den *Nucleus pontinus nervi trigemini*, von dem wiederum über Interneurone die Erregung zum linken und rechten motorischen Fazialiskern läuft. Von dort ziehen motorische Neurone des N. facialis zu den Muskeln (M. orbicularis oculi), die das Blinzeln bewirken (Abb. 6.**2**).

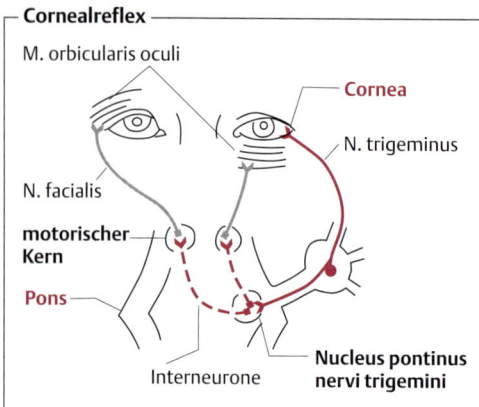

Cornealreflex

M. orbicularis oculi

Cornea

N. trigeminus

N. facialis

motorischer Kern

Pons

Interneurone

Nucleus pontinus nervi trigemini

Abb. 6.**2**   Die sensiblen Trigeminusfasern (rot) werden im Pons auf Interneurone verschaltet, die ihre Erregung in den motorischen Fazialiskernen auf den N. facialis (grau) übertragen.

Klinische Aspekte

Reflexe sind nicht nur Abwehrmechanismen, sondern sie sind auch diagnostisch wichtig, da sie dem Arzt ermöglichen, die Integrität der Nervenbahnen zu testen. Wird bei einem solchen Test ein Reflex nicht ausgelöst, muß der Arzt herausfinden, wo die Störung innerhalb der Bahnen lokalisiert ist: im afferenten (sensiblen) Schenkel, in den interneuronalen Verbindungen oder im efferenten (motorischen) Schenkel. Außerdem gibt es Reflexe, die nur unter pathologischen Bedingungen entstehen und den Arzt darüber informieren, daß etwas nicht in Ordnung ist (z. B. der Babinski-Reflex; mehr dazu im nächsten Kapitel).

Im Verlauf einer Anästhesie verschwinden, in Abhängigkeit von der Tiefe der Bewußtlosigkeit, bestimmte Reflexe. Durch die An- oder Abwesenheit dieser Reflexe kann der Anästhesist sehr genau den Grad der Bewußtlosigkeit abschätzen.

Ist der N. trigeminus durchtrennt oder das Ganglion trigeminale verletzt, leidet der Betroffene auf der Gesichtsseite, auf der sich die Schädigung befindet, an einem Sensibilitätsverlust. Wie bereits vorher erwähnt, kommt es bei einer Verletzung des sensorischen Cortex oder der Capsula interna zu einem Verlust von Schmerz- und Temperaturempfindungen im kontralateralen Gesichtsbereich, wohingegen Druck- und Berührungsempfindungen jedoch nicht betroffen sind.

Die **Trigeminusneuralgie** (*Tic douloureux*) ist ein Krankheitsbild unbekannter Ätiologie, bei dem der Patient, der sich in der Regel im mittleren oder höheren Alter befindet, unter schweren paroxysmalen Schmerzen im Ausbreitungsgebiet von V_2 und V_3 leidet. Durch die Einnahme von Carbamazepin (Tegretal) wird der Schmerz in 90 % der Fälle unter Kontrolle gehalten, bei den restlichen 10 % ist eine chirurgische Intervention notwendig (z. B. Durchtrennung der sensiblen Trigeminusfasern oder Injektion von Alkohol in das Ganglion trigeminale).

Gehirngewebe für sich betrachtet ist schmerzunempfindlich. Aus diesem Grunde reicht bei Operationen am Gehirn der Einsatz von Lokalanästhetika aus. **Kopfschmerzen** sind normalerweise das Ergebnis von Druck oder Schmerzen in nichtnervalen Strukturen auf oder im Gehirn oder Schädel, z. B. Arterien oder Meningen (Hirnhäute). Sie können von zahlreichen Faktoren verursacht werden, zumal es viele verschiedene Typen von Kopfschmerzen gibt. Am weitesten verbreitet sind Migräne, Bing-Horton-Syndrom („cluster headache") sowie verschiedene Arten von Dauerkopfschmerzen.

Die genaue Ursache der **Migräne** ist unbekannt, sie kommt jedoch familiär gehäuft vor, betrifft 3mal mehr Frauen als Männer, und die Anfälle werden oft ausgelöst durch Streß, bestimmte Lebensmittel, den Anstieg von Hormonen während der Menstruation oder durch die Einnahme von Anti-Baby-Pillen. Der Betroffene hat durchschnittlich 1 – 2 Attacken pro Monat, von der jede von ein paar Stunden bis zu einigen Tagen dauern kann. Dem Anfall geht normalerweise eine Art visuelle Aura voraus, wie z. B. das Auftreten von „Sternen vor den Augen". Sodann tritt ein heftiger, pochender Schmerz auf einer Seite des Kopfes auf, der oft von Übelkeit und Erbrechen begleitet wird. Der Schmerz wird durch stark erweiterte Arterien auf der erkrankten Kopfseite verursacht. Migräneartige Kopfschmerzen werden mit Medikamenten aus der Familie der Ergotamine (zentrale α-Rezeptorenblocker) behandelt, die eine Vasokonstriktion bewirken und somit der schmerzauslösenden Dilatation entgegenwirken. Propranolol, ein β-Rezeptorenblocker, wird ebenfalls als Therapeutikum eingesetzt. Ganz charakteristisch ist bei einem Migräneanfall auch, daß die Patienten Erleichterung verspüren, wenn sie sich in abgedunkelten, ruhigen Räumen aufhalten.

Kopfschmerzen beim **Bing-Horton-Syndrom** sind plötzliche, starke retrobulläre (hinter dem Augapfel gelegene) Kopfschmerzen, die über Wochen bis zu 2 – 3 Monaten einmal am Tag auftreten. Die Ursache ist unbekannt, sie treten jedoch bei Männern etwa 10mal häufiger auf als bei Frauen, vorwiegend in der Nacht und werden manchmal durch Alkohol ausgelöst. Die Schmerzen beim Bing-Horton-Syndrom sind so fürchterlich, daß die Patienten unruhig sind, auf- und abgehen und mit der Faust auf Gegenstände, manchmal sogar gegen Türen schlagen. Als Medikament bei dieser Art von Kopfschmerz wird oft Prednisolon verabreicht.

Beim **Spannungskopfschmerz**, auch diffuser Dauerkopfschmerz genannt, dem wahrscheinlich am weitesten verbreiteten Typ, entsteht ein dumpfer, anhaltender Schmerz, als würde ein Reifen den Kopf einschnüren. Man nimmt an, daß der ständig wachsende Streß unseres modernen Lebens, gepaart mit Erschöpfung und aufgestauter Angst, die Muskeln des Kopfes und des Halses anspannen und hierbei Nerven und Arterien komprimieren, wodurch die Kopfschmerzen verursacht werden. Diese können durch die Einnahme von Aspirin oder ähnlichen einfachen Medikamenten gelindert werden. Wirksam sind auch heiße Bäder, um Muskeln und Geist zu relaxieren, sowie Massagen des Kopfes, des Nackens und der Schultern, um die Muskelverspannung abzubauen.

Durch Erhöhung des intrakraniellen Drucks können auch Tumoren Kopfschmerzen verursachen, doch werden diese häufig von einem geschoßähnlichen Erbrechen begleitet.

Jeder hat sicherlich schon einmal einen Menschen gesehen, der in irgendeiner Form gehbehindert ist, der z. B. an einen Rollstuhl gefesselt ist oder sehr langsam geht, oder jemanden, der ein Bein hinter sich her zieht und dabei den Unterarm auf derselben Seite gebeugt hält, kurz, der von irgendeiner Form von Lähmung betroffen ist. In den meisten Fällen sind die Muskeln vollkommen intakt, und der Zustand ist durch eine Verletzung der Nerven bedingt.

Der *Tractus corticospinalis* ist die Hauptbahn für die gesamte willkürlich innervierte Muskelaktivität. Er hat seinen Ursprung im Gyrus praecentralis des Lobus frontalis (Area 4 des motorischen Cortex). Hier liegen seine großen Zellkörper. Da viele von ihnen eine pyramidenähnliche Gestalt haben, wird der Tractus corticospinalis auch *Pyramidenbahn (Tractus pyramidalis)* genannt (andere sagen, daß er deswegen Pyramidenbahn genannt wird, weil er in den Pyramiden der Medulla oblongata zur Gegenseite kreuzt). Ausgehend von den Zellkörpern verlassen die Axone den Cortex und ziehen durch die Capsula interna, die in Wirklichkeit keine Kapsel ist, sondern der Hauptweg für alle absteigenden und aufsteigenden Bahnen (Abb. 7.**1b**). Wenn die Axone die innere Kapsel verlassen haben, ziehen sie durch die Großhirnstiele des Mittelhirns (Pedunculi cerebri), um im Hirnstamm zur Medulla oblongata zu gelangen. Dort kreuzen 80–90 % der Axone auf die kontralaterale Seite der Medulla oblongata, um danach im Rückenmark abzusteigen (Abb. 7.**1a**). Da die absteigenden Fasern in den Seitensträngen des Rückenmarks verlaufen, werden sie als *Tractus corticospinales laterales* bezeichnet. Die Axone, die in der Medulla nicht auf die Gegenseite kreuzen, ziehen auf derselben Seite durch die Vorderstränge des Rückenmarks nach unten und werden deswegen *Tractus corticospinalis anterior (ventralis)* genannt.

Auf unterschiedlichen Ebenen des Rückenmarks verlieren die Axone des Tractus corticospinalis lateralis ihre Myelinscheiden und treten in die graue Substanz des Vorderhorns ein, wo sie enden und mit sekundären Neuronen synaptisch in Verbindung treten. An den entsprechenden Stellen des Rückenmarks werden auch die Axone des Tractus corticospinalis anterior entmyelinisiert und kreuzen auf die Gegenseite (Abb. 7.**1a**). Sie enden ebenfalls im Vorderhorn, wo sie mit sekundären motorischen Neuronen in synaptischen Kontakt treten. Es muß hierbei betont werden, daß sowohl der Tractus corticospinalis lateralis als auch der Tractus corticospinalis anterior in ihrem gesamten Verlauf vom Gyrus praecentralis bis zum Vorderhorn aus einzelnen, nicht unterbrochenen Neuronen bestehen. Diese Neurone werden auch *erste motorische Neurone* (1. efferente Neu-

Willkürmotorik: Pyramidenbahn

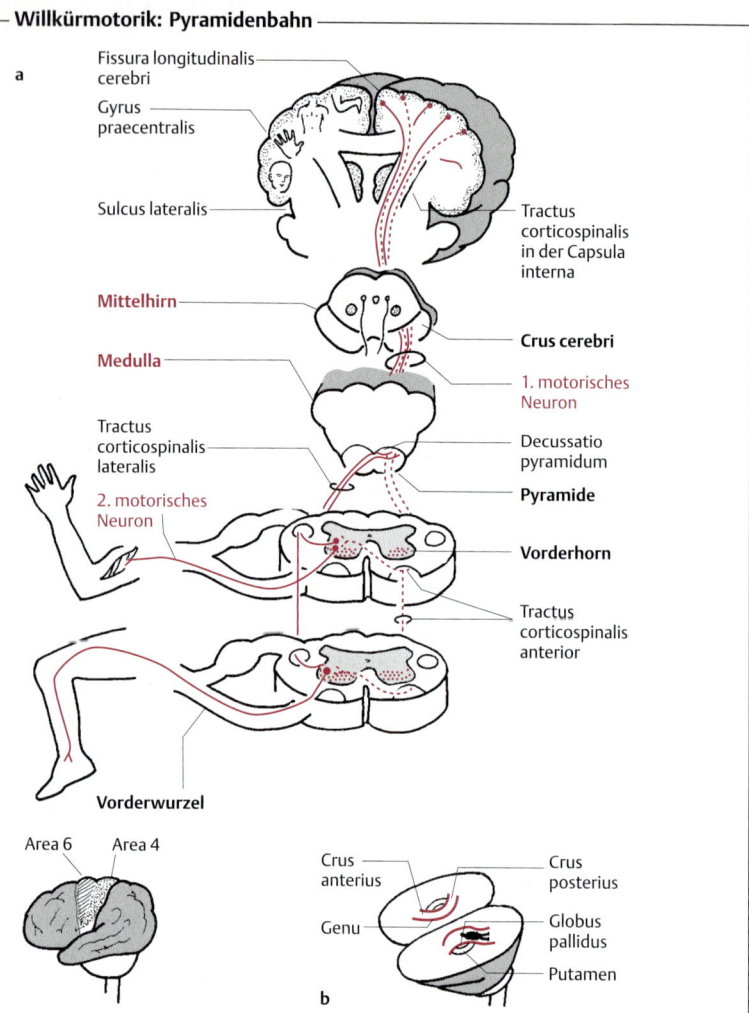

a

- Fissura longitudinalis cerebri
- Gyrus praecentralis
- Sulcus lateralis
- **Mittelhirn**
- **Medulla**
- Tractus corticospinalis lateralis
- **2. motorisches Neuron**
- **Vorderwurzel**
- Tractus corticospinalis in der Capsula interna
- **Crus cerebri**
- 1. motorisches Neuron
- Decussatio pyramidum
- **Pyramide**
- **Vorderhorn**
- Tractus corticospinalis anterior

Area 6   Area 4

Crus anterius — Crus posterius
Genu — Globus pallidus
Putamen

b

Abb. 7.1   **a** Die Fasern der Pyramidenbahn (Tractus corticospinalis oder Tractus pyramidalis) verlaufen vom Gyrus praecentralis durch die Capsula interna (**b**) und das Mittelhirn zur Medulla, von wo aus sie im Tractus corticospinalis lateralis bzw. anterior ins Rückenmark absteigen. **b** Bei ihrem Durchtritt durch den hinteren Schenkel der Capsula interna (rot, s. a. Abb. 9.**1a**) sind die Fasern der Willkürmotorik somatotopisch geordnet: Obere Extremität (nahe am Genu), dann Rumpf und schließlich untere Extremität.

rone) genannt. Sie treten mit sekundären Neuronen in synaptischen Kontakt, deren Axone in den Vorderwurzeln verlaufen und in der Peripherie die willkürlichen Muskeln versorgen. Diese sekundären Neurone werden als *zweite motorische Neurone* bezeichnet, und diese Unterscheidung zwischen ihnen und den ersten motorischen Neuronen ist, wie wir sehen werden, klinisch sehr wichtig. Bei einer etwa 1,80 m großen Person sind die Axone, die die Zehen versorgen, nahezu 90 cm lang. Dabei beginnen die ersten motorischen Neurone im Gyrus praecentralis und enden im unteren Rückenmark, wo die zweiten motorischen Neurone beginnen, deren Axone zu den an der Fußsohle sitzenden Muskeln ziehen.

Einzelheiten

Zerebrale Lokalisation

Die Zellkörper der ersten motorischen Neurone sind innerhalb der grauen Substanz des Gyrus praecentralis in der Art und Weise angeordnet, daß die Neurone, die die Füße und die Muskulatur der unteren Extremität versorgen, auf dem dorsomedialen Teil des Gyrus liegen. Gelangt man nach lateral unten, findet man die Regionen für Rumpf, Brust, Arme, Hände und Gesicht. Will man es plastischer beschreiben, so entspricht das Muster einer auf den Kopf gestellten Person, deren Füße in der Fissura longitudinalis und deren Kopf am Rand des Sulcus lateralis liegt (Abb. 7.**1a**). Man spricht von einer **somatotopischen Anordnung** der einzelnen Körperregionen, denen unterschiedlich große Areale auf dem Gyrus praecentralis zugeordnet sind. Die Körperabschnitte, deren Muskulatur differenzierte Bewegungen auszuführen hat, sind in besonders großen Arealen angeordnet. Somit ist die Fläche der Neurone, die beispielsweise die Hand versorgt, unverhältnismäßig groß und spiegelt die große Anzahl von Neuronen wider, die nötig ist, um feine und komplizierte Bewegungen, wie z. B. beim Violinespielen, Operieren oder Schreiben, ausführen zu können. Eine somatotopische Anordnung findet man auch in der Capsula interna, dem Hauptweg der zerebralen aufsteigenden und absteigenden Fasern. Bei einem horizontalen Schnitt durch die Großhirnhemisphären (Abb. 7.**1b**) wird die *Capsula interna* mit ihrem vorderen und hinteren Schenkel (Crus anterius und Crus posterius) sowie der dazwischenliegenden, verbindenden Region, dem Knie (Genu), sichtbar. Die Fasern, die das Gesicht versorgen, sind im Genu lokalisiert, und diejenigen, die für den Rest des Körpers zuständig sind, findet man in den vorderen zwei Dritteln des hinteren Schenkels. Ist die Knieregion verletzt, so sind die Muskeln des Gesichts betroffen, ist jedoch der mittlere Bereich des hinteren Schenkels geschädigt, so erhalten die Muskeln der unteren Extremität keine Impulse.

Hemmender Teil des Tractus pyramidalis

Nicht alle Neurone des Tractus pyramidalis haben ihren Ursprung im Gyrus praecentralis (Area 4). Viele von ihnen kommen aus der Area 6, die direkt vor dem Gyrus praecentralis liegt (Abb. 7.**1b**). Fasern, die in dieser Region ihren Ursprung haben, senden keine erregenden Impulse zu den willkürlichen Muskeln, sondern sie wirken hemmend auf die ersten motorischen Neurone und verhindern auf diese Weise überschießende reflektorische Reaktionen der Muskulatur auf sensible Stimuli. Werden diese hemmenden Fasern aus irgendeinem Grund verletzt, sind die zweiten motorischen Neurone nicht mehr unter ihrer Kontrolle. Die Folge ist eine unkontrollierte Entsendung von Impulsen als Antwort auf sensible Reize. Dieser Zustand überregter Muskelspindeln ist als Hyperreflexie oder Spastik bekannt und ist Gegenstand des nächsten Kapitels.

Klinische Aspekte

Schädigung des zweiten motorischen Neurons (schlaffe Lähmung): Eine schlaffe Lähmung entsteht z. B. bei der Durchtrennung eines peripheren Nervs auf seinem Weg zum Muskel oder wenn die Zellkörper der Vorderhörner durch das Poliomyelitisvirus selektiv zerstört werden. In beiden Fällen sind die Muskeln ihrer direkten Nervenversorgung beraubt. Sie sind unfähig, sich zu kontrahieren, und zeigen die charakteristischen Symptome einer schlaffen Lähmung, d. h., sie werden weich, schlaff und atrophisch. Da der efferente Schenkel des Reflexbogens unterbrochen ist, können die Muskeln natürlich nicht auf einen sensiblen Reiz reagieren.

Sind die Zellkörper, wie z. B. bei der Poliomyelitis, zerstört, können die Axone nicht regenerieren, und die Lähmung ist permanent. Ist aber ein Nerv durchtrennt, kann der proximale Teil regenerieren, und einige Funktionen können wiederhergestellt werden (s. Kap. 1).

Schädigung des ersten motorischen Neurons (spastische Lähmung): Eine spastische Lähmung entsteht, wenn bestimmte Anteile des Tractus corticospinalis irgendwo in ihrem Verlauf geschädigt sind: die Zellkörper im Gyrus praecentralis oder die absteigenden Fasern in der Capsula interna, im Hirnstamm oder im Rückenmark. Der häufigste Ort der Schädigung liegt innerhalb der Hemisphären, noch vor der Pyramidenbahnkreuzung. Verletzungen treten häufig auf, wenn es zu einem Arterienverschluß kommt und die Nerven ohne Sauerstoffversorgung absterben, was man auch als zerebrovaskuläre Störung oder Hirninfarkt (Apoplex, Schlaganfall) bezeichnet. Infarkte entstehen ebenfalls bei Gefäßrupturen, bei sogenannten hämorrhagischen Infarkten. Wenn sich die Schädigung oberhalb der Pyramidenbahnkreuzung befindet, zeigen die Muskeln auf der kontralateralen Seite die typischen Lähmungssymptome. Ist die Läsion unterhalb der Pyramidenbahnkreuzung lokalisiert, wie

z. B. eine Verletzung auf der linken Seite des Rückenmarks, dann tritt die nachfolgende Lähmung auf derselben Seite auf. Dieser Lähmungstyp unterscheidet sich in wesentlichen Punkten von der schlaffen Lähmung. Zunächst einmal sind, anders als bei der schlaffen Lähmung, die zweiten motorischen Neurone nicht geschädigt, so daß der Reflexbogen intakt ist und Reflexe ablaufen können. Stattdessen sind bei einer Schädigung der ersten motorischen Neurone auch die von der Area 4 ausgehenden hemmenden Fasern betroffen, die somit ihren Einfluß auf die zweiten motorischen Neurone nicht mehr ausüben können. Das Ergebnis ist eine überschießende Reaktion der Muskeln auf sensible Reize, weil die zweiten motorischen Neurone unkontrolliert Impulse entsenden. Diese Hyperreflexie wird folgendermaßen klinisch manifest: Wenn das Handgelenk des gelähmten Armes ergriffen und festgehalten wird, findet eine Reihe schnell aufeinanderfolgender, starker Muskelkontraktionen (*Kloni*) statt. Diesen Zustand gesteigerter Eigenreflextätigkeit, der auf einer Schädigung der ersten motorischen Neurone beruht, bezeichnet man als *spastische Lähmung*. Bei Läsionen der zweiten motorischen Neurone hingegen besteht eine schlaffe Lähmung. Bei der spastischen Lähmung tritt ein typischer pathologischer Reflex auf, der **Babinski-Reflex**: Streicht man einer gesunden Person von der Ferse in Richtung Zehen über die Fußsohle, kommt es zu einer Plantarflexion sämtlicher Zehen. Hingegen kommt es bei jemandem mit einer Läsion des ersten motorischen Neurons zu einer Dorsalflexion der große Zehe und fächerförmiger Spreizung der Zehen 2 – 5. Die Bahnen sowie der Mechanismus dieses Babinski-Reflexes sind noch immer nicht genau bekannt (bei einem gesunden Kind ist der Babinski-Reflex bis zum Alter von 6 Monaten physiologisch, da die Myelinisierung der Axone noch nicht abgeschlossen ist). Einige andere Fremdreflexe, wie z. B. der Bauchhautreflex oder der Cremasterreflex, die bei Bestreichen der Haut mit einem Gegenstand ausgelöst werden, können hingegen verloren gehen. Auch hier sind die genauen Mechanismen unbekannt.

Eine Person mit einer **Halbseitenlähmung** kann manchmal grobe Bewegungen der Rumpfmuskulatur auf der betroffenen Seite ausführen. Die Erklärung hierfür ist folgende: Es ist bekannt, daß einige Fasern des Tractus corticospinalis lateralis nicht auf die andere Seite kreuzen, und man geht davon aus, daß diese ungekreuzten Fasern zusammen mit einigen gekreuzten die Muskulatur des Rumpfes versorgen. Auf diese Weise bekommen die Rumpfmuskeln jeder Seite Impulse von dem rechten und linken zerebralen Cortex. Diese Anordnung wird als *bilaterale Innervation* bezeichnet.

Werden im Verlauf eines zerebrovaskulären Unfalls nicht alle Axone des ersten motorischen Neurons, die zu einer Gruppe von Muskeln ziehen, zerstört, dann können die intakt gebliebenen Axone zum Teil die Funktionen der zerstörten übernehmen. Dieser langwierige Lernprozeß erfordert jedoch den Einsatz von Physio- und Beschäftigungstherapeuten im Rahmen einer Rehabilitation sowie die emotionale Unterstützung von Familie und Freundeskreis.

Lähmungszustände werden häufig nach den betroffenen Körperabschnitten benannt: Unter **Monoplegie** versteht man eine Lähmung der oberen oder unteren Extremität, bei einer **Hemiplegie** sind obere und untere Extremität einer Körperhälfte gelähmt, eine **Paraplegie** bezeichnet die Lähmung der beiden unteren Extremitäten und bei einer **Tetraplegie** sind alle vier Extremitäten gelähmt.

Zerebrale Lähmung: Als zerebrale Lähmungen bezeichnet man motorische Funktionsstörungen bei Kleinkindern oder Kinder, wie z. B. Spastik, Tremor, Athetose usw., die von Hirnverletzungen verursacht werden. Dabei findet man häufig einen gestörten Haltungs- und Muskeltonus sowie geistige Retardierung und andere neurologische Symptome. Die Schäden am Gehirn können während der Schwangerschaft, während oder nach der Geburt auftreten und sind auf Infektionen oder Komplikationen bei der Geburt in Form von Traumata, ungenügender Sauerstoffversorgung usw. zurückzuführen. Es gibt auch zerebrale Lähmungen, die ohne erkennbare Ursache (idiopathisch) entstanden sind. Im allgemeinen sind makroskopische oder mikroskopische Läsionen im Gyrus praecentralis, im Tractus pyramidalis oder im extrapyramidalen System sichtbar, aber manchmal sind auch keine pathologischen Veränderungen im Gehirn nachzuweisen. Die frühzeitige Diagnose der zerebralen Lähmung ist schwierig, da die kortikospinalen Fasern bis zum Alter von etwa 1 – 1$^{1}/_{2}$ Jahren noch ungenügend myelinisiert sind.

Amyotrophische Lateralsklerose (ALS): Die amyotrophische Lateralsklerose ist eine chronische, progressive, degenerative Erkrankung, die selektiv den Tractus corticospinalis im Seitenstrang, aber auch die Zellkörper des zweiten motorischen Neurons im Vorderhorn befällt (d. h., sowohl das erste als auch das zweite motorische Neuron sind betroffen). Die Krankheit bricht im allgemeinen im Alter von 40 – 50 Jahren aus, wobei Männer 3mal häufiger betroffen sind als Frauen. Sie beginnt sehr oft auf mittlerer Höhe des Rückenmarks und zeigt die charakteristische Trias von Muskelschwäche, Muskelatrophie und Hyperreflexie in der Hand und im Unterarm und später auch im Schultergürtel, jedoch ohne Schmerzen oder Sensibilitätsstörungen. Zusätzlich sieht man Faszikulationen in den Muskeln des Armes und der Hand (feine Kontraktionen oder Zuckungen von einzelnen Muskelfasern) als Zeichen einer langsamen Degeneration der Zellkörper der zweiten motorischen Neurone in den Vorderhörnern. Mit der Zeit schreitet die Erkrankung in Richtung Hirnstamm fort, wobei jedoch die geistigen Fähigkeiten sowie die Sensibilität erhalten bleiben. Weder die Ursache ist bekannt, noch gibt es Heilungschancen oder Möglichkeiten der Prophylaxe. Die amyotropische Lateralsklerose endet fast immer innerhalb von 3 – 5 Jahren tödlich.

Diese seltene neurologische Erkrankung betrifft nur eine von etwa 50 000 Personen, dennoch gibt es Berichte über seltsame Häufungen. Zum Beispiel erkrankten 1964 in der 44 Mann starken Football-Mannschaft von San Francisco insgesamt 3 Personen an dieser Krankheit, und es gibt noch andere solcher Fälle. Auf der Insel Guam und in bestimmten Regionen Japans (Kii peninsula) ist die ALS etwa 50mal häufiger als in den USA; dies beruht aber offensichtlich auf genetischen Faktoren.

Historische Anmerkungen

Hippokrates, einer der größten Ärzte seiner Zeit, entdeckte bereits von mehr als 2000 Jahren, daß Verletzungen auf einer Seite des Kopfes häufig Lähmungen auf der kontralateralen Seite des Körpers verursachen. Später bemerkte Aretaeus von Cappadocia (120 – 200 nach Chr.) folgerichtig, daß aufgrund dieser Tatsache die Nerven sich also auf ihrem Weg irgendwo kreuzen müssen.

Bei dem in Kapitel 7 besprochenen Tractus pyramidalis handelt es sich um diejenigen Fasern der Willkürmotorik, die im Rückenmark absteigen und dort auch mit den zweiten motorischen Neuronen, die zu den willkürlich innervierten Muskeln ziehen, in synaptischen Kontakt treten. Die Pyramidenbahnen beinhalten nicht die Fasern, die zu den willkürlich innervierten Muskeln des Kopfes ziehen, da die sie versorgenden zweiten motorischen Neurone nicht in den Spinalnerven lokalisiert sind, sondern mit den Hirnnerven den Hirnstamm verlassen. Der Grundaufbau ist jedoch der gleiche wie beim Tractus corticospinalis: Es handelt sich um eine Bahn mit zwei Neuronen, wobei das erste Neuron im motorischen Cortex entspringt und absteigt, um mit dem zweiten motorischen Neuron synaptisch in Verbindung zu treten. Letzteres, und hier liegt der Unterschied zum Tractus corticospinalis, verläßt den Hirnstamm und versorgt die willkürlich innervierten Muskeln des Kopfes.

Die Zellkörper des ersten motorischen Neurons sind im unteren Teil des Gyrus praecentralis, unmittelbar neben dem Sulcus lateralis, lokalisiert (motorischer Cortex – Area 4) (Abb. 8.**1**.). Ein weiterer motorischer Cortex in den mittleren Gyri frontales ist für die Augenbewegungen zuständig (Area 8). Axone aus dieser Region begleiten die absteigenden Fasern aus der Gesichtsregion und ziehen gemeinsam mit ihnen durch das Knie der Capsula interna. Da die Fasern in den Hirnstamm oder den Bulbus (zwiebelförmige Anschwellung, veraltete Bezeichnung der Medulla oblongata) eintreten, um dort mit dem zweiten motorischen Neuron in synaptischen Kontakt zu treten, werden sie – allerdings veraltet – als Tractus corticobulbaris bezeichnet und dem Tractus corticospinalis gegenübergestellt. Die Zellkörper der zweiten motorischen Neurone liegen in bestimmten Gebieten des Hirnstamms und werden auch als Kerngebiete (*Nuclei*) bezeichnet. Ihre Axone verlassen den Hirnstamm mit den Hirnnerven. Aus diesem Grund ist heute auch der Begriff *Tractus corticonuclearis* gebräuchlich. Die Hirnnerven unterscheiden sich von Spinalnerven in der Hinsicht, daß die sensiblen und die motorischen Fasern sich nicht in eine vordere und hintere Wurzel auftrennen. Darüber hinaus haben einige Hirnnerven keine sensiblen Anteile, ihre gesamten Fasern sind somit zweite motorische Neurone. Um die Sache noch komplizierter zu machen, sei darauf hingewiesen, daß es auch Hirnnerven gibt, die nur aus sensiblen Anteilen bestehen. In diesem Kapitel werden jedoch nur die Hirnnerven behandelt, die willkürlich innervierte Muskeln versorgen. Dabei handelt es sich um den N. oculomotorius (III) und den N. trochlearis (IV), deren Kerne sich im Mesencephalon befinden und deren Axone 5 der 6 äußeren Augen-

Willkürmotorik des Kopfes: Kortikonukleäre Bahnen

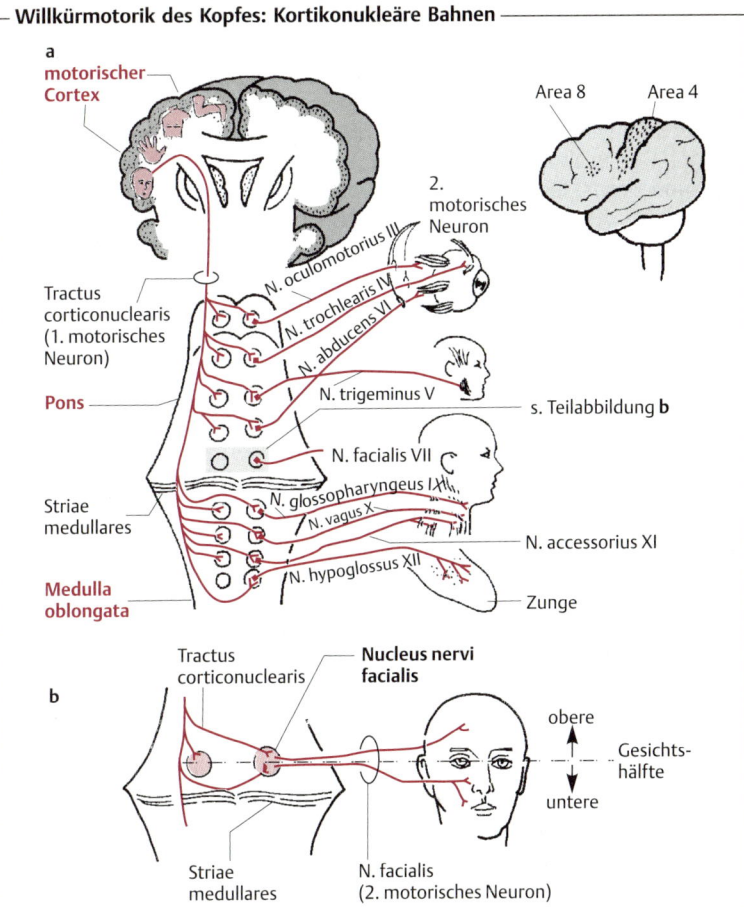

a
motorischer Cortex

Area 8   Area 4

2. motorisches Neuron

N. oculomotorius III

Tractus corticonuclearis (1. motorisches Neuron)

N. trochlearis IV

N. abducens VI

Pons

N. trigeminus V

s. Teilabbildung **b**

N. facialis VII

Striae medullares

N. glossopharyngeus IX

N. vagus X

N. accessorius XI

Medulla oblongata

N. hypoglossus XII

Zunge

b

Tractus corticonuclearis

Nucleus nervi facialis

obere

Gesichtshälfte

untere

Striae medullares

N. facialis (2. motorisches Neuron)

Abb. 8.1 **a** Die Fasern des Tractus corticonuclearis werden in motorischen Kernen in Pons und Medulla verschaltet. Die 2. motorischen Neurone verlassen den Hirnstamm mit den Hirnnerven. Bis auf zwei Ausnahmen erfolgt die Innervation der Hirnnervenkerne immer bilateral. **b** Der Nucleus nervi facialis wird im oberen Teil bilateral, im unteren Teil kontralateral innerviert.

muskeln sowie den M. levator palpebrae superioris versorgen. Hierzu gehören auch der N. trigeminus (V), der N. abducens (VI) sowie der N. facialis (VII), die alle auf Höhe des Pons entspringen. Der N. trigeminus innerviert sowohl die Kaumuskulatur als auch den vorderen Bauch des M. digastricus, den M. mylohyoideus, den M. tensor tympani sowie den M. tensor veli palatini. Der N. abducens versorgt den letzten der 6 äußeren Augenmuskeln, und der N. facialis innerviert, wie sein Name sagt, alle mimischen Muskeln. In der Medulla liegen schließlich sowohl die Kerngebiete des N. glossopharyngeus (IX), der die Pharynxmuskeln (Rachen) innerviert, als auch die Kerne des N. vagus (X), der die Muskeln des Pharynx sowie die des Kehlkopfes (Larynx) zum Sprechen und Schlucken innerviert. Tatsächlich bilden die Kerne des IX. und X. Hirnnervs einen gemeinsamen Kern, den *Nucleus ambiguus*. Die Kerngebiete des N. hypoglossus (XII), der die Zungenmuskulatur versorgt, und des N. accessorius (XI) sind ebenfalls in der Medulla lokalisiert. Der XI. Hirnnerv stellt insofern eine Ausnahme dar, als er keine Muskeln am Kopf innerviert, sondern 2 sehr wichtige am Hals, den M. sternocleidomastoideus und den M. trapezius (die Hirnnerven werden in Kap. 13 noch genauer besprochen).

Bis jetzt wurde nicht erwähnt, daß die Fasern des Tractus corticonuclearis im Hirnstamm zur Gegenseite kreuzen, bevor sie mit den zweiten motorischen Neuronen in Kontakt treten, denn nicht für alle soeben erwähnten Hirnnerven gilt dasselbe. Die motorischen Kerngebiete fast aller Hirnnerven bekommen eine Innervation von beiden, dem linken und rechten Tractus corticonuclearis, d. h., jeder Tractus corticonuclearis versorgt sowohl die rechten als auch die linken Kerngebiete der Hirnnerven (Abb. 8.**1a**); Ausnahmen bilden nur der VII. und der XII. Hirnnerv. Diese bilaterale Innervation ist eine Art biologische Versicherung. Wenn der rechte Tractus beispielsweise eine Läsion aufweist, dann bekommt das entsprechende Kerngebiet weiterhin Impulse über das erste motorische Neuron des intakten linken Tractus corticonuclearis. Somit kommt es nicht zu einer Beeinträchtigung der Muskelfunktion.

Das Kerngebiet des XII. Hirnnervs, des N. hypoglossus, erhält nur eine kontralaterale Innervation. Das Kerngebiet der rechten Seite wird also nur von den Axonen des linken Tractus corticonuclearis versorgt und vice versa. Die klinische Bedeutung ist offensichtlich: Eine Läsion des linken Tractus corticonuclearis resultiert in einem Verlust der Nervenversorgung für das rechte Kerngebiet, und dementsprechend sind die Muskeln auf der rechten Seite der Zunge gelähmt.

Der Nucleus facialis des VII. Hirnnervs vereinigt beide Eigenschaften der eben besprochenen Typen von Kerngebieten. Sein Kerngebiet ist aufgeteilt in einen oberen Teil, der insbesondere die Stirnmuskulatur versorgt, sowie in einen unteren Teil, der die Muskeln der unteren Gesichtshälfte versorgt. Der obere Teil empfängt eine bilaterale Innervation vom Tractus corticonuclearis, wohingegen der untere Teil nur von dem kontralateralen Tractus versorgt wird (Abb. 8.**1b**).

Klinische Aspekte

Läsionen des ersten motorischen Neurons: Wie soeben erwähnt, empfangen alle motorischen Kerngebiete der Hirnnerven, mit Ausnahme des N. hypoglossus und des unteren Teils des N. facialis, eine bilaterale Innervation. Auf diese Weise sind bei einer Läsion in einem der beiden Tractus corticonucleares weder die Kerngebiete noch die Muskeln, die sie versorgen, betroffen. Wie auch immer, eine einseitige Läsion des ersten motorischen Neurons, auch bekannt als supranukleäre Läsion, kann nur den XII. Hirnnerv und/oder den unteren Teil des VII. Hirnnervs betreffen. Sind Fasern des Tractus corticonuclearis zu den Kerngebieten des N. facialis verletzt, resultiert daraus eine Lähmung der mimischen Muskeln auf der unteren kontralateralen Seite des Gesichts (Abb. 8.**1b**). Die Lähmung ist spastisch, und Reflexe sind vorhanden. Da der obere Teil des facialen Kerngebietes eine bilaterale Innervation bekommt, kann der Patient die Stirnmuskulatur auf der gelähmten Seite noch bewegen. Sind die kortikonukleären Neurone zum Kerngebiet des N. hypoglossus zerstört, sind die Muskeln der Zunge auf der kontralateralen Seite gelähmt, aber sie atrophieren nicht (Abb. 8.**1a**). Bittet man den Patienten, die Zunge herauszustrecken, bewirken die Muskeln der nicht betroffenen Seite eine Abweichung der Zunge zu jener Seite, auf der die Muskeln gelähmt sind.

Die **Läsionen des zweiten motorischen Neurons** werden in Kapitel 13 besprochen.

Bei niederen Tieren, die keinen motorischen Cortex haben, wie beispielsweise Haie und Vögel, werden Bewegungen von einer Gruppe von Kernen, den Basalganglien, zusammen mit anderen subkortikalen Regionen eingeleitet. Solche Bewegungen sind zwar gut koordiniert und häufig sehr schnell, sie sind jedoch relativ grob, da sie instinktiv ablaufen. Beim Menschen kommt zu diesem alten motorischen System ein neues, höher entwickeltes hinzu: der zerebrale motorische Cortex, der uns dazu befähigt, außerordentlich präzise und entschlossene Bewegungen – besonders mit den Händen – auszuführen. Dieses neue System nennt man pyramidales System, wohingegen man das alte, gröbere als extrapyramidales System bezeichnet. Eine Zeitlang glaubte man, daß beide unabhängig voneinander seien, aber heute weiß man, daß sie untereinander verbunden sind. Unser Wissen über das alte System ist sehr unvollkommen, und einiges davon muß vielleicht schon morgen revidiert und aufgrund neuer Entdeckungen korrigiert werden. In letzter Zeit neigte man dazu, die Termini „pyramidal" und „extrapyramidal" durch andere Begriffe zu ersetzen, was jedoch nicht zu einem besseren Verständnis beitrug. Darüber hinaus liegen viele Kerne in Gruppen zusammen, die wiederum spezielle Namen haben (z. B. Corpus striatum, Nucleus lentiformis, Abb. 9.**1c**). Da sich die Autoren dabei nicht auf einheitliche Bezeichnungen einigen können, werden in diesem Buch die Kerne bzw. Kerngebiete einzeln benannt.

In der Tiefe der zerebralen Hemisphären liegen 3 sich deutlich abhebende Kerne: der *Nucleus caudatus*, der medial von dem vorderen Schenkel der Capsula interna liegt, sowie der *Globus pallidus* und das *Putamen*, die lateral vom Genu liegen (Abb. 9.**1a**). Diese 3 Kerngebiete bilden zusammen die *Baselganglien*. Im Diencephalon liegt der *Nucleus subthalamicus*, wohingegen im Mittelhirn der *Nucleus ruber*, die *Substantia nigra* sowie die *Formatio reticularis* lokalisiert sind (Abb. 9.**1b**). Alle eben genannten Strukturen bilden die subkortikalen oder primitiven motorischen Regionen.

Von verschiedenen Bereichen des zerebralen motorischen Cortex, inklusive der Areae 4 und 6, ziehen Fasern zum Caudatum, Pallidum und Putamen (Abb. 9.**1c**). Der Globus pallidus, der Fasern vom Caudatum und Putamen erhält, ist das Hauptentladungs- bzw. Schaltzentrum und ist daher mit dem Nucleus subthalamicus, der Substantia nigra, der Formatio reticularis und dem Nucleus ruber verbunden (Abb. 9.**1b**). Zusätzlich sind der Nucleus subthalamicus und die Substantia nigra mit der Formatio reticularis und dem Nucleus ruber verbunden, die über die Tractus reticulospinalis und rubrospinalis mit den zweiten motorischen Neuronen auf

Subkortikale motorische Regionen

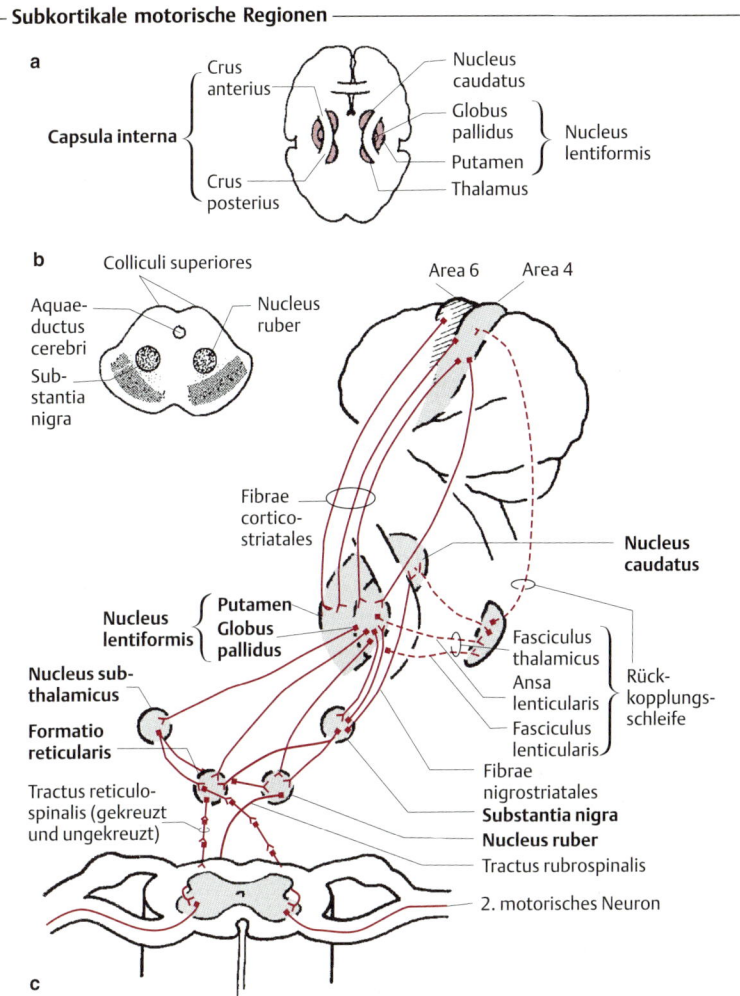

a

Capsula interna {
  Crus anterius
  Crus posterius
}

Nucleus caudatus
Globus pallidus
Putamen
Thalamus
Nucleus lentiformis

b
Colliculi superiores
Aquae-ductus cerebri
Sub-stantia nigra
Nucleus ruber
Area 6   Area 4

Fibrae cortico-striatales
Nucleus caudatus

Nucleus lentiformis {
  Putamen
  Globus pallidus
}

Nucleus sub-thalamicus
Formatio reticularis
Tractus reticulo-spinalis (gekreuzt und ungekreuzt)

Fasciculus thalamicus
Ansa lenticularis
Fasciculus lenticularis
Rück-kopplungs-schleife
Fibrae nigrostriatales
Substantia nigra
Nucleus ruber
Tractus rubrospinalis
2. motorisches Neuron

c

Abb. 9.**1**   **a** Subkortikale motorische Zentren im Endhirnbereich sind die Basalgang-lien (Nucleus caudatus, Globus pallidus und Putamen). Im Mittelhirn (**b**) sind es der Nucleus ruber, die Substantia nigra sowie die Formatio reticularis. **c** Wichtigstes Schaltzentrum zwischen kortikalen und subkortikalen motorischen Regionen ist der Globus pallidus, der mit allen anderen motorischen Kernen verknüpft ist.

allen Ebenen des Rückenmarks in Kontakt stehen (Abb. 9.**1c**). Auf diese Weise entsteht eine Art „Kaskadeneffekt" im Hinblick auf die Kerne und ihre Entladungen, wie es so treffend von dem Neuroanatomen Elliot beschrieben worden ist. Schließlich ist der Globus pallidus mit dem Thalamus über 2 Bahnen, den *Fasciculus lenticularis* und die *Ansa lenticularis*, verbunden. Der Thalamus wiederum ist zurückverbunden mit dem Caudatum und den Area 4 und 6, so daß ein Feedback-Mechanismus entsteht. Unser Wissen über die Verbindungen der einzelnen subkortikalen Kerne untereinander und ihre Beziehungen zu den Areae 4 und 6 ist schon sehr gering, aber unsere Kenntnisse über ihre Funktion und die Regulation der motorischen Aktivität ist gleich Null.

Klinische Aspekte

Läsionen in den primitiven subkortikalen Kernen verursachen verschiedene Erkrankungen, die durch Störungen des Muskeltonus und verschiedene abnormale unwillkürliche Bewegungen (Dyskinesien) charakterisiert sind. Die häufigste und bekannteste ist die **Parkinson-Erkrankung**, eine langsam und progressiv verlaufende degenerative Erkrankung älterer Menschen (50 – 70 Jahre), die im 19. Jahrhundert von dem englischen Arzt Dr. James Parkinson erstmals beschrieben worden ist. In den Vereinigten Staaten von Amerika hat sie über eine halbe Million Menschen heimgesucht, und jährlich kommen 50 000 neue Fälle hinzu. Klinisch ist ein stark erhöhter Muskeltonus zu verzeichnen, der zur *Rigidität* und Verlangsamung der Bewegungen (*Bradykinesie*) führt. Dem Gesicht fehlt häufig jegliches Mienenspiel, und es wirkt aufgrund des Hypertonus beinahe maskenhaft. Zusätzlich kommt es zu einem Tremor, besonders in Armen und Beinen, dem sogenannten „Pillendrehen". Dieser Tremor ist besonders auffällig, wenn der Patient nichts mit seinen Händen tut (*Ruhetremor*), bei entschlossenen Bewegungen verschwindet er häufig. Während des Gehens sind der Kopf und die Schultern vornübergebeugt, der Gang ist langsam und schlurfend, und normale Bewegungen, wie das Pendeln der Arme beim Gehen, fehlen.

Die Ursache der Erkrankung ist unbekannt. Sie befällt alle ethnischen sozioökonomischen und nationalen Gruppen, und Studien an Zwillingen und Familien haben gezeigt, daß die Parkinson-Erkrankung weder genetisch noch familiär bedingt ist. In einer Studie mit 43 eineiigen (monozygotischen) Zwillingspaaren, bei denen einer der Zwillinge erkrankt war, kam es nur 2mal vor, daß auch der andere Zwilling an der Krankheit litt: eine sehr niedrige Konkordanzrate von 5 %. Bei multipler Sklerose beträgt die Konkordanzrate für eineiige Zwillinge immerhin 25 %, bei der Schizophrenie liegt sie über 60 % und bei bestimmten Arten von Homosexualität bei 100 %. Die Parkinson-Erkrankung betrifft etwa 1 % der über 50jährigen in jedem Land der Welt.

Bei der Autopsie ist eine Degeneration der Substantia nigra und des Globus pallidus festzustellen. Mikroskopisch sieht man in der Substantia nigra kleine charakteristische Einschlüsse, die als Levy-Körper bekannt sind.

Dopamin ist ein wichtiger Neurotransmitter in den Basalganglien. Er wird in der Substantia nigra des Mittelhirns gebildet und durch axonalen Transport in das Striatum transportiert (Nucleus caudatus und Putamen werden zusammen als Striatum bezeichnet). In den meisten Fällen ist bei der Parkinson-Erkrankung die Substantia nigra zerstört. Als Folge davon gelangt weniger Dopamin in die Basalganglien, und auf diese Weise werden die Symptome und Zeichen der Erkrankung verursacht. Auf dieser Theorie beruht die gegenwärtige Behandlung: die Versorgung der Basalganglien mit dem fehlenden Dopamin. Dopamin kann nicht direkt verabreicht werden, da es nicht die Blut-Hirn-Schranke überwinden kann (vgl. hierzu Kap. 1). Deswegen gibt man L-Dopa, eine wichtige Vorstufe von Dopamin. L-Dopa kann die Blut-Hirn-Schranke passieren und wird danach zu Dopamin synthetisiert. Bei Patienten, die mit L-Dopa behandelt werden, tritt häufig eine erhebliche Besserung ein. Die Erkrankung schreitet jedoch fort (dies kann 10 – 15 Jahre dauern), und die Symptome kehren zurück. Da sehr hohe Dosen L-Dopa angeboten werden müssen, damit genügend davon ins Gehirn gelangt, treten ernsthafte dopaminbedingte Nebenwirkungen auf.

Kürzlich gab es im Zusammenhang mit den Forschungen über Morbus Parkinson neue Entwicklungen: Einige junge Drogenabhängige entwickelten sehr schnell eine parkinsonähnliche Erkrankung, und einer der Verstorbenen zeigte bei der Autopsie eine Zerstörung der Substantia nigra. Bei weiteren Nachforschungen fanden Wissenschaftler heraus, daß die Drogenabhängigen synthetische Narkotika benutzten, die mit MPTP (N-methyl-4-phenyl-1,2,5,6-tetrahydropyridin) kontaminiert waren. Dadurch wurden praktisch über Nacht die parkinsonähnlichen Zustände ausgelöst. MPTP kann bei Affen durch Zerstörung der Substantia nigra irreversiblen Morbus Parkinson auslösen. So können zumindest bei Tieren diese Bedingungen experimentell reproduziert werden. Es bleibt jedoch die Frage offen, wodurch die Erkrankung bei älteren Menschen verursacht wird. Parkinsonähnliche Symptome gibt es u.a. auch beim Morbus Wilson, bei dem ein abnormaler Kupfermetabolismus zu einer Ablagerung von Kupfer im Globus pallidus, Putamen und in der Leber führt und deren Degeneration verursacht. Bei Geisteskranken verursachen hohe Dosen von Chlorpromazin häufig parkinsonähnliche Zustände als vorübergehende und unerwünschte Nebenwirkung.

Chorea Huntington ist eine sehr seltene Erkrankung mit schnellen, arrhythmischen, zuckenden unwillkürlichen Bewegungen der Extremitäten, des Rumpfes und/oder des Gesichts mit Demenz. Es ist nachgewiesen, daß es sich dabei um eine vererbbare autosomal dominante Erkrankung mit einer Funktionsstörung auf dem Chromosom 4 handelt. Diese Erkrankung wird im Alter von etwa 40 Jahren klinisch manifest.

Im Gegensatz zur Chorea Huntington ist die **Athetose** eine Erkrankung mit langsamen, arrhythmischen wurm- oder schraubenartigen Bewegungen, vor allem an Armen und Fingern. Bei beiden Erkrankungen kann man keine spezifische Läsion innerhalb der subkortikalen Kerngebiete finden. Zuletzt sei der **Hemiballismus** erwähnt, der durch eine Läsion im Nucleus subthalamicus verursacht wird. Bei dieser Erkrankung kommt es zu heftigen Schleuderbewegungen der Arme und Beine. Die Ursachen aller drei Erkrankungen sind unbekannt: Das Tragische hierbei ist, daß es für die Mehrzahl dieser Patienten weder Heilung noch Linderung gibt, nur im Schlaf hören die Bewegungen auf.

Wir alle kennen die Situation: Man verliert ganz plötzlich das Gleichgewicht, beginnt zu fallen, und sofort setzt eine reflektorische Reaktion ein, um das Gleichgewicht wiederzuerlangen (engl. „righting mechanism"). Das Gleichgewicht aufrechtzuerhalten und die Reflexmechanismen, die notwendig sind, um es wiederzugewinnen, sind die Funktionen der vestibulären Abteilung des VIII. Hirnnervs, des N. vestibulocochlearis. Das vestibuläre System wird als Teil des extrapyramidalen Netzwerks angesehen, da seine Reaktionen reflektorisch ablaufen und es nicht zum motorischen Cortex gehört.

Das Rezeptororgan ist im Innenohr lokalisiert und besteht aus zwei flüssigkeitsgefüllten Räumen, dem *Utriculus* und dem *Sacculus*, sowie drei mit *Endolymphe* gefüllten Bogengängen, die im rechten Winkel zueinander liegen und die drei Ebenen im Raum repräsentieren (Abb. 10.1); s. hierzu auch Anhang VIII, Abb. **5**, S. 209. In die Endolymphe ragen spezialisierte Rezeptorzellen hinein, sogenannte *Haarzellen*, die empfindlich auf Flüssigkeitsbewegungen reagieren. Bei einer Verlagerung oder einem Wechsel der Position des Kopfes erfolgt eine Bewegung der Endolymphe. Die dadurch stimulierten Rezeptoren senden die Information zum Gehirn, das die entsprechenden Reflexantworten initiiert.

Vom Innenohr verlaufen primäre Neurone zum Gehirn, deren Zellkörper im Ganglion vestibulare lokalisiert sind. Die Axone verlassen das Ganglion und treten in den Hirnstamm ein, wo sie in vier vestibulären Kerngebieten (Nuclei vestibulares) auf dem Boden des IV. Ventrikels enden. Diese Kerne haben 5 Hauptverbindungen, die jede für sich, im folgenden diskutiert werden.

Vestibulozerebellare Verbindungen

Das Kleinhirn ist das Koordinationszentrum für **motorische Aktivität und Gleichgewicht**. Daher verlaufen von den Nuclei vestibulares superior und lateralis sekundäre Neurone über den Pedunculus cerebellaris inferior zum Kleinhirn, um im Lobus flocculonodularis zu enden (Abb. 10.1). Zusätzlich gibt es einige wenige primäre Neurone, die nicht in den vestibulären Kerngebieten enden, sondern direkt zum Lobus flocculonodularis ziehen. Diese wiederum verlaufen zurück zu den vestibulären Kernen beider Seiten über den Nucleus fastigii und den Pedunculus cerebellaris inferior. Auf diese Weise entsteht ein vestibulozerebellarer Rückkopplungsmechanismus.

Gleichgewicht: Vestibulozerebellare Bahnen

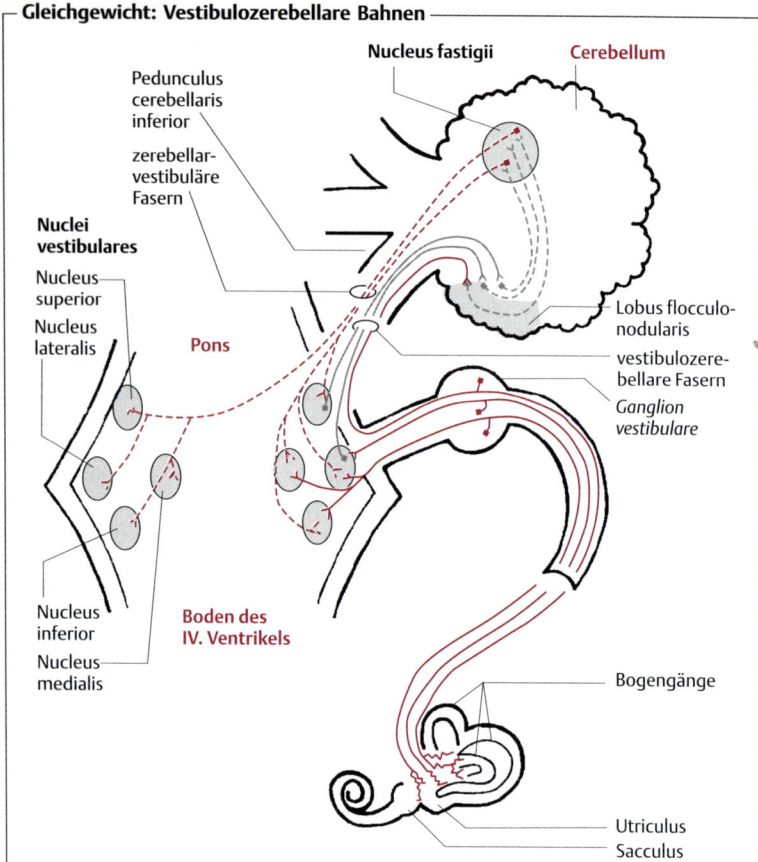

Abb. 10.**1** Die Erregung aus dem Innenohr wird in den Nuclei vestibulares im Hirnstamm verschaltet und weiter zum Kleinhirn geleitet. Einige Bahnen ziehen jedoch
auch direkt ins Kleinhirn.

Vestibulospinale Bahnen

Vom Nucleus vestibularis lateralis steigen sekundäre Neurone im ipsilateralen Seitenstrang ab, um synaptisch an den zweiten motorischen Neuronen zu enden. Diese sekundären Neurone, die reflektorisch das Gleichgewicht aufrechterhalten, bilden den Tractus vestibulospinalis lateralis

(Abb. 10.**2**). „Lateral" bedeutet hierbei nicht, daß er vom lateralen Nucleus kommt, sondern daß er lateral vom Tractus vestibulospinalis medialis liegt. Von den vestibulären oberen, mittleren und unteren Kernen steigen sekundäre gekreuzte und ungekreuzte Neurone im Seitenstrang ab, um an zweiten motorischen Neuronen zu enden. Diese sekundären Neurone, die den Tractus vestibulospinalis medialis bilden, sind ebenfalls für die reflektorische Aufrechterhaltung des Gleichgewichts verantwortlich.

■ Vestibulookuläre Verbindungen

Außer der Aufrechterhaltung des Gleichgewichtes kommt dem vestibulären System eine wichtige Funktion bei der **Bewegung der Augen** zu. Wenn man zum Beispiel geradeaus sieht, seine Augen auf ein Objekt richtet, es fixiert und nun seinen Kopf zur Seite dreht, müssen sich die entsprechenden äußeren Augenmuskeln so kontrahieren, daß die Augen das Objekt weiter fixieren. Die Regulation bzw. die Kontrolle dieser Kontraktion ist eine Funktion des vestibulären Systems. Es funktioniert folgendermaßen: Wenn man den Kopf dreht, wird die Endolymphe in den Bogengängen in Bewegung gesetzt, so daß die Haarzellen stimuliert werden. Dieser Stimulus setzt sich über den Nerv und das Ganglion vestibulare bis zu den Kernen fort. Es wurde bereits erwähnt, daß gekreuzte und ungekreuzte Neurone von den oberen, mittleren und unteren Kernen im Tractus vestibulospinalis medialis absteigen. Kurz bevor die Neurone absteigen, verzweigen sie sich und senden aufsteigende Axone zum Pons und zum Mittelhirn, die synaptisch an den für Augenbewegungen verantwortlichen Kernen des VI. (N. abducens), des IV. (N. trochlearis) und des III. (N. oculomotorius) Hirnnervs enden. Diese aufsteigenden Axone regulieren die Stärke der Augenmuskelkontraktion. Sie bilden zusammen den Fasciculus longitudinalis medialis (FLM) (Abb. 10.**2**). (Einige Anatomiebücher bezeichnen den Tractus vestibulospinalis lateralis als Tractus vestibulospinalis, und der Tractus vestibulospinalis medialis wird Fasciculus longitudinalis medialis genannt.)

■ Vestibulokortikale Verbindungen

Bei schnellen Drehbewegungen kann man einen Verlust des Gleichgewichts oder Schwindel spüren. Diese Empfindung setzt vestibuläre Verbindungen zum Thalamus, zum zerebralen Cortex sowie zum Bewußtsein voraus. Dennoch sind solche Verbindungen morphologisch noch nicht nachgewiesen worden. Einige Anhaltspunkte liefern elektrophysiologische Untersuchungen, dennoch bleibt das Problem ungelöst.

Gleichgewicht: Vestibulospinale und vestibulookuläre Bahnen

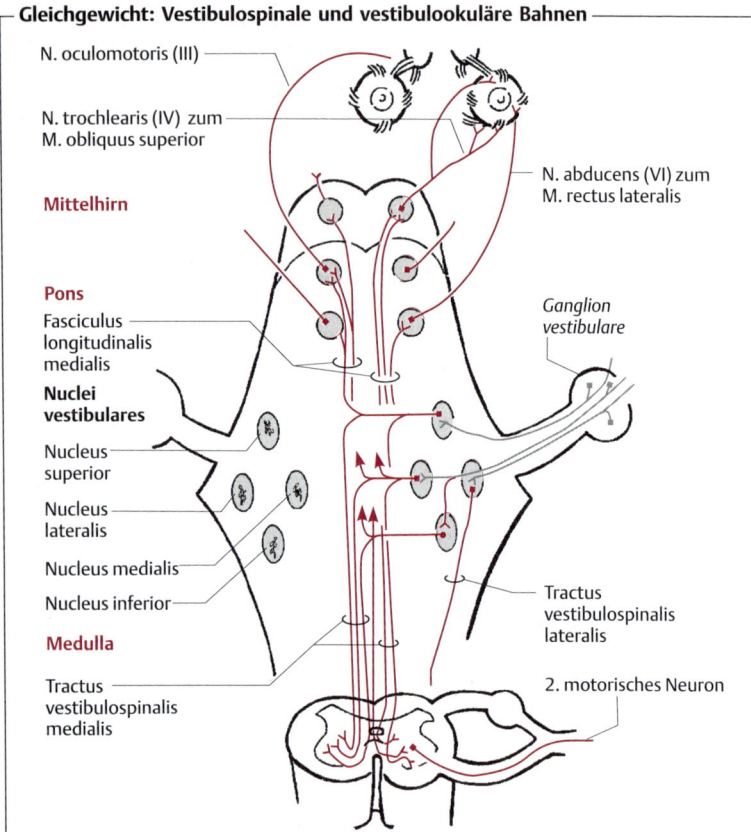

N. oculomotoris (III)

N. trochlearis (IV) zum
M. obliquus superior

Mittelhirn

Pons

Fasciculus
longitudinalis
medialis

**Nuclei
vestibulares**

Nucleus
superior

Nucleus
lateralis

Nucleus medialis

Nucleus inferior

Medulla

Tractus
vestibulospinalis
medialis

N. abducens (VI) zum
M. rectus lateralis

*Ganglion
vestibulare*

Tractus
vestibulospinalis
lateralis

2. motorisches Neuron

Abb. 10.2   Zur Aufrechterhaltung des Gleichgewichts leiten absteigende Neurone die Erregung aus dem Innenohr über die Tractus vestibulospinalis lateralis und medialis ins Vorderhorn. Im Fasciculus longitudinalis senden diese Neurone Kollateralen zu Hirnnervenkernen, die reflektorische Augenbewegungen vermitteln.

Zusätzliche Bahnen

Der oben erwähnte Nucleus fastigii des Kleinhirns als Teil eines Rückkopplungssystems des Nucleus vestibularis ist mit den zweiten motorischen Neuronen über den lateralen und medialen Tractus vestibulospinalis verbunden. Es gibt aber noch einen zweiten Weg, um das Gleichgewicht aufrechtzuerhalten: Der Nucleus fastigii steht in Verbindung mit der absteigenden Formatio reticularis des Hirnstamms, deren Axone die zweiten motorischen Neurone über den Tractus reticulospinalis erreichen (s. Kap. 11, Abb. 11.**3** u. Kap. 18 über das retikuläre System).

Klinische Aspekte

Läsionen des vestibulären Systems verursachen häufig Gleichgewichtsstörungen und Probleme beim Geradeausgehen. Da das System bei Bewegungen der Augen eine wichtige Funktion übernimmt, können Störungen auch rhythmische Bulbusbewegungen (Augenzittern), einen sogenannten **Nystagmus**, verursachen. Beim Nystagmus sind die Augen ständig in Bewegung. Zunächst bewegen sie sich langsam zu einer Seite, so weit sie können, um dann plötzlich wieder zurückzuschnellen. Daraufhin bewegen sie sich erneut langsam zur Seite usw. Auf diese Weise entsteht eine langsame Bewegung zu der einen Seite und eine schnelle in die andere Richtung. Man unterscheidet einen linken und einen rechten Nystagmus, wobei die Richtung der schnellen Bewegung den Namen gibt. Die meisten Nystagmi verlaufen horizontal, es gibt aber auch vertikal oder rotierend verlaufende. Übrigens kommt Nystagmus bei Albinos besonders häufig vor.

Normalen Nystagmus sieht man bei Personen, die mit dem Zug fahren („Eisenbahn-Nystagmus"). Während sie aus dem Fenster sehen, richten sich ihre Augen automatisch auf ein Objekt aus, und sie verfolgen es langsam, bis es außer Sicht ist. Dann schnellen die Augen zurück, um sich auf ein neues Objekt auszurichten usw.

Eine andere sehr häufige Störung des vestibulären Systems ist der Schwindel, obwohl es dafür auch andere Ursachen gibt. Die **Ménière-Krankheit** ist eine Erkrankung unbekannter Ätiologie, bei der der Patient unter Schwindelattacken, Ohrgeräuschen (Tinnitus) sowie fortschreitendem Verlust des Hörvermögens leidet. Die Patienten sind normalerweise im mittleren Alter, obwohl auch Ältere und Jüngere von der Krankheit betroffen sein können.

Schwindel kann ebenfalls von einem Akustikusneurinom, einem Tumor des VIII. Hirnnervs, verursacht werden.

Das Kleinhirn ist das Kontrollzentrum für die Koordination von willkürlicher Muskelaktivität, Gleichgewicht und Muskeltonus (s. Anhang VIII, Abb. 1, S. 205). Da es nicht für die Einleitung von Bewegungen verantwortlich ist, sind Patienten mit zerebellaren Störungen nicht gelähmt, vielmehr sind die Bewegungen langsam, schwerfällig, zitternd und unkoordiniert. Die Muskeln können hypotonisch sein, die Person kann nicht sicher gehen und neigt zum Schwanken, Taumeln und Fallen. Um seine drei wichtigen Funktionen ausüben zu können, ist das Kleinhirn auf einen kontinuierlichen Informationsstrom angewiesen, und zwar über

1. die Position und den Zustand der Muskeln und Gelenke sowie den augenblicklichen Muskeltonus,
2. den Gleichgewichtszustand des Körpers,
3. Kopien von Befehlen, die vom motorischen zerebralen Cortex zu den Muskeln gelangen.

Die Daten dieser drei Informations-Inputs kann das Kleinhirn aufeinander abstimmen, und im Sinne eines Rückkopplungssystems werden motorische Aktivität, Gleichgewicht und Muskeltonus automatisch und unbewußt kontrolliert und reguliert. In diesem Kapitel werden die Informationen, die das Kleinhirn über die einzelnen Fasertrakte erhält, getrennt behandelt, um danach die Rückkopplungsbahnen aufzuzeigen.

▬▬▬ Spinozerebellare Bahnen

Informationen, die den Zustand und den Tonus der Muskeln sowie die Position des Körpers betreffen, kommen von *unbewußten propriozeptiven Fasern*, deren Rezeptoren in Muskeln, Sehnen und Gelenken zu finden sind. Die Zellkörper dieser Neurone sind im Spinalganglion lokalisiert, und die Axone ziehen zum Rückenmark, von wo aus sie über einen der beiden Tractus spinocerebellares das Cerebellum erreichen. Die meisten Axone aus dem unteren Teil des Körpers treten in das Hinterhorn ein, wo sie synaptisch an sekundären Neuronen enden (Abb. 11.1). Einige dieser sekundären Neurone steigen in dem ipsilateralen Tractus spinocerebellaris anterior (ventralis) der Seitenstränge auf, um das Kleinhirn über den Pedunculus cerebellaris superior zu erreichen. Die restlichen sekundären Neurone kreuzen zur kontralateralen Seite und steigen im Tractus spinocerebellaris anterior zum Kleinhirn auf. Bevor sie jedoch in den Pedunculus cerebellaris superior eintreten, kreuzen sie wieder zurück zur anderen Seite.

Unbewußte Propriozeption: Spinozerebellare Bahnen

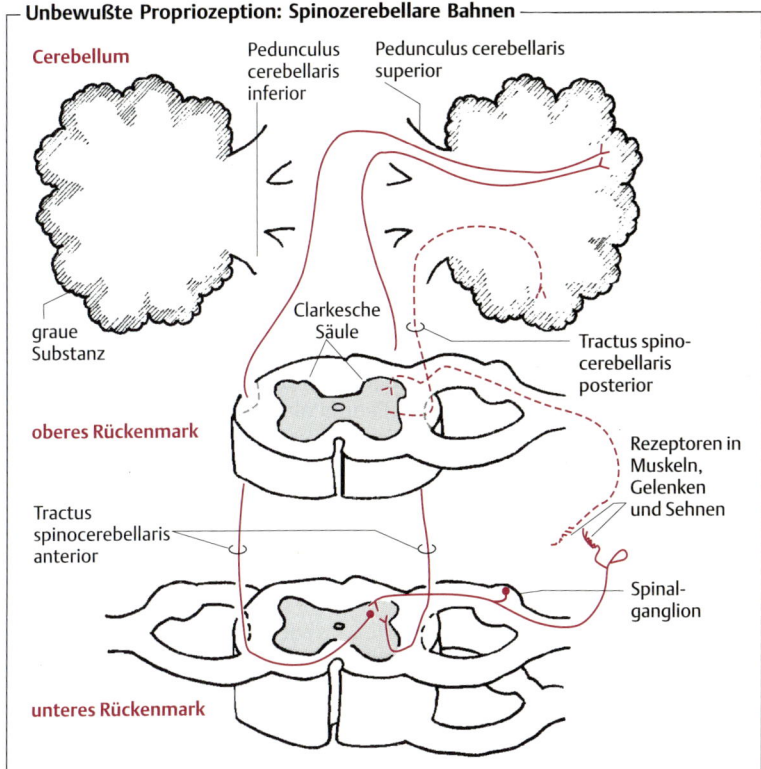

Abb. 11.**1** Die propriozeptive Erregung wird im Tractus spinocerebellaris anterior (untere Körperhälfte) bzw. posterior (obere Körperhälfte) zur ipsilateralen Kleinhirnhälfte geleitet.

Propriozeptive Fasern von der oberen Körperhälfte verlaufen hauptsächlich im Tractus spinocerebellaris posterior (dorsalis). Die primären Neurone dieser Region treten in der Clarkeschen Säule in synaptischen Kontakt mit sekundären Neuronen (Abb. 11.1). Die Clarkesche Säule, auch Nucleus dorsalis genannt, ist eine Ansammlung von Kernen, die nur im oberen Teil des Rückenmarks (C_8–L_2) zu finden ist. Die sekundären Neurone verlaufen in den Seitensträngen derselben Seite und bilden den Tractus spinocerebellaris posterior, der das Kleinhirn über den Pedunculus cerebellaris inferior erreicht. Entscheidend ist dabei, daß alle spinozere-

bellaren Fasern das Kleinhirn auf der Seite erreichen, auf der sie in das Rük-
kenmark eingetreten sind.

Die Tractus spinocerebellares anterior und posterior sind die wichtigsten Faserbündel, über die das Kleinhirn mit propriozeptiven Impulsen
versorgt wird. Daneben gibt es noch eine Reihe anderer Fasertrakte,
wie beispielsweise den Tractus trigeminocerebellaris von der Kaumuskulatur und dem Kiefergelenk, den Tractus oliviocerebellaris sowie die Tractus reticulocerebellaris und arcuatocerebellaris.

▮▮▮ Tractus vestibulocerebellaris

Von den Nuclei vestibulares superior und lateralis kommen die Fasern, die
Informationen über den Gleichgewichtszustand des Körpers vermitteln.
Sie treten über den ipsilateralen Pedunculus cerebellaris inferior ein
und ziehen zum zerebellaren Cortex, insbesondere zum Floculus
(Abb. 11.**2**, s.a. Abb 10.**1**, S. 58). Phylogenetisch ist der Flocculus als Zentrum
für das Gleichgewicht der älteste Teil des Kleinhirns.

▮▮▮ Tractus corticopontocerebellaris

Wenn der zerebrale motorische Cortex Impulse zu den zweiten motorischen Neuronen sendet, dann muß das Kleinhirn Informationen über
die geplante Willkürmotorik bekommen, z. B. für welchen Muskel die Impulse bestimmt sind, wie stark sie sind usw. Diese Information bekommt
das Kleinhirn in Form einer Kopie über den Tractus corticopontocerebellaris. Die Fasern kommen vom zerebralen Cortex, steigen in der Capsula
interna ab und treten auf Höhe des Pons in synaptischen Kontakt mit sekundären Neuronen aus den Brückenkernen (Abb 11.**2**). Diese sekundären
Neurone kreuzen zur anderen Seite und treten über den Pedunculus cerebellaris medius in das Kleinhirn ein.

▮▮▮ Bahnen der Rückkopplung

Das Kleinhirn integriert sämtliche Informationseingänge über Muskelsta-
tus, Muskeltonus, über das Gleichgewicht sowie die Natur der geplanten
Willkürmotorik (die Mechanismen sind unbekannt). Über Rückkopplungs-
mechanismen zu den Arealen 4 und 6 des motorischen Cortex sowie über
Bahnen zu den zweiten motorischen Neuronen übt es seine Kontrolle aus.

Vom zerebellaren Cortex ziehen kurze Neurone zu verschiedenen
Kleinhirnkernen, den Nuclei emboliformis, fastigii, globosus und dentatus.

Information über geplante Willkürmotorik: Kortikopontozerebellare Bahnen

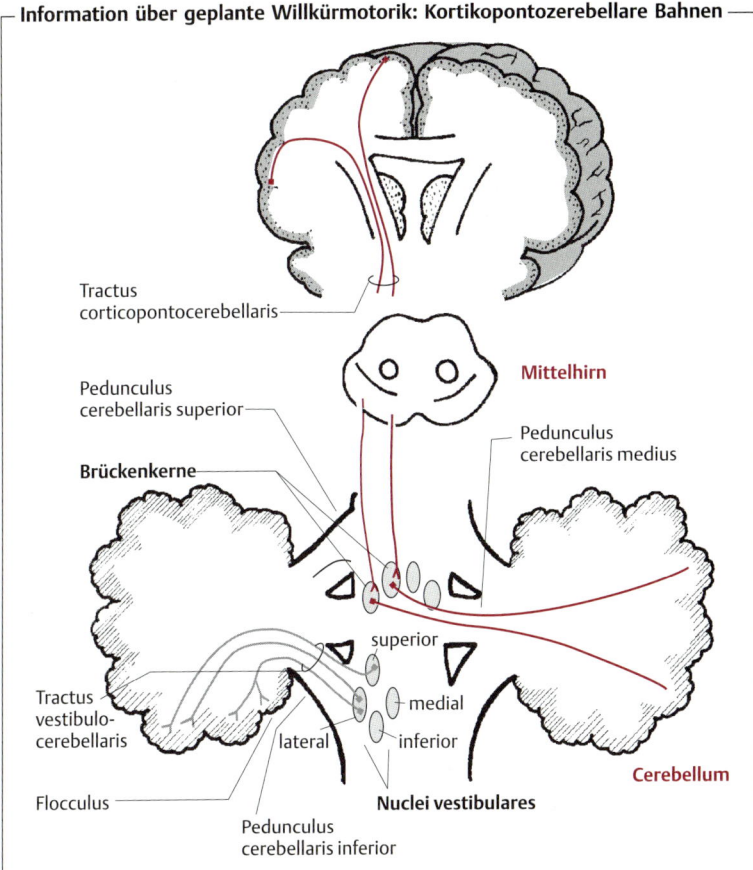

Tractus
corticopontocerebellaris

Mittelhirn

Pedunculus
cerebellaris superior

Pedunculus
cerebellaris medius

Brückenkerne

superior

Tractus
vestibulo-
cerebellaris

medial

lateral

inferior

Flocculus

Cerebellum

Nuclei vestibulares

Pedunculus
cerebellaris inferior

Abb. 11.**2** Über den Tractus corticopontocerebellaris erhält das Kleinhirn Informationen über geplante Bewegungen aus dem kontralateralen motorischen Cortex.

Der Letztgenannte ist der wichtigste, denn von ihm aus verlaufen Fasern über den pedunculus cerebellaris superior, kreuzen zur Gegenseite und treten in den Nucleus ruber des Mittelhirns ein (Abb. 11.**3**). Diese *dentato-rubralen Fasern* werden auch als Tractus dentatorubrothalamicus bezeichnet, da einige Fasern über den Nucleus ruber weiter zum Thalamus ziehen. Der Nucleus ruber gibt Impulse zum Thalamus, der sie weiter zum motorischen Cortex gibt, und somit ist der Rückkopplungskreis geschlossen. Der Nucleus ruber kann auch über den Tractus rubrospinalis Impulse

zu den zweiten motorischen Neuronen senden und damit die kortikospinalen Impulse auf Rückenmarksebene beeinflussen.

Das Cerebellum kann ebenfalls über den Nucleus fastigii Impulse zu
den Gleichgewichtskernen zurücksenden. Diese wiederum übertragen
die Impulse zu den zweiten motorischen Neuronen über den Tractus vestibulospinalis (Abb. 11.**3**).

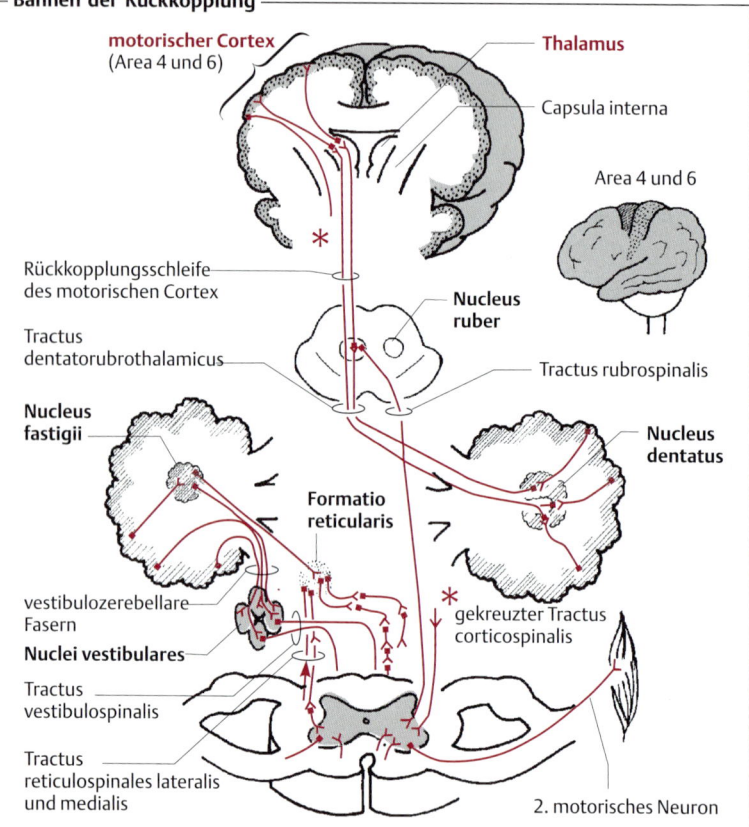

Bahnen der Rückkopplung

motorischer Cortex
(Area 4 und 6)

Thalamus

Capsula interna

Area 4 und 6

Rückkopplungsschleife
des motorischen Cortex

Tractus
dentatorubrothalamicus

Nucleus
ruber

Tractus rubrospinalis

Nucleus
fastigii

Nucleus
dentatus

Formatio
reticularis

vestibulozerebellare
Fasern

gekreuzter Tractus
corticospinalis

Nuclei vestibulares

Tractus
vestibulospinalis

Tractus
reticulospinales lateralis
und medialis

2. motorisches Neuron

Abb. 11.**3**   Das Kleinhirn kann über den Tractus dentatorubrothalamicus auf die Er-
regungsbildung im motorischen Cortex Einfluß nehmen. Über vestibulozerebellare,
vestibulospinale und retikulospinale Fasern moduliert es die motorische Erregung
auf Rückenmarksebene.

Schließlich kann das Kleinhirn die zweiten motorischen Neurone durch Impulse von der Formatio reticularis sowie von den Kernen des Pons, des Mittelhirns und der Medulla beeinflussen, die die Impulse über die Tractus vestibulospinales lateralis und medialis weitergeben.

Klinische Aspekte

Bei **Läsionen des Kleinhirns** oder seiner afferenten und efferenten Bahnen treten einige charakteristische Symptome auf, die sich gewöhnlich auf der Seite der Verletzung zeigen:

1. Unter **Asynergie** versteht man den Verlust des koordinierten Zusammenspiels von Muskelgruppen, der sich in beeinträchtigte Rumpfmotorik mit ruckartigen Bewegungen äußert.
2. **Dysmetrie** ist die Unfähigkeit, Entfernungen abzuschätzen und Bewegungen an einem bestimmten Punkt zu stoppen. Bei der Absicht, ein Objekt zu greifen, wird der betreffende Patient daher nicht in der Lage sein, seine Hand an die richtige Stelle zu führen. Bittet man den Patienten, mit seinem Finger die Nasenspitze zu berühren, wird er die Wange berühren, das sogenannte „pass-pointing phenomenon".
3. **Dys/Adiadochokinese** ist die Unfähigkeit, abwechselnd schnelle Bewegungen, wie z. B. Pronation und Supination, durchzuführen.
4. **Intentionstremor** entsteht bei einer Bewegung und nicht in Ruhe. Beim Morbus Parkinson sieht man genau das Entgegengesetzte, einen Ruhetremor.
5. Bei **Ataxie** schwankt und taumelt der Patient, und um diesen Zustand zu kompensieren, geht er breitbeinig.
6. **Fallen:** Der Patient neigt zum Fallen, besonders auf die Seite der Verletzung.
7. Bei der **Hypotonie** der Muskeln sind diese schlaff und schwach, sie können aber auch manchmal einen Hypertonus aufweisen.
8. Unter **Dysphonie** versteht man eine stockende, skandierende Sprache.
9. Manchmal kommt **Nystagmus** vor.

Nicht alle diese Symptome kommen bei jeder Kleinhirnerkrankung vor. Wenn Sie den Patienten diesbezüglich testen wollen, bitten Sie ihn, die verschiedenen Bewegungen durchzuführen, und prüfen Sie, ob die entsprechenden Symptome auftreten.

Medulloblastome sind die häufigsten Tumoren des ZNS bei Kindern im Alter zwischen 4 und 8 Jahren. Sie sind entweder im Vermis oder im Dach des IV. Ventrikels lokalisiert. Die ersten charakteristischen Zeichen sind Ataxie (schwankender Gang) und/oder häufiges unerklärliches Hinfallen. Der Tumor ist sehr strahlenempfindlich, und bei einer korrekten Therapie wird eine 5-Jahres-Überlebensrate von 60 % erreicht.

Medulloblastome werden nie bei Erwachsenen gefunden.

Das autonome Nervensystem, das man auch *vegetatives* oder *viszerales Nervensystem* nennt, stimuliert und kontrolliert Organfunktionen, die unwillkürlich und unbewußt ablaufen. Wenn Ihnen beispielsweise mitgeteilt wird, daß Ihnen eine überraschende Prüfung bevorsteht, dann wird wahrscheinlich Ihr Herz schneller schlagen, der Mund wird trocken werden, Sie werden ein gewisses Kribbeln im Bauch verspüren und zu schwitzen beginnen. All diese Reaktionen laufen innerhalb einer Streßsituation automatisch ab. Das autonome Nervensystem stimuliert die quergestreifte Herzmuskulatur, die meisten Drüsen sowie die gesamte glatte Muskulatur, die man in vielen Organen findet. Es ist in zwei Abschnitte unterteilt, in das *sympathische* und das *parasympathische Nervensystem*, die beide, mit zwei oder drei Ausnahmen, die gleichen Organe und Strukturen versorgen. Dennoch wirken die beiden Systeme als Antagonisten. Zum Beispiel führt sympathische Stimulation des Herzens zu einer höheren Schlagfrequenz, wohingegen parasympathische Stimulation die Frequenz erniedrigt. Sympathische Impulse bewirken eine Dilatation der Pupillen, parasympathische führen dagegen zu einer Verengung. Die beiden Systeme versorgen die von ihnen innervierten Strukturen andauernd mit Impulsen, aber sie stehen im Gleichgewicht zueinander (Abb. 12.**1a**). Diese Balance kann auf zwei verschiedenen Wegen verändert werden: durch Erhöhung der Anzahl der Stimuli in einem Teil des Systems (Abb. 12.**1b**) oder durch Erniedrigung der Anzahl der Impulse in dem anderen Teil (Abb. 12.**1c**). Dieses sehr wichtige Prinzip bildet die Grundlage eines großen Teils der Neuropharmakologie und soll später genauer besprochen werden. Es kann leicht mit dem *Wasserhahnprinzip* verglichen werden: Wenn man den warmen (sympathischen) und den kalten (parasympathischen) Wasserhahn zu-

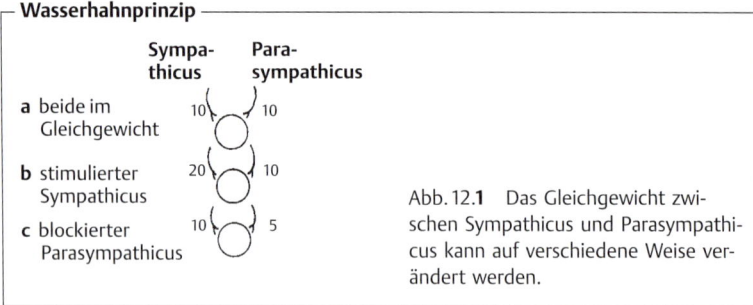

Wasserhahnprinzip

	Sympathicus	Parasympathicus
a beide im Gleichgewicht	10	10
b stimulierter Sympathicus	20	10
c blockierter Parasympathicus	10	5

Abb. 12.**1** Das Gleichgewicht zwischen Sympathicus und Parasympathicus kann auf verschiedene Weise verändert werden.

gleich öffnet, fließt lauwarmes Wasser. Will man wärmeres Wasser haben, kann man entweder den warmen Hahn mehr aufdrehen oder den kalten mehr zudrehen. Umgekehrt funktioniert es, wenn man kälteres Wasser haben möchte.

Sympathisches Nervensystem

Das sympathische Nervensystem dominiert, wenn man sich in einer physischen oder psychischen Streßsituation befindet. In beiden Fällen fühlt man sich bedroht, und der Körper reagiert automatisch mit der Vorbereitung zur Flucht oder zum Kampf. Unter diesen Umständen beginnen die Muskeln verstärkt zu arbeiten, so daß sie mehr Sauerstoff und Energie benötigen (ein kataboler Prozeß). Die Atemfrequenz steigt, und die Bronchien öffnen sich für eine schnellere und höhere Luftzufuhr, das Herz schlägt schneller und heftiger, um den kardialen Auswurf zu erhöhen und den Blutdruck ansteigen zu lassen. Die Arterien des Herzens und der Willkürmuskulatur dilatieren, damit mehr Blut durchfließen kann, wohingegen sich die Arterien zur Haut sowie zu den peripheren Gebieten des Körpers verengen. Auf diese Weise wird mehr Blut zu den aktiven Muskeln gelenkt (daher fühlt die Haut sich in Streßsituationen kalt an). Die Leber metabolisiert Glykogen zur schnellen Energiebereitstellung, und die Darmperistaltik geht zurück, da der Körper weder Zeit noch Energie zur Verdauung bereitstellt. Um einen besseren Überblick über die Umgebung zu gewinnen, erweitern sich die Pupillen, die Haare stellen sich auf, und man schwitzt. Die beiden letzten Reaktionen sind interessante evolutionsbedingte Überbleibsel von primitiveren Abwehrmechanismen. Bei einer Katze, die von einem Hund bedroht wird, richten sich die Haare auf, so daß der Hund nur die Schnauze voller Haare hätte, wenn er zupacken würde. Den gleichen Sinn hat das Schwitzen, denn versuchen Sie einmal, eine Person festzuhalten, die naß und schlüpfrig ist.

Sämtliche Bahnen des sympathischen Nervensystems bestehen aus jeweils zwei Neuronen. Die Zellkörper des ersten Neurons befinden sich im Seitenhorn des Rückenmarks, und zwar nur zwischen dem ersten thorakalen und dem dritten lumbalen Segment (Th_1–L_3) (Abb. 12.**2**). Daher ist auch die Bezeichnung **thorakolumbales System** gebräuchlich. Die Axone verlassen das Rückenmark über die Vorderwurzel und treten in den sympathischen Grenzstrang ein, der aus einer Anzahl von Ganglien und Axonen besteht und sich beiderseits der Wirbelsäule vom Hals bis zum Sacrum erstreckt. Der Grenzstrang wird auch als paravertebrale Ganglienkette bezeichnet. Nun stellt sich folgende Frage: Wie erreichen die primären Neurone, die auf Höhe des ersten thorakalen Segments (Th_1) das Rük-

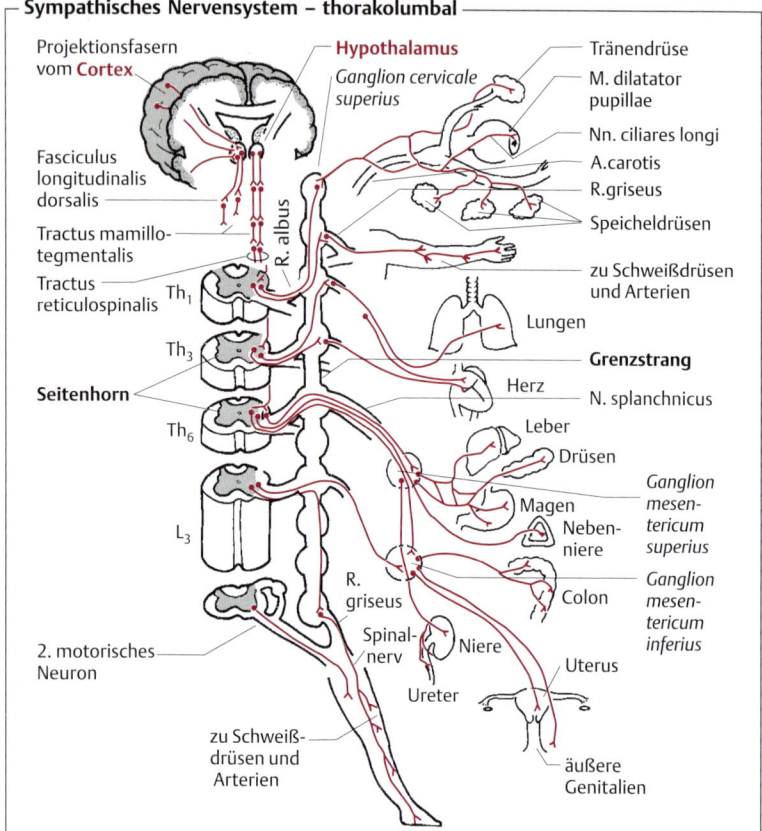

Sympathisches Nervensystem – thorakolumbal

Projektionsfasern vom **Cortex**

Hypothalamus

Ganglion cervicale superius

Tränendrüse

M. dilatator pupillae

Nn. ciliares longi

A. carotis

R. griseus

Speicheldrüsen

Fasciculus longitudinalis dorsalis

Tractus mamillo-tegmentalis

Tractus reticulospinalis

R. albus

Th₁

Th₃

Seitenhorn

Th₆

L₃

2. motorisches Neuron

R. griseus

Spinal-nerv

zu Schweiß-drüsen und Arterien

zu Schweißdrüsen und Arterien

Lungen

Grenzstrang

Herz

N. splanchnicus

Leber

Drüsen

Magen

Neben-niere

Colon

Niere

Ureter

Uterus

äußere Genitalien

Ganglion mesentericum superius

Ganglion mesentericum inferius

Abb. 12.**2**   Die Axone der oberen Thorakalsegmente werden im Grenzstrang verschaltet. Die Axone der unteren Thorakal- und Lumbalsegmente treten durch den Grenzstrang hindurch und werden in den Ganglia mesenterica des Abdomens verschaltet.

kenmark verlassen, die Drüsen und die glatte Muskulatur im Bereich des Kopfes? Nachdem die Axone in den Grenzstrang eingetreten sind, steigen sie auf, bis sie das Ganglion cervicale superius in der oberen Halsregion erreicht haben (Abb. 12.2). Hier treten sie in synaptischen Kontakt mit sekundären Neuronen, die das Ganglion verlassen und die Drüsen sowie andere Strukturen innervieren. Das erste Neuron wird als *präganglionäres Neuron* bezeichnet und ist myelinisiert, das zweite ist das *postganglionäre*

Neuron und ist nicht myelinisiert. Das postganglionäre Axon erreicht sein Zielgebiet, indem es das Ganglion cervicale superius verläßt und sich um die Arterien windet, die die innervierten Strukturen versorgen. Auf diese Weise erreicht das Neuron zusammen mit den Arterien die Drüsen und glatten Muskeln, um sie zu innervieren.

Die Zellkörper der Neurone, die für die **sympathische Innervation von Herz und Lunge** verantwortlich sind, befinden sich im Seitenhorn der Segmente Th_1–Th_5. Die Axone verlassen das Rückenmark und treten in die Grenzstrangganglien ein, wo sie mit postganglionären Neuronen in synaptischen Kontakt treten. Die letzteren verlassen die Ganglien und bilden spezifische Nerven, die das Herz und die Lungen erreichen (Abb. 12.2).

Die sympathischen Fasern, die die **abdominalen Eingeweide** versorgen, befinden sich in den Seitenhörnern der Segmente Th_5–Th_{12}. Ihre Axone treten in die Grenzstrangganglien ein, ziehen durch sie hindurch, ohne umgeschaltet zu werden, und bilden ganz bestimmte Nerven, die Nn. splanchnici major und minor, die in den Ganglia mesenterica superius und inferius des Abdomens synaptisch enden. Die postganglionären Axone verlassen die Ganglien, um einen netzartigen Plexus zu bilden, der sich über die einzelnen Arterien ausbreitet und so die verschiedenen Organe erreicht. Einige der präganglionären Axone verlaufen direkt zur Nebenniere. Die Zellen des Nebennierenmarks sind umgewandelte Nervenzellen (Zellkörper postganglionärer Neurone), die auf die Sekretion von Adrenalin spezialisiert sind.

Die meisten der präganglionären Zellkörper für die **Beckenorgane** befinden sich in den Seitenhörnern der Rückenmarkssegmente L_1–L_3 (Abb. 12.2). Ihre Axone treten in den Grenzstrang ein, ziehen ohne synaptischen Kontakt hindurch, um bis zum Ganglion mesentericum inferius abzusteigen. Von hier aus spalten sich die postganglionären Axone fächerförmig auf, um die Harn- und Genitalorgane sowie das Colon descendens, das Sigmoid und das Rectum zu versorgen.

Die myelinisierten präganglionären sympathischen Axone verlassen das Rückenmark, spalten sich vom Spinalnerv ab, um die *Rr. communicantes albi* zu bilden, die den Spinalnerv mit den sympathischen Ganglien verbinden (Abb. 12.2). Nach Umschaltung in den Ganglien verlaufen die nicht myelinisierten postganglionären Axone in den *Rr. communicantes grisei* zurück zum Spinalnerv. Mit den peripheren Nerven ziehen die postganglionären Axone weiter zu den Schweißdrüsen, zu den Arterien des Kopfes, der oberen und unteren Extremitäten und des Rumpfes.

Der chemische Transmitter zwischen den postganglionären sympathischen Axonen und den von ihnen innervierten Strukturen ist nicht Acetylcholin, sondern Noradrenalin sowie geringe Mengen von Adrenalin (*Ausnahme: Schweißdrüsen der Haut!*). Wird dem Patienten eine Adrenalininjektion verabreicht, so ergibt sich dieselbe Reaktion, als würde das sympathische Nervensystem erregt. Deswegen wird das System auch als *adrenerges Nervensystem* bezeichnet. Es gibt Medikamente, die das parasympathische System blockieren. Dadurch entsteht ein Ungleichgewicht innerhalb der beiden Anteile des autonomen Nervensystems, das einer Aktivierung des Sympathicus gleichkommt (Abb. 12.**1c**).

Parasympathisches Nervensystem

Das parasympathische Nervensystem basiert, wie das sympathische, auf Zweineuronenbahnen, die aus prä- und postganglionären Neuronen bestehen. Dennoch besteht ein großer physiologischer, anatomischer und pharmakologischer Unterschied zwischen den beiden Systemen. Während das sympathische Nervensystem in Streßsituationen dominiert und seine Aktivität katabolen Charakter hat, dominiert das parasympathische System, wenn man ruhig und entspannt ist. In solchen Situationen schlägt das Herz langsamer, die Peristaltik und andere Verdauungsfunktionen sind aktiv, die Pupillen sind verengt, und die Atemfrequenz ist verlangsamt. Diese Stoffwechselprozesse haben anabolen Charakter.

Der chemische Transmitter zwischen den postganglionären parasympathischen Axonen und den von ihnen innervierten Strukturen ist Acetylcholin, und wenn man dem Patienten ein solches Medikament verabreicht, dann ähnelt die Reaktion einer Aktivierung des Parasympathicus. Anatomisch gesehen liegen die präganglionären Zellkörper im Hirnstamm sowie in der grauen Substanz der Sakralregion des Rückenmarks, und deswegen wird dieses System auch **kraniosakrales System** genannt. Im Hirnstamm liegen die Zellkörper in verschiedenen spezifischen Kernen, deren Axone sich dem III., VII., IX. und X. Hirnnerv anschließen. Als Bestandteile dieser Nerven ziehen sie in bestimmte Regionen, um unmittelbar vor ihrem Zielort in speziell bezeichnete Ganglien (z. B. Ganglion oticum, Ganglion ciliare) einzutreten. Hier treten die präganglionären Axone in synaptischen Kontakt mit kurzen postganglionären Fasern, um bestimmte Drüsen, das Herz oder Strukturen mit glatter Muskulatur zu innervieren. In vielen Fällen liegen die Ganglien in der Nähe, auf oder in den von ihnen innervierten Strukturen, und die postganglionären Fasern sind mikroskopisch klein.

Auf Höhe der Colliculi superiores des Mittelhirns liegen präganglionäre Zellkörper im *Nucleus Edinger-Westphal* (Abb. 12.3). Die Axone schließen sich den zweiten motorischen Neuronen des N. oculomotorius (III. Hirnnerv) an, um zusammen mit ihnen den Hirnstamm zu verlassen und zum Auge zu ziehen. Kurz vorher spalten sich die präganglionären Axone von dem Nerv ab und treten in das Ganglion ciliare ein, um mit postganglionären Axonen in synaptischen Kontakt zu treten. Diese verlaufen als kurze Axone (Nn. ciliares breves) zum M. sphincter pupillae sowie zum M. ciliaris.

Parasympathisches Nervensystem – kraniosakral

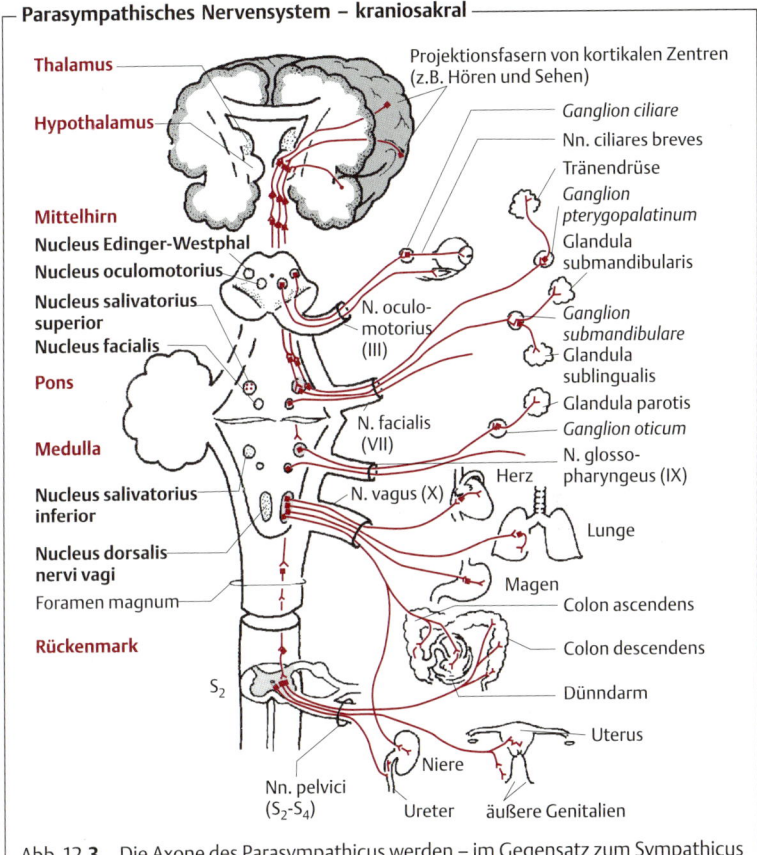

Abb. 12.3　Die Axone des Parasympathicus werden – im Gegensatz zum Sympathicus – in organnahen Ganglien verschaltet.

Die präganglionären Zellkörper, die mit dem N. facialis (VII. Hirnnerv) assoziiert sind, liegen im *Nucleus salivatorius superior*, und ihre Axone verlaufen zum Ganglion pterygopalatinum sowie zum Ganglion submandibulare. Von hier aus ziehen die postganglionären Axone zur Tränendrüse sowie zu den Glandulae submandibularis und sublingualis.

Was den IX. Hirnnerv betrifft, den N. glossopharyngeus, liegen die präganglionären Zellkörper im *Nucleus salivatorius inferior*. Die Axone ziehen zum Ganglion oticum, von dem aus postganglionäre Fasern zur Glandula parotis verlaufen.

Der N. vagus (X. Hirnnerv) ist der wichtigste Hirnnerv, denn die meisten seiner Fasern sind parasympathische Neurone, die Herz, Lungen sowie alle abdominalen Eingeweide bis zur Flexura coli sinistra innervieren. Die präganglionären Zellkörper liegen im *Nucleus dorsalis nervi vagi*, und die Axone ziehen in die Peripherie, um den Ganglien, die in den Organwänden der obengenannten Organe oder in deren Nähe liegen, zu enden. Von diesen Ganglien aus innervieren postganglionäre Neurone die betreffenden Strukturen.

Das absteigende Colon sowie das Urogenitalsystem werden vom *sakralen Anteil des Parasympathicus* innerviert. Hier liegen die präganglionären Zellkörper in den seitlichen Anteilen der grauen Substanz der Rückenmarkssegmente S_2-S_4. Die Axone verlaufen in den vorderen Wurzeln und verlassen bald darauf den Spinalnerv, um als Nn. pelvici in den Plexus hypogastricus inferior überzutreten und weiter zum Colon descendens, zum Ureter sowie zu den Genitalorganen zu ziehen.

Zusätzliche Details

Der **Hypothalamus** ist das Kontroll- und Integrationszentrum des autonomen Nervensystems. Seine Aktionen verlaufen autonom und unterliegen daher nicht der Kontrolle unseres Bewußtseins. Er ist ein Teil des Diencephalons und liegt, beiderseits des III. Ventrikels, unter dem Thalamus. Der Hypothalamus empfängt hauptsächlich Faserbündel aus höheren kortikalen Zentren, beispielsweise aus den Primärgebieten des Sehens und Hörens, um daraufhin die entsprechenden Impulse über das Rückenmark zu sympathischen und parasympathischen präganglionären Neuronen zu senden. Die daran beteiligten Bahnen sind der Fasciculus longitudinalis dorsalis, der Tractus mamillotegmentalis sowie der multisynaptische Tractus reticulospinalis (s. hierzu Kap. 17 und 18 über die Formatio reticularis und den Hypothalamus).

Über die **Schmerzbahnen von den Eingeweiden** ist noch wenig bekannt, aber es wird allgemein anerkannt, daß die Impulse über die autonomen Nerven geleitet werden. Auf diese Weise ist das System sowohl afferent (sensorisch) als auch efferent (motorisch).

Klinische Aspekte

Die Wirkung von adrenergen Pharmaka, wie z. B. Adrenalin, Noradrenalin und Dopamin, täuscht sympathische Aktivität vor. Diese Arzneimittel sind auch als **Sympathomimetika** bekannt und werden im Krankenhaus vorwiegend zur Behandlung von Blutdruckabfall und Herzstillstand eingesetzt. Bei asthmatischen Beschwerden sowie im Falle eines anaphylaktischen Schocks dienen sie auch dazu, die Bronchien zu erweitern. Adrenerge Pharmaka werden ebenso bei der Lokalanästhesie eingesetzt, um Blutgefäße zu verengen und so die Resorption des Anästhetikums und damit den anästhetischen Effekt hinauszuzögern. **Sympathische Antagonisten** (z. B. Alpha- und Betablocker) sind Pharmaka, die sympathische Aktivität blockieren. In den letzten Jahren sind sie die wichtigsten und am häufigsten benutzten Medikamente geworden und werden vorwiegend zur Behandlung des Bluthochdrucks sowie von Herzproblemen eingesetzt.

Die Wirkung von cholinergen Pharmaka (**Parasympathomimetika**) erhöht die parasympathische Aktivität, dennoch werden diese Arzneimittel im medizinischen Alltag, außer zur Aktivierung glatter Muskulatur (z. B. Stimulation einer inkontinenten Blase oder eines inkontinenten Darms nach einer Operation), sehr wenig eingesetzt.

Parasympatholytika (den Parasympathikus blockierende Pharmaka) werden häufiger verwendet. Die bekannteste Substanz ist Atropin (Belladonna*), das eine deutliche Pupillenerweiterung bewirkt und deswegen von Ophthalmologen zur Augenhintergrundspiegelung benutzt wird. Bevor man jedoch Atropin verabreicht, muß man sich vergewissern, daß der Patient kein Glaukom hat, denn eine Pupillendilatation würde durch Erhöhung des intraokulären Druckes bei diesem Patienten einen Glaukomanfall auslösen. Eine Spätfolge könnte die Ablösung der Retina sein.

Eine Unterbrechung im Bereich des zentralen Sympathicus, des Grenzstrangs oder des Ganglion cervicale superius kann unter bestimmten Umständen auf einer Gesichtsseite zu einem **Horner-Syndrom** führen. Als Symptome zeigen sich Anhidrosis (fehlende oder verminderte Schweißabsonderung), verengte Pupillen (Miosis), Gesichtsröte auf der betroffenen Gesichtsseite sowie Verengung der Lidspalte (Ausfall der sympathisch innervierten glatten Mm. tarsales superior und inferior, die am Tarsus ansetzen und die Weite der Lidspalte regulieren).

---

* Dieses Pharmakon verdankt seinen Namen der Tatsache, daß Frauen es zur Zeit der Renaissance zur Pupillenerweiterung benutzten, um auf diese Weise ihre Augen schöner zu machen. Es störte sie nicht, daß sie dadurch alles nur sehr verschwommen sahen. „Bella donna" ist der italienische Ausdruck für „schöne Frau".

Die **12 Hirnnervenpaare**, die in den vorangegangenen Kapiteln mehr am Rande behandelt worden sind, sollen nun etwas genauer betrachtet werden. Diese Nerven können unter mehreren Gesichtspunkten in Gruppen zusammengefaßt werden, beispielsweise im Hinblick auf ihre zentrale Lokalisation (s. Abbildungen in diesem Kapitel sowie Anhang II und IV). Die Hirnnerven I und II, der N. olfactorius und der N. opiticus, sind mit dem Telencephalon bzw. mit dem Diencephalon verbunden. Die Nn. oculomotorius und trochlearis, die Hirnnerven III und IV, sind mit dem Mesencephalon verknüpft. Der N. trigeminus (V), der N. abducens (VI) sowie der N. facialis (VII) befinden sich im Pons, und die restlichen Hirnnerven (VIII, IX, X, XI und XII) stehen in Verbindung mit der Medulla. Es ist wichtig, den genauen Lageplan zu kennen, denn wenn ein Patient bestimmte Symptome von Verletzungen der Hirnnerven aufweist, kann der Ort der Läsion besser bestimmt werden.

Eine andere Möglichkeit, die Hirnnerven in Gruppen zusammenzufassen ist, eine Einteilung aufgrund ihrer funktionellen neuronalen Bestandteile vorzunehmen. Einige der Nerven haben ausschließlich sensorische Neurone. Hierzu gehören (Abb. 13.**1a**):

I.   **N. olfactorius**, der „Riechnerv" (s. Kap. 16),

II. **N. opticus**, der „Sehnerv" (s. Kap. 15),

VIII. **N. vestibulocochlearis**, der der Fortleitung der Gehör- und Gleichgewichtsempfindungen dient (s. Kap. 10 und 14).

Andere Hirnnerven sind ausschließlich aus motorischen Neuronen zu der willkürlich innervierten Muskulatur zusammengesetzt. Zu ihnen gehören (Abb. 13.**1b**):

IV. **N. trochlearis**, der einen der äußeren Augenmuskeln, den M. obliquus superior, innerviert. Wenn der Nerv oder das Kerngebiet verletzt sind, dann ist der Muskel gelähmt. Man wird Schwierigkeiten haben, das betroffene Auge nach unten und lateral zu drehen.

VI. **N. abducens**, der ebenfalls einen der äußeren Augenmuskeln innerviert und zwar den M. rectus lateralis. Im Falle einer Verletzung des Nervs oder seines Kerngebietes kommt es zu einer Lähmung des Muskels, und das Auge kann nicht nach lateral gedreht werden. Gleichzeitig wird der nicht betroffene M. rectus medialis das Auge zur Mitte hin drehen. Auf diese Weise wird ein medialer Strabismus (Schielen) erzeugt.

XI. **N. accessorius**, der zwei wichtige Muskeln außerhalb des Kopfes innerviert: den M. trapezius sowie den M. sternocleidomastoideus. Diese beiden Nackenmuskeln werden zusätzlich über Spinalnerven versorgt. Das bedeutet, wenn der N. accessorius oder sein Kerngebiet betroffen sind, wird der Muskel zumindest partiell noch funktionieren. Der Patient wird Probleme mit dem Heben der Schulter auf der betroffenen Seite und mit dem Drehen des Kopfes zur gegenüberliegenden Seite haben.

XII. **N. hypoglossus**, der sämtliche Muskeln der Zunge innerviert. Wenn der Nerv oder sein Kerngebiet betroffen sind, sind die Muskeln auf der ipsilateralen Seite gelähmt, und die herausgestreckte Zunge wird zur gelähmten Seite abweichen. Durch die Anordnung der Muskulatur wird die Zunge von den Muskeln der intakten Seite zur gelähmten Seite gedrückt.

Die verbleibenden Hirnnerven (III, V, VII, IX und X) haben gemischte neuronale Funktionen (Abb. 13.2). Die mit den gemischten Hirnnerven assoziierten Ganglien sind in Abb. 13.3 dargestellt. Jeder dieser *gemischten Hirnnerven* wird im folgenden detailliert besprochen.

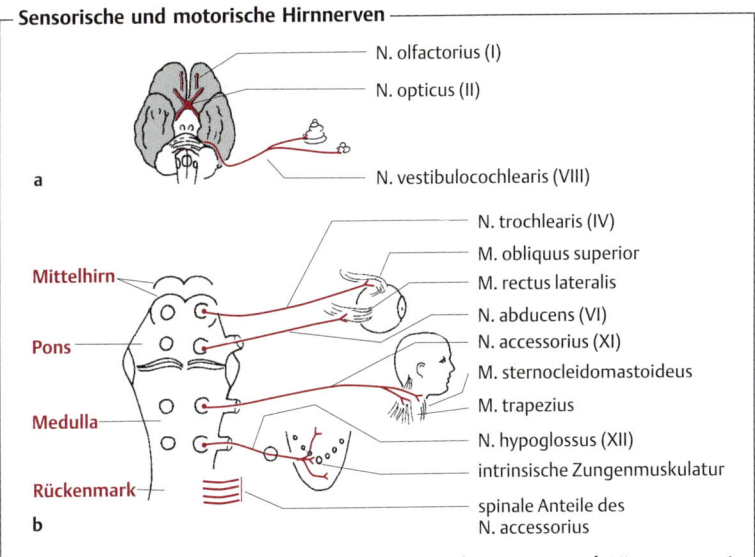

Sensorische und motorische Hirnnerven

- N. olfactorius (I)
- N. opticus (II)

a

- N. vestibulocochlearis (VIII)

Mittelhirn

Pons

Medulla

Rückenmark

b

- N. trochlearis (IV)
- M. obliquus superior
- M. rectus lateralis
- N. abducens (VI)
- N. accessorius (XI)
- M. sternocleidomastoideus
- M. trapezius
- N. hypoglossus (XII)
- intrinsische Zungenmuskulatur
- spinale Anteile des N. accessorius

Abb. 13.1 **a** Hirnnerven mit ausschließlich sensorischen Neuronen, **b** Hirnnerven mit ausschließlich motorischen Neuronen.

┌─ **Gemischte Hirnnerven** ───────────────────────────────────

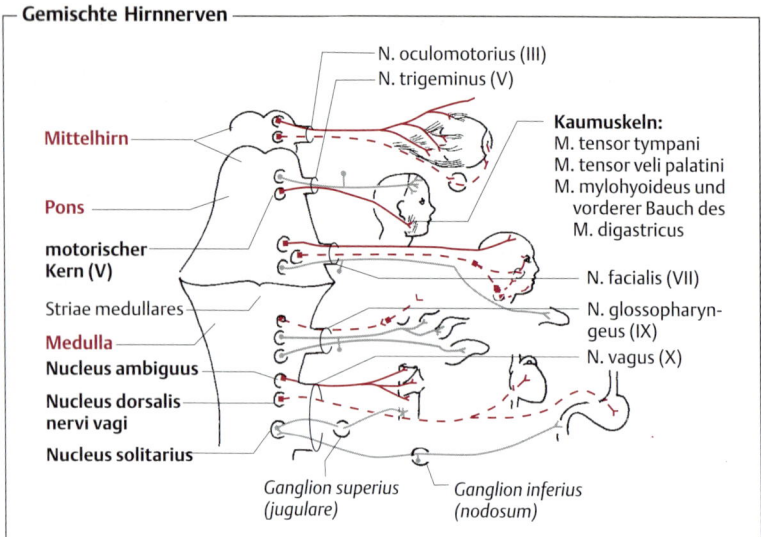

Abb. 13.**2**   Die sog. gemischten Hirnnerven enthlaten sowohl sensible (grau) als auch motorische (rot) Fasern.

┌─ **Mit Hirnnerven assoziierte Ganglien** ───────────────────────

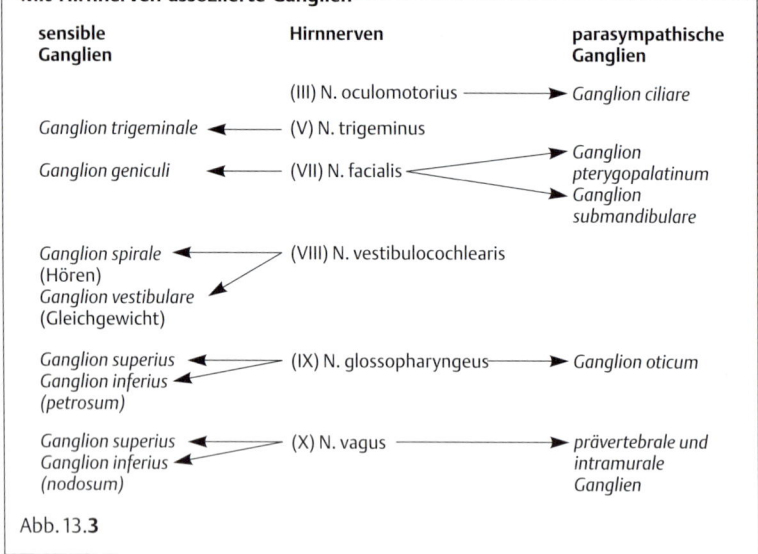

sensible Ganglien	Hirnnerven	parasympathische Ganglien
	(III) N. oculomotorius ──────►	Ganglion ciliare
Ganglion trigeminale ◄───────	(V) N. trigeminus	
Ganglion geniculi ◄───────	(VII) N. facialis ◄	►Ganglion pterygopalatinum ►Ganglion submandibulare
Ganglion spirale (Hören) Ganglion vestibulare (Gleichgewicht)	(VIII) N. vestibulocochlearis	
Ganglion superius Ganglion inferius (petrosum)	(IX) N. glossopharyngeus────	►Ganglion oticum
Ganglion superius Ganglion inferius (nodosum)	(X) N. vagus ────────	►prävertebrale und intramurale Ganglien

Abb. 13.**3**

▰▰▰ **Nervus oculomotorius (III)**

Das motorische Kerngebiet des N. oculomotorius liegt im Mesencephalon unterhalb des Aquaeductus cerebri auf Höhe der Colliculi superiores (Abb. 13.**4** sowie Anhang II, Abb. **4** und **5**). Willkürliche motorische Fasern (zweite motorische Neurone) verlassen den Hirnstamm im Bereich der Fossa interpendicularis und ziehen über die Fissura orbitalis superior zur Orbita. Hier versorgen sie die folgenden 4 äußeren Augenmuskeln: die Mm. recti superior, interior und medialis sowie den M. obliquus inferior. Zusätzlich innervieren sie den M. levator palpebrae superioris, der für das Hochziehen des Augenlides verantwortlich ist.

Der *Nucleus Edinger-Westphal* ist das parasympathische Kerngebiet des N. oculomotorius und befindet sich unmittelbar dorsal vom motorischen Kern (Abb. 13.**4**). Von hier aus ziehen präganglionäre Fasern zusammen mit dem N. oculomotorius in die Orbita. Dort verlassen die parasympathischen Fasern den Nerv, und die meisten von ihnen enden im Ganglion ciliare. Nach synaptischem Kontakt mit den postganglionären Fasern – den Nn. ciliares breves – stimulieren sie den M. sphincter pupillae, der verantwortlich für die Verengung der Pupille ist. Einige andere postganglionäre Fasern aus dem Ganglion ciliare ziehen zum M. ciliaris, der für die Akkommodation der Linse zuständig ist.

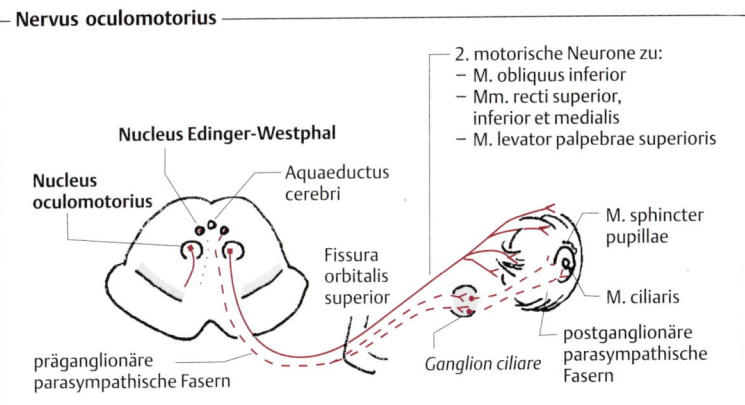

Abb. 13.**4** Die willkürlichen motorischen Neurone (rot durchgezogen) innervieren direkt die Augenmuskeln, die parasympathischen präganglionären Fasern (rot unterbrochen) werden im Ganglion ciliare auf postganglionäre Fasern verschaltet.

Da der Nucleus oculomotorius über den Tractus corticonuclearis eine bilaterale motorische Innervation empfängt (Kap. 8), ist eine Läsion des ersten motorischen Neurons (supranukleäre Läsion), die den Nerv beeinflußt, sehr selten. Wenn aber der N. oculomotorius verletzt ist, kommt es zu einer schlaffen Lähmung der von ihm versorgten Muskeln, und das Auge wird von dem nicht betroffenen M. rectus lateralis (wird vom N. abducens versorgt) sowie dem M. obliquus superior (wird vom N. trochlearis versorgt) nach unten und zur Seite gezogen. Da der M. levator palpebrae superioris ebenfalls gelähmt ist, hängt das obere Augenlid herunter, ein Zustand, den man als **Ptosis** bezeichnet. Zusätzlich sind die parasympathischen Fasern geschädigt, und als Ergebnis wird der M. sphincter pupillae ebenfalls ausfallen. Folglich überwiegt der vom Sympathicus innervierte M. dilatator pupillae, und dementsprechend wird die Pupille maximal dilatiert sein (**Mydriasis**). Da sie sich nicht mehr verengen kann, spricht man von einer *fixierten Pupille*. Darüber hinaus führt eine Verletzung des N. oculomotorius zu Schwierigkeiten bei der Akkommodation, da der M. ciliaris gelähmt ist.

Eine Verletzung der Großhirnstiele (Pedunculi cerebri) im Bereich des austretenden III. Hirnnervs führt zu einem sogenannten **Weber-Syndrom**, das sich in einer ipsilateralen Lähmung des Nervs sowie einer kontralateralen Hemiplegie aufgrund einer Schädigung des Tractus corticospinalis vor seiner Kreuzung in der Medulla äußert.

Nervus trigeminus

Der N. trigeminus hat im allgemeinen sowohl sensible als auch motorische Neurone. Die sensiblen Fasern (Kap. 6) vermitteln Schmerz-, Temperatur-, Berührungs-, Druck- sowie propriozeptive Empfindungen vom Gesicht, von der Cornea, dem Mund, den Nasennebenhöhlen, der Zunge, den Zähnen, den Hirnhäuten, der äußeren Oberfläche des Trommelfells sowie vom Kiefergelenk. Die motorischen Anteile bestehen aus den zweiten motorischen Neuronen, die die Kaumuskulatur versorgen: die Mm. masseter, temporalis, pterygoidei lateralis und medialis (Abb. 13.**3**). Zusätzlich innervieren die trigeminalen motorischen Fasern den vorderen Bauch des M. digastricus, den M. mylohyoideus sowie die Mm. tensor tympani und tensor veli palatini. Das motorische Kerngebiet des N. trigeminus liegt im Pons unmittelbar neben dem sensiblen Kerngebiet.

Nervus facialis (VII)

Der N. facialis ist ein komplexerer Nerv mit drei Hauptkomponenten:
1. Spezielle sensorische Fasern für Geschmack in den vorderen zwei Dritteln der Zunge,
2. parasympathische Fasern zu den Glandulae sublingualis, submandibularis und lacrimalis,
3. willkürliche motorische Fasern zu den mimischen Muskeln.

Die Geschmacksrezeptoren befinden sich in den vorderen zwei Dritteln der Zunge (Abb. 13.**7**) und ihre Afferenzen ziehen zum Hirnstamm (Abb. 13.**5a**). In ihrem Verlauf verschmelzen sie mit dem lingualen Ast des N. trigeminus (N. lingualis), verlassen ihn jedoch wieder, um einen Nerv zu bilden, der als *Chorda tympani* bekannt ist. Dieser Nerv tritt über eine schmale Fissur in die Schädelkapsel ein und verläuft im Felsenbein bis zum Ganglion geniculi. Dort befinden sich die Zellkörper der Geschmacksneurone, deren Axone weiter zum Pons ziehen, um dort im Nucleus solitarius zu enden. Aus diesem Kerngebiet steigen sekundäre Geschmacksfasern über den Thalamus zum Cortex auf, der genaue Weg ist jedoch unbekannt. Es gibt auch Reflexbahnen für Geschmacksempfindungen. So kommt es beispielsweise zu einem reflektorischen Speichelfluß, wenn etwas sehr gut schmeckt (Abb. 13.**5b**). An dieser Reflexbahn sind die parasympathischen Anteile des VII. und IX. Hirnnervs beteiligt. Vom Nucleus solitarius ziehen Interneurone zum Nucleus salivatorius superior und treten in synaptischen Kontakt mit präganglionären Neuronen (Abb. 13.**5a**). Ihre Axone verlassen den Pons, treten in den inneren Gehörgang (Meatus acusticus internus) ein und ziehen durch das Ganglion geniculi. Danach verlassen sie den N. facialis, um die Chorda tympani zu bilden, die mit dem N. lingualis verschmilzt. Nachdem sie ein Stück mit dem N. lingualis verlaufen sind, verlassen die präganglionären parasympathischen Fasern erneut den Nerv, um im Ganglion submandibulare zu enden. Hier treten sie in synaptischen Kontakt mit postganglionären Neuronen,

Nervus facialis und reflektorischer Speichelfluß

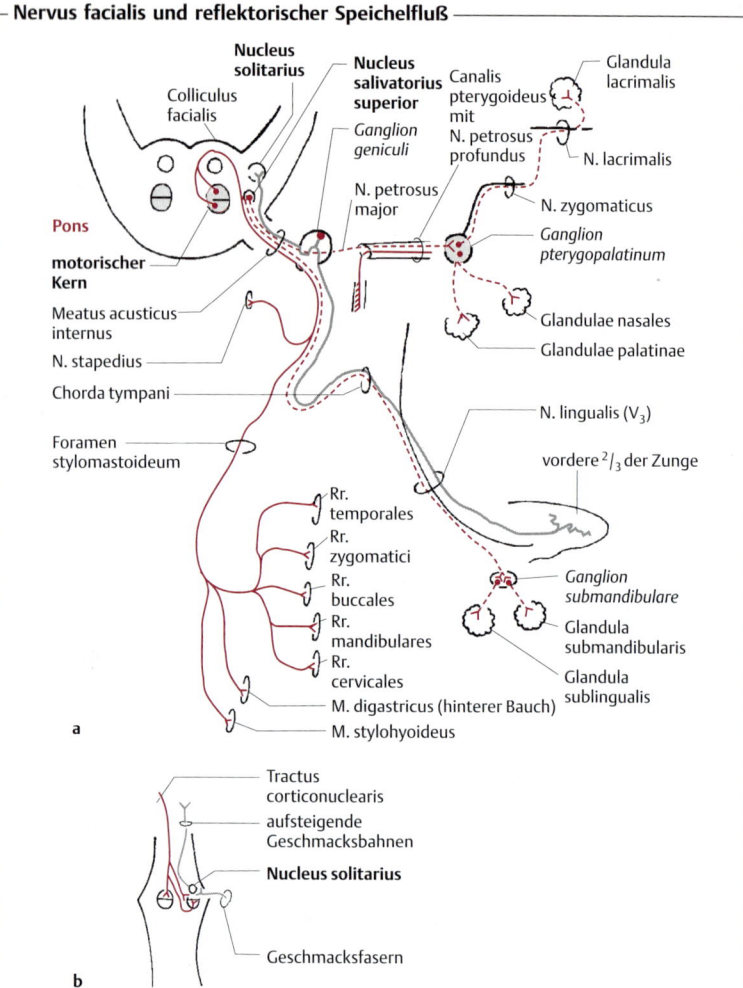

Abb. 13.5   a Parasympathische präganglionäre Fasern (rot unterbrochen) werden im Ganglion pterygopalatinum bzw. im Ganglion submandibulare auf postganglionäre Neurone verschaltet, die verschiedene Drüsen innervieren. Willkürliche motorische Fasern (rot durchgezogen) innervieren die mimischen Muskeln, und sensible Fasern (grau) die vorderen zwei Drittel der Zunge. **b** Geschmacksreize werden im Nucleus solitarius auf aufsteigende Geschmacksbahnen übertragen und können reflektorischen Speichelfluß auslösen.

die die Glandulae submandibularis und sublingualis stimulieren. Vom Nucleus salivatorius superior gehen auch noch präganglionäre parasympathische Fasern aus, die, allerdings über einen anderen Weg, zum Ganglion pterygopalatinum ziehen und hier in synaptischen Kontakt mit postganglionären Neuronen treten. Diese erreichen auf einem komplizierten Weg die Glandula lacrimalis sowie die sekretproduzierenden Drüsenzellen des Mundes und der Nase, die Glandulae palatinae und die Glandulae nasales.

Der letzte große Bestandteil des N. facialis sind die willkürlichen motorischen Fasern, die zu den mimischen Muskeln ziehen. Ihr Kerngebiet befindet sich im Tegmentum des Pons unmittelbar unter dem Kern des VI. Hirnnervs, um den die austretenden motorischen Axone herumziehen und so auf dem Boden des IV. Ventrikels eine Vorwölbung erzeugen, die man den *Colliculus facialis* (inneres Facialiskknie) nennt (Abb. 13.**5a**). Danach vereinigen sie sich mit den restlichen Komponenten des N. facialis und treten in den Meatus acusticus internus ein. Nachdem sich die Geschmacks- und parasympathischen Neurone vom N. facialis gelöst haben, verlassen die verbleibenden motorischen Fasern den Schädel über das Foramen stylomastoideum, teilen sich in 5 Äste auf und versorgen die mimischen Muskeln sowie den M. stylohyoideus und den hinteren Bauch des M. digastricus. Innerhalb des Felsenbeins versorgen einige motorische Fasern den M. stapedius des Mittelohrs, der als eine Art „Bremse" auf den Hörapparat wirkt und eine Hyperakusis verhindert, bei der normale Geräusche auf der betroffenen Seite ungewöhnlich laut wahrgenommen werden.

Klinische Aspekte

Der häufigste pathologische Zustand, der den VII. Hirnnerv betrifft, ist die **Fazialisparese**. Bei diesem Krankheitsbild führt eine Nervenverletzung sehr schnell zu einer charakteristischen Lähmung des zweiten motorischen Neurons, bei der es auf der betroffenen Seite zu unterschiedlich starken Beeinträchtigungen der mimischen Muskulatur kommen kann. Der Patient ist nicht in der Lage, auf der betreffenden Seite das Auge zu schließen, da der M. orbicularis oculi gelähmt ist. Die von der Verletzung nicht beeinträchtigten Muskeln auf der kontralateralen Seite kontrahieren sich und ziehen den Mund hoch, so daß ein charakteristischer Gesichtsausdruck entsteht, der einem grotesken Grinsen ähnelt. Die Verletzungen können auch den M. stapedius betreffen. In diesem Fall wird der Patient unter einer Hyperakusis leiden. Zusätzlich kann es zu einem partiellen Geschmacks- und Speichelverlust sowie zu einem vollständigen Ausfall der Tränensekretion auf der betroffenen Seite kommen.

Vom therapeutischen Standpunkt aus gesehen gibt es keine Heilung, dennoch verschwinden in den meisten Fällen die Symptome innerhalb von Wochen und Monaten.

Man nimmt an, daß in einigen Fällen das *Herpes-simplex-Virus* die Ursache für die Entzündung (Neuritis) des Nervs innerhalb des Felsenbeines ist und daß das folgende Ödem durch Kompression auf den Nerv die axonale Schädigung verursacht.

Da der untere Teil des motorischen Kerngebietes seine motorische Innervation über den Tractus corticonuclearis nur von der kontralateralen Seite bekommt (Kap. 8), führt eine supranukleäre Läsion des ersten motorischen Neurons zu einer kontralateralen spastischen Lähmung der Muskeln der unteren Gesichtshälfte. Da die Muskeln der oberen Gesichtshälfte eine bilaterale Innervation erhalten, kann der betroffene Patient sein Auge schließen und die Stirn runzeln. Man unterscheidet daher eine *periphere (zweites motorisches Neuron) und eine zentrale (erstes motorisches Neuron) Fazialisparese*. Eine **bilaterale Fazialisparese** ist charakteristisch für die Lyme-Krankheit, eine Spirochäteninfektion, die durch einen Zeckenbiß übertragen wird (mehr dazu in Kap. 23).

▬▬▬ Nervus glossopharyngeus (IX)

Der N. glossopharyngeus hat ebenfalls drei Hauptanteile:
1. Spezielle sensorische Geschmacksneurone für das hintere Drittel der Zunge,
2. parasympathische Fasern für die Glandula parotis,
3. sensible Neurone für die Tuba auditiva, den Zungengrund, die innere Oberfläche des Trommelfells, den Pharynx sowie den Sinus caroticus.

Auf der Oberfläche des hinteren Drittels der Zunge befinden sich die Geschmacksrezeptoren des IX. Hirnnervs (s. Abb. 13.**7**). Die Zellkörper dieser Neurone liegen im Ganglion petrosum (Abb. 13.**6a**), und ihre Axone enden im Nucleus solitarius, der von dem Pons bis zur Medulla reicht. Dort treten sie in synaptischen Kontakt mit Zellkörpern, deren aufsteigende Geschmacksfasern zum Bewußtsein gelangen. Ihr Verlauf und ihre genaue kortikale Lokalisation sind jedoch noch unklar. Ähnlich wie beim VII. Hirnnerv gibt es beim N. glossopharyngeus ebenfalls Reflexbögen für Geschmacksempfindungen. Vom Nucleus solitarius ziehen kurze Interneurone zum Nucleus salivatorius inferior und treten in synaptischen Kontakt mit präganglionären parasympathischen Neuronen, deren Axone die Medulla zusammen mit anderen Fasern des Glossopharyngeus verlassen. Bald spalten sie sich jedoch ab, um über einen langen Weg das Ganglion oticum zu erreichen. Hier treten sie in synaptischen Kontakt mit postganglionären parasympathischen Neuronen, die die Speichelsekretion in der Glandula parotis stimulieren. Andere Interneurone ziehen vom Nucleus solitarius zum Nucleus salivatorius superior und enden dort synaptisch

Nervus glossopharyngeus und Schluckreflex

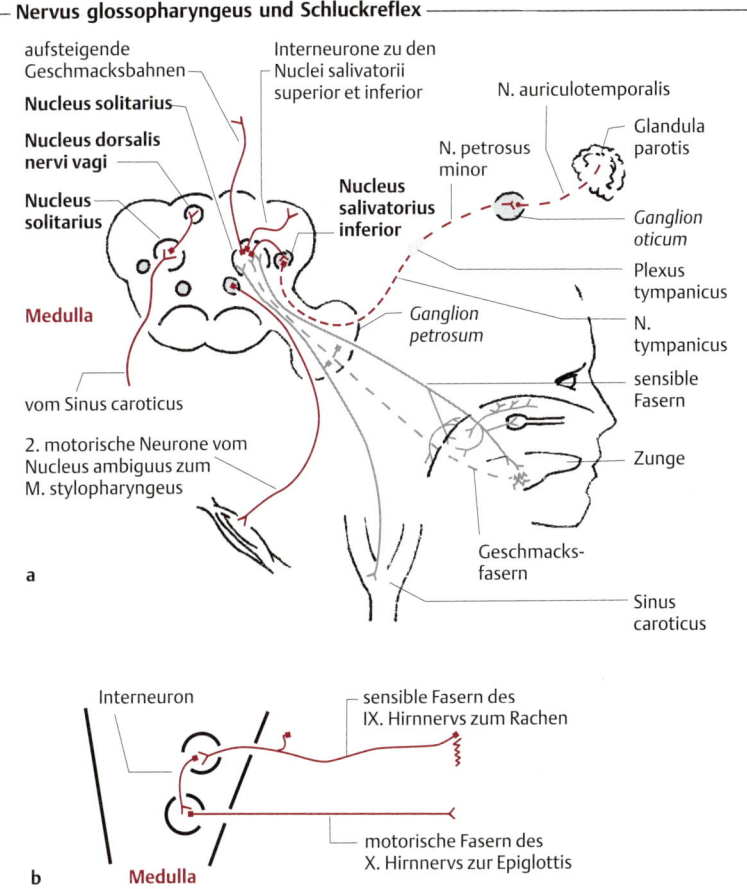

aufsteigende Geschmacksbahnen

Interneurone zu den Nuclei salivatorii superior et inferior

Nucleus solitarius

N. auriculotemporalis

Nucleus dorsalis nervi vagi

N. petrosus minor

Glandula parotis

Nucleus solitarius

Nucleus salivatorius inferior

Ganglion oticum

Plexus tympanicus

Medulla

Ganglion petrosum

N. tympanicus

vom Sinus caroticus

sensible Fasern

2. motorische Neurone vom Nucleus ambiguus zum M. stylopharyngeus

Zunge

a

Geschmacksfasern

Sinus caroticus

Interneuron

sensible Fasern des IX. Hirnnervs zum Rachen

Medulla

motorische Fasern des X. Hirnnervs zur Epiglottis

b

Abb. 13.**6** **a** Parasympathische präganglionäre Fasern (rot unterbrochen) innervieren über das Ganglion oticum die Glandula parotis. Willkürliche motorische Fasern (rot durchgezogen) innervieren den M. stylopharyngeus. Sensible Fasern leiten Geschmacksempfindungen vom hinteren Zungendrittel (grau unterbrochen) sowie Schmerz-, Temperatur-, Druck- und Berührungsreize (grau durchgezogen) zum Nucleus solitarius. **b** Die sensiblen Fasern des N. glossopharyngeus sind am Schluckreflex beteiligt.

Sensible Innervation der Zunge

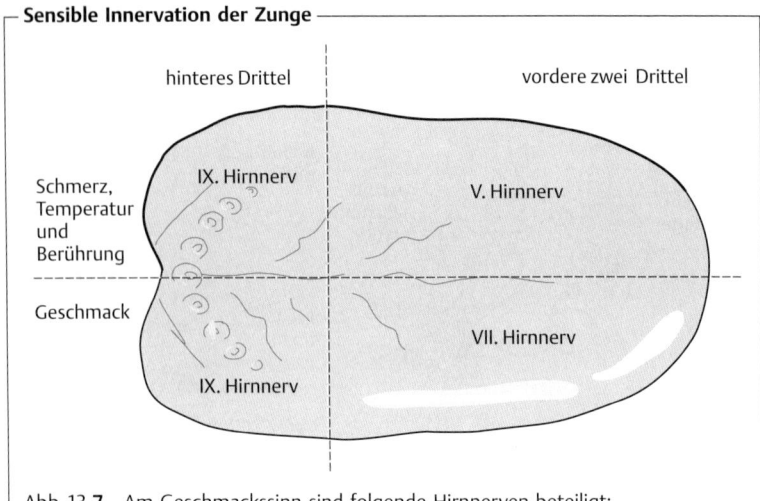

Abb. 13.**7** Am Geschmackssinn sind folgende Hirnnerven beteiligt:
VII – vordere zwei Drittel der Zunge und des Gaumens,
IX – hinteres Drittel der Zunge,
X   – Epiglottis und aryepiglottische Falten.

an Neuronen, die weiter zu den Glandulae submandibularis und sublingualis ziehen (s. hierzu die Bemerkungen zum N. facialis).

Der letzte große Anteil des N. glossopharyngeus ist die sensible Komponente für Schmerz, Temperatur, Druck und Berührung. Die Rezeptoren hierfür befinden sich in der Tuba auditiva, im Mittelohr, auf der inneren Oberfläche des Trommelfells, in der Uvula, im Sinus caroticus sowie in den Partes nasalis und oralis pharyngis (Epi- und Mesopharynx). Die Fasern aus diesen Gebieten ziehen zum Ganglion inferius (petrosum), wo die Zellkörper liegen, und enden im Nucleus solitarius. Dort treten sie in synaptischen Kontakt mit verschiedenen anderen Bahnen. Einige dieser Bahnen steigen über den Thalamus zum Cortex (zum Bewußtsein) auf, andere lösen wichtige Reflexe aus, wie z. B. den Schluckreflex (siehe hierzu „Klinische Aspekte"). Ein anderer Reflex wird im Sinus caroticus ausgelöst, über den Änderungen des Blutdrucks wahrgenommen werden. Ein Blutdruckanstieg stimuliert bestimmte Rezeptoren, die daraufhin einen kompensatorischen Reflex auslösen. Ausgehend vom Nucleus solitarius verläuft ein Interneuron zum Nucleus dorsalis des N. vagus (X. Hirnnerv), das in synaptischen Kontakt mit einem parasympathischen Neuron tritt. Dieses Neuron zieht zum Herzen, um die Herzschlagfrequenzen zu erniedrigen und damit den Blutdruck zu senken.

Im N. glossopharyngeus verlaufen auch motorische Fasern aus dem Nucleus ambiguus für die willkürliche Innervation des M. stylopharyngeus.

Klinische Aspekte

Berührt man die Uvula oder die Rachenhinterwand, wird ein Würge- oder Schluckreflex ausgelöst (Abb. 13.**6b**) und die Trachea durch die Epiglottis verschlossen. In der Narkose funktioniert dieser Reflex jedoch nicht mehr. Da sich Patienten im bewußtlosen Zustand manchmal übergeben müssen, ist es daher unbedingt erforderlich, daß sie 8 – 12 Stunden vor einer Narkose nichts trinken oder essen, da sie sich im bewußtlosen Zustand übergeben könnten und der saure Mageninhalt in die nun weit offene Trachea gelangen würde.

Nervus vagus (X)

Der N. vagus, ein lebenswichtiger Nerv, hat drei Hauptbestandteile:
1. Parasympathische Neurone zu allen vegetativen Strukturen des Thorax und des Abdomens bis zur linken Colonflexur (z. B. Herz, Coronararterien, Bronchien, Magen, große und kleine Dünndarmarterien sowie Drüsen) (s. Kap. 12, Abb. 12.**3**),
2. motorische Axone zu den Muskeln des Kehlkopfes (Larynx) und des Rachens (Pharynx), die zum Sprechen und Schlucken benötigt werden,
3. sensible Neurone vom Larynx, von den Eingeweiden, dem Glomus caroticum (ein Chemorezeptor), dem Sinus caroticus, von der Hirnhaut der hinteren Schädelgrube sowie dem unteren Teil des Pharynx. Die Zellkörper liegen im Ganglion nodosum (inferius), und die Axone enden im Nucleus solitarius (Abb. 13.**3**).

Die parasympathischen Fasern kommen vom Nucleus dorsalis nervi vagi, der im Boden des IV. Ventrikels unmittelbar lateral des Nucleus hypoglossus innerhalb der Medulla liegt (s. hierzu Anhang II, Abb. **4**). Die präganglionären Fasern ziehen zum Thorax und zum Abdomen, wo sie in Ganglien, die auf oder in den zu innervierenden Organen liegen, synaptisch umgeschaltet werden (Abb. 13.**3**, s. auch Kap. 12, Abb. 12.**3**). Schließlich verlaufen im N. vagus sensible Axone, deren Ursprung in einem kleinen Areal des äußeren Ohres liegt. Ihre Zellkörper liegen im Ganglion jugulare (superius).

Das Kerngebiet der motorischen Neurone ist der Nucleus ambiguus der Medulla (Abb. 13.**3** u. Anhang II, Abb. **7**). Die motorischen Fasern verlassen den Hirnstamm zusammen mit den parasympathischen Axonen, um sich bald darauf vom N. vagus abzuspalten und die Muskeln des Larynx (N. laryngeus superior und N. laryngeus recurrens) und die meisten des Pharynx (Rr. pharyngei) zu versorgen. Eine Verletzung dieser motorischen Fasern oder ihres Kerngebietes führt zu einer schlaffen Lähmung des zweiten motorischen Neurons mit Sprach- und Schluckbeschwerden (Dysphonie bzw. Dysphagie).

Der VIII. Hirnnerv, der N. vestibulocochlearis, ist ausschließlich sensorisch und hat 2 Hauptbestandteile: den kochleären Teil, der die Hörimpulse vom Ohr zum Gehirn leitet, und den vestibulären Teil, der für die Weiterleitung der Gleichgewichtsempfindungen verantwortlich ist. In diesem Kapitel wird der kochleäre Teil behandelt:

In der Cochlea des Innenohres (s. hierzu Anhang VIII, Abb. **5**, S. 209) befinden sich spezielle Rezeptoren, die *Haarzellen*, die durch Vibrationen vom äußeren und mittleren Ohr stimuliert werden. Die Haarzellen treten innerhalb der Cochlea in synaptischen Kontakt mit primären Neuronen, deren Zellkörper in dem ebenfalls in der Cochlea lokalisierten *Ganglion spirale* liegen (Abb. 14.**1**). Von hier aus ziehen Axone zum Hirnstamm, in den sie am Kleinhirnbrückenwinkel eintreten, um sich gleich darauf zu teilen und mit einem Ast im *Nucleus cochlearis dorsalis* und einem weiteren im *Nucleus cochlearis ventralis* zu enden. Vom Nucleus cochlearis dorsalis ziehen einige sekundäre Axone auf die kontralaterale Seite, um von dort zum Colliculus inferior aufzusteigen. Andere kreuzen nicht, steigen ipsilateral auf und enden ebenfalls im Colliculus inferior. Diese aufsteigenden gekreuzten und nicht gekreuzten Fasern bilden den *Lemniscus lateralis*.

Die meisten vom Nucleus cochlearis ventralis ausgehenden sekundären Axone kreuzen zur Gegenseite und steigen im Lemniscus lateralis auf, um ebenfalls im Colliculus inferior zu enden. Einige wenige kreuzen nicht und steigen im ipsilateralen Lemniscus lateralis auf (Abb. 14.**1**). Auf diese Weise ziehen vom ventralen und vom dorsalen Nucleus cochlearis gekreuzte sowie ungekreuzte Fasern zu den Colliculi inferiores. Von hier aus ziehen die Fasern über das Brachium colliculi inferioris zum Corpus geniculatum mediale, das unmittelbar neben den Colliculi superiores liegt, um dort in synaptischen Kontakt mit Neuronen zu treten, deren Axone die Hörstrahlung bilden. Diese Axone enden innerhalb des Sulcus lateralis in den Gyri temporales transversi, den Heschlschen Querwindungen (Area 41 und 42 der primären Hörrinde) auf der dorsomedialen Oberfläche des Gyrus temporalis superior.

Auditorische Bahnen

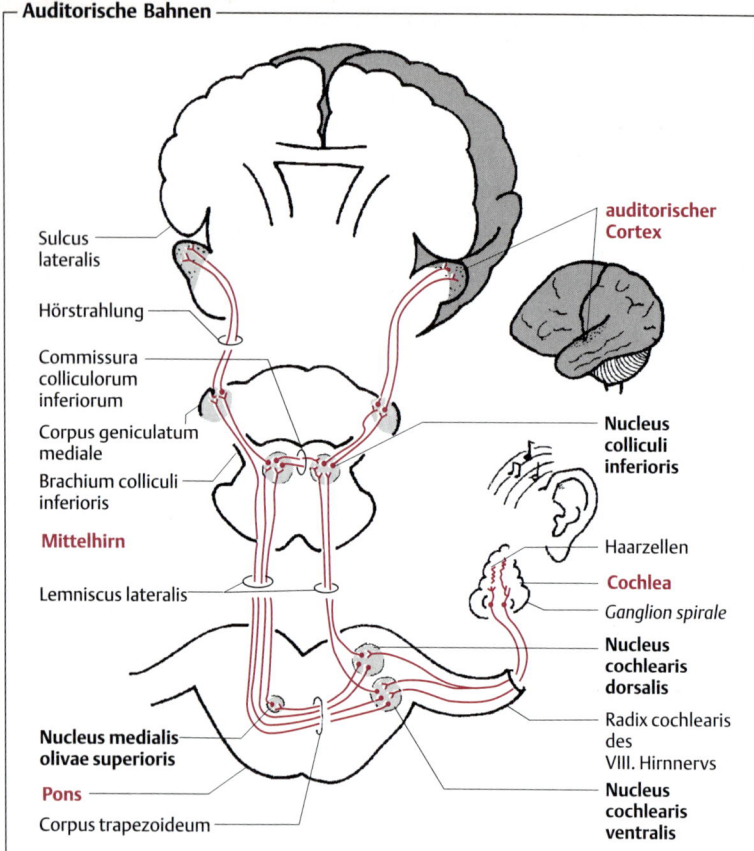

Abb. 14.1   Die Erregung aus dem N. vestibulocochlearis wird im Pons verschaltet und im Lemniscus lateralis zum Colliculus inferior bzw. zum Corpus geniculatum mediale geleitet. Die Verarbeitung erfolgt im auditorischen Cortex innerhalb des Sulcus lateralis.

1. Die zur Gegenseite kreuzenden Axone des dorsalen und ventralen Nucleus cochlearis bilden eine große, abgegrenzte Faserplatte, *das Corpus trapezoideum*.
2. Der rechte und linke Kern der Colliculi inferiores sind durch die Commissura colliculorum inferiorum verbunden.
3. Einige Fasern des Lemniscus lateralis enden nicht im Kern des Colliculus inferior, sondern ziehen direkt zum Corpus geniculatum mediale.
4. Viele Axone der Nuclei cochleares dorsalis und ventralis steigen nicht direkt zum Mittelhirn auf, sondern machen auf diesem Weg viele „synaptische Stops". Zum Beispiel treten gekreuzte Fasern beider Kerne in synaptischen Kontakt mit Axonen des Nucleus medialis olivae superioris, die mit höheren Zentren verbunden sind. Dies ist klinisch nicht von großer Relevanz. Wichtig hingegen ist die Tatsache, daß zu jedem kortikalen auditorischen Primärgebiet Fasern sowohl vom linken als auch vom rechten Nucleus cochlearis ziehen, oder anders gesagt, der Nucleus cochlearis der rechten Seite projiziert sowohl zur linken als auch zur rechten Hörrinde, und der linke Nucleus cochlearis projiziert ebenfalls zu beiden Hörzentren. Die klinische Relevanz der bilateralen Repräsentation liegt auf der Hand. Wenn beispielsweise die rechte primäre Hörrinde zerstört ist, wird der Patient nach wie vor auf beiden Ohren hören können, indem er den intakten linken auditorischen Cortex benutzt. Dies trifft auch für Schäden zu, die im Verlauf der zentralen Bahnen auftreten, z. B. am rechten Corpus geniculatum mediale, am rechten Kern des Colliculus inferior oder am rechten Lemniscus lateralis. Wenn jedoch der rechte Hörnerv, der N. vestibulocochlearis, auf seinem Weg vom Innenohr zum oder im Nucleus cochlearis durchtrennt oder zerstört wird, dann ist der Patient auf dem rechten Ohr taub. Dasselbe trifft natürlich für das andere Ohr zu, wenn der linke Hörnerv zerstört ist.
5. Von den Kernen der Colliculi inferiores ziehen Axone zu den verschiedenen motorischen Zentren, um auditorische Reflexe zu steuern. Wenn man beispielsweise plötzlich ein lautes Geräusch hört, schließt man die Augen, und der Körper zuckt zusammen. Beide Reaktionen sind Bestandteile des *„Schreckreflexes"*.

In den Vereinigten Staaten sind Hörstörungen ein sehr verbreitetes Problem, das Millionen von Menschen betrifft. Man unterscheidet im allgemeinen 2 Typen: Der erste ist die sogenannte **Mittelohr- oder Leitungsschwerhörigkeit**, bei der ein mechanisches Hindernis verhindert, daß der Ton die Cochlea erreicht. Das Hindernis kann z. B. ein zerrissenes Trommelfell oder eine Verstopfung des Gehörgangs durch Cerumen sein. Die häufigste Ursache der Mittelohrschwerhörigkeit ist jedoch die Otosklerose, bei der der Steigbügel des Mittelohrs fixiert ist und somit keine Schwingungen übertragen kann. Der zweite Typ ist die **Innenohrschwerhörigkeit**. Der Name deutet bereits darauf hin, daß sie durch Verletzungen entweder der Cochlea oder des VIII. Hirnnervs verursacht wird.

Die Unterscheidung dieser beiden Typen ist sowohl vom diagnostischen als auch vom therapeutischen Standpunkt aus wichtig. Bei Mittelohr- oder Leitungsschwerhörigkeit hört ein Patient die Schwingungen einer Stimmgabel wenig oder gar nicht, wenn sie in der Nähe des Ohrs erzeugt werden. Er wird sie jedoch hören, wenn die Stimmgabel gegen den Schädel gehalten wird, da in diesem Fall die Schwingungen das Mittelohr umgehen und direkt auf die Cochlea wirken (*Rinne-Versuch*). Auf der anderen Seite wird ein Patient mit Innenohrschwerhörigkeit eine Stimmgabel weder über Luft- noch über Knochenleitung hören (*Weber-Versuch*). Beim Aufsetzen der Stimmgabel auf den Scheitel wird der Ton auf die hörgesunde Seite „lateralisiert". Lateralisierung zur schlecht hörenden Seite wiederum spricht für eine Leitungsschwerhörigkeit.

In den letzten Jahren sind bei der Behandlung der Mittelohrschwerhörigkeit große Fortschritte gemacht worden, besonders bei der Otosklerose. Mit Hilfe der Mikrochirurgie kann der fixierte Steigbügel beweglich gemacht oder ersetzt werden, so daß sich bei der Mehrzahl der Patienten eine Verbesserung des Hörvermögens zeigt.

Es gibt viele Gründe für eine Innenohrschwerhörigkeit. In der folgenden Aufstellung werden die häufigsten Ursachen genannt:

1. Rötelninfektion während der Schwangerschaft führt sehr häufig zur Geburt eines völlig tauben Kindes.
2. Einige Antibiotika (z. B. Streptomycin und Neomycin) verursachen, besonders bei hoher Dosierung, partielle oder totale Taubheit, die häufig von vestibulären Störungen begleitet ist.
3. Eine Atrophie der Cochlea ist der häufigste Grund für Taubheit im fortgeschrittenen Alter.
4. Tumore, wie beispielsweise das Akustikusneurinom des VIII. Hirnnervs, können zur Taubheit führen.
5. Es gibt eine ganze Reihe von Formen angeborener Schwerhörigkeit aufgrund genetischer Defekte.

Für Patienten, deren Gehör intakt war und die im folgenden schwerhörig wurden (Innenohrschwerhörigkeit), haben Wissenschaftler und Ärzte eine elektronische Innenohrprothese, ein sogenanntes *Cochlea-Implantat* (engl. „bionic ear") entwickelt. Der Patient trägt ein sehr kleines elektronisches Mikrophon, das die Schallwellen empfängt, sie in elektrische Impulse umsetzt und an einen kleinen Verstärker weitergibt. Von hier aus wird ein spezieller Draht in die Cochlea implantiert, und auf diese Weise wird der verstärkte Ton klar gehört. Nur bei Patienten, die taub geboren worden sind oder relativ früh eine Innenohrschwerhörigkeit entwickelt haben, sind die Resultate nicht zufriedenstellend.

Die visuellen Bahnen gehören zu den wichtigsten innerhalb des Nervensystems. Der Arzt sollte daher alles über sie und ihren Verlauf wissen, denn
Schädigungen dieser Bahnen sind sehr verbreitet.

Lichtstrahlen, die von einem Objekt innerhalb des Gesichtsfeldes ausgehen, treten in das Auge ein , und von Linse und Glaskörper wird ein um-
gekehrtes Bild auf die *Retina* projiziert, die von mehreren Lagen und Typen
von Neuronen – unter ihnen die lichtempfindlichen *Stäbchen* und *Zapfen* –
gebildet wird. Jedes Auge hat ein temporales und ein nasales Gesichtsfeld,
wobei das temporale Gesichtsfeld auf den nasalen Teil der Retina projiziert
und das nasale Gesichtsfeld auf die temporale Seite der Retina trifft
(Abb. 15.**1a**). *Ein Verlust der Sehkraft wird immer in bezug auf das Gesichtsfeld beschrieben und nicht auf die Felder der Retina.* Diese Begriffe können
zunächst sehr verwirrend sein, und es zahlt sich aus, wenn man jeden einzelnen Begriff langsam und aufmerksam liest und überdenkt.

Die Sehbahn besteht aus insgesamt 4 nacheinandergeschalteten Neuronen. Innerhalb der Retina liegen die Perikarya der ersten 3 Neurone, und
zwar die Photorezeptoren (1. Neuron), die bipolaren Nervenzellen (2. Neuron) und die großen Ganglienzellen (3. Neuron), deren Axone im N. opticus nach hinten (Anhang VIII, Abb. **3**, S. 207) ziehen. Auf Höhe des Chias-
mas kreuzen diejenigen von den nasalen Retinafeldern, um sich den Axonen von den temporalen Retinafeldern, die nicht kreuzen, anzuschließen.
Sie ziehen zusammen im Tractus opticus weiter nach hinten und enden im
Corpus geniculatum laterale des Diencephalons. Dort treten sie in synaptischen Kontakt mit den 4. Neuronen, deren Axone die Sehstrahlung bilden,
die im visuellen Cortex des Lobus occipitalis endet. Dieser Teil des Cortex
beginnt am Occipitalpol und befindet sich auf dem *Gyrus cuneatus* und
dem *Gyrus lingualis*, die den *Sulcus calcarinus* begrenzen (Abb. 15.**1a** u.
15.**2**). Auf diese Weise wird das linke Gesichtsfeld von jedem Auge auf
dem rechten okzipitalen Cortex repräsentiert, wohingegen die rechten Gesichtsfelder auf dem linken okzipitalen Cortex repräsentiert werden. Die
Linsen projizieren die oberen Gesichtsfelder ebenfalls umgekehrt auf die
unteren Retinahälften und vice versa (Abb. 15.**2**). Dieses Muster wird im
gesamten Verlauf der visuellen Bahnen beibehalten, so daß der Gyrus cuneatus, der oberhalb des Sulcus calcarinus liegt, Impulse vom unteren Gesichtsfeld erhält und der Gyrus lingualis, der unterhalb des Sulcus calcarinus liegt, Impulse vom oberen Gesichtsfeld bekommt. Der Bezirk des
schärfsten Sehens, die *Macula* mit der Fovea centralis wird im weitaus
größten Abschnitt der Sehrinde repräsentiert.

Visuelle Bahnen und Gesichtsfelder

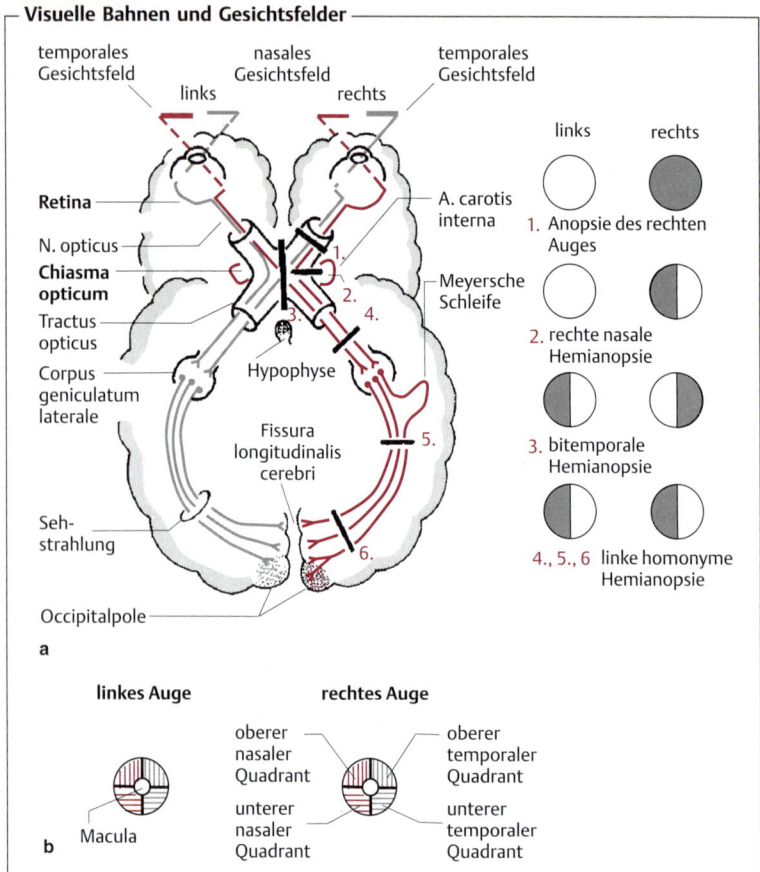

Abb. 15.**1**   **a** Läsionen in verschiedenen Bereichen der Sehbahn führen zu verschiedenen Formen der Anopsie bzw. Hemianopsie. **b** Man teilt das Gesichtsfeld eines jeden Auges in Quadranten ein.

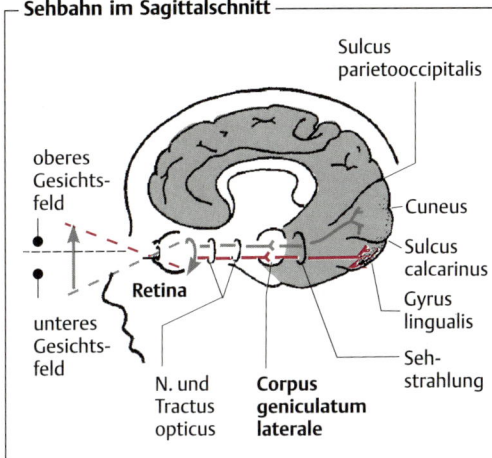

Sehbahn im Sagittalschnitt

Sulcus
parietooccipitalis

oberes
Gesichts-
feld

Cuneus

Sulcus
calcarinus

Retina

Gyrus
lingualis

unteres
Gesichts-
feld

Seh-
strahlung

N. und
Tractus
opticus

**Corpus
geniculatum
laterale**

Abb. 15.**2**   Das obere
Gesichtsfeld wird auf die
untere Retinahälfte projiziert und umgekehrt.
Im visuellen Cortex bildet
der Sulcus calcarinus die
Grenze zwischen der Re-
präsentation von oberem
und unterem Gesichtsfeld.

Klinische Aspekte

Bei einer Augenuntersuchung werden die Gesichtsfelder beider Augen geprüft
und aufgezeichnet. Wenn beispielsweise der rechte N. opticus verletzt ist (Beispiel 1 in Abb. 15.**1a**), sind beide Gesichtsfelder dieses Auges betroffen, und es
resultiert eine **Anopsie** oder Blindheit des rechten Auges.

Im Beispiel 2 ist dargestellt, wie ein *Aneurysma* der rechten A. carotis interna, die in unmittelbarer Nachbarschaft des lateralen Teils des Chiasma opticum liegt, die temporalen Axone der rechten Retina beeinflußt. Das Ergebnis
ist eine **Hemianopsie** (Halbblindheit) des rechten Auges. Da das nasale Gesichtsfeld betroffen ist, sprechen wir von einer *nasalen Hemianopsie* des rechten Auges bzw. einer rechten nasalen Hemianopsie.

Beispiel 3 zeigt, wie die unter dem Chiasma gelegene Hypophyse, bei der
sich ein größerer Tumor entwickelt hat, auf die kreuzenden nasalen Axone
drücken kann. Dies kann zu einer Hemianopsie der temporalen Gesichtsfelder
beider Augen führen, einer sogenannten *bitemporalen Hemianopsie*.

Homonyme Hemianopsien sind das Ergebnis von Verletzungen hinter dem
Chiasma opticum (z. B. Tractus opticus, Sehstrahlung usw.), bei denen die Gesichtsfelder beider Augen betroffen sind. Bei einer linken homonymen Hemianopsie sind die linken Gesichtsfelder beider Augen betroffen, während bei einer
rechten homonymen Hemianopsie die rechten Gesichtsfelder betroffen sind.

Die Beispiele 4, 5 und 6 zeigen, wie Verletzungen des rechten Tractus opticus, der rechten Sehstrahlung oder des rechten visuellen Cortex zu Teilaus-
fällen innerhalb der linken Gesichtsfelder beider Augen (*linke homonyme Hemianopsie*) führen.

Da die Gesichtsfelder beider Augen in nasale und temporale sowie obere und untere Anteile aufgeteilt werden, verwendet man häufig den Ausdruck „Quadrant" (Abb. 15.**1b**). Folglich gibt es auch unterschiedliche **Quadranten-anopsien**.

Optische Reflexe

Trifft das Licht einer Taschenlampe oder einer anderen kleineren Licht-quelle aus kurzer Distanz auf ein Auge, kommt es zu einer reflektorischen Pupillenverengung in beiden Augen, einer sogenannten **konsensuellen Lichtreaktion**. Wie Sie soeben gelernt haben, enden die Axone des Tractus opticus im Corpus geniculatum laterale. Etwa 1 % der Fasern zweigt kurz vor dem Corpus geniculatum ab und endet im Nucleus praetectalis des Mittelhirns (Abb. 15.**3**). Von hier aus ziehen Zwischenneurone zum para-sympathischen Nucleus Edinger-Westphal, der reflektorisch motorische Stimuli zu dem ringförmigen M. sphincter pupillae sendet, der wiederum die Pupille verengt. Es gibt drei Wege, über die ein Lichtimpuls von einem Auge zu einer reflektorischen Verengung der Pupillen beider Augen führt:

1. Einige optische Axone der nasalen Retinahälfte des rechten Auges kreu-zen im Chiasma, um im kontralateralen Nucleus praetectalis zu enden.
2. Der rechte und der linke Nucleus praetectalis sind über die hintere Kommissur (Commissura posterior) miteinander verbunden. Auf diese Weise wird der Stimulus eines Kerns auf den anderen übertragen.
3. Von jedem Nucleus praetectalis ziehen Fasern zum linken und zum rechten Nucleus Edinger-Westphal.

Klinische Aspekte

Der **Lichtreflex der Pupille** ist einer der wichtigsten und nützlichsten Reflexe im medizinischen Alltag, und er funktioniert selbst bei bewußtlosen Personen. Kann der Reflex nicht ausgelöst werden, spricht dieses für einen ernsten Zu-stand innerhalb des ZNS, besonders des Hirnstammes. Auch eine einseitig dila-tierte Pupille, die nicht auf einen Lichtreiz reagiert, ist ein sehr ernstes Zeichen. In diesem Fall sollte sofort ein Neurochirurg gerufen werden.

Personen mit Kopfverletzungen oder erhöhtem intrakraniellen Druck sollte aus zwei Gründen kein *Morphium* verabreicht werden: Erstens verursacht es fixierte, stark verengte Pupillen (*Miosis*) und stört somit sowohl normale als auch pathologische Lichtreflexe, die dem Arzt Veränderungen im Bereich des Schädels anzeigen. Zweitens führt Morphium zu einem Hirnödem, das bei Hirnverletzungen durch das zusätzliche Volumen zu ernsten Schäden füh-ren kann.

Bahnen optischer Reflexe

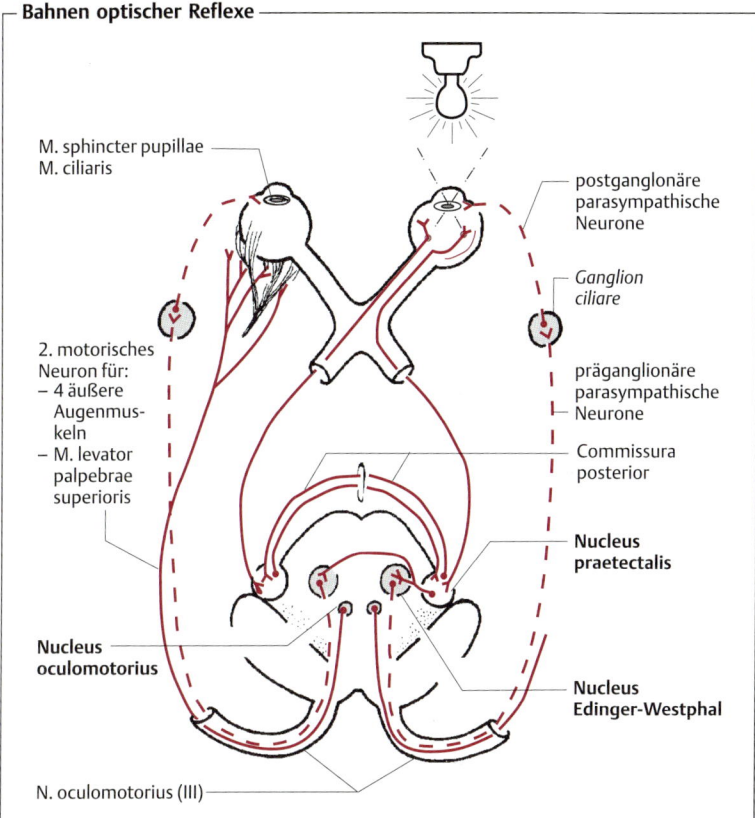

M. sphincter pupillae
M. ciliaris

postganglonäre
parasympathische
Neurone

*Ganglion
ciliare*

2. motorisches
Neuron für:
– 4 äußere
  Augenmus-
  keln
– M. levator
  palpebrae
  superioris

präganglionäre
parasympathische
Neurone

Commissura
posterior

**Nucleus
praetectalis**

**Nucleus
oculomotorius**

**Nucleus
Edinger-Westphal**

N. oculomotorius (III)

Abb. 15.**3**   Ein Lichtimpuls vor einem Auge führt immer zu einer Verengung der Pupillen beider Augen.

Bei einem *Sterbenden* sind die Pupillen oft stark dilatiert, und sie verengen sich auch nicht bei Lichteinwirkung. Hingegen verengen sich die Pupillen besonders stark bei *Suchtkranken*, die Rauschmittel wie Heroin oder Morphium genommen haben. Diese Tatsache dient Polizisten und Ärzten häufig als Hinweis auf eine Vergiftung mit Rauschmitteln.

Auch innerhalb der allgemeinen *Narkose* sind Pupillenreflexe – Dilatation (*Mydriasis*) und Konstriktion (*Miosis*) – von großer Wichtigkeit. Mit ihrer Hilfe kann der Anästhesist sehr genau abschätzen, in welchem Narkosestadium oder auf welcher Narkoseebene der Patient sich befindet. Die Narkosestadien bzw. -ebenen stehen in Beziehung zur Tiefe der Bewußtlosigkeit.

Der Nucleus Edinger-Westphal ist auch am **Akkommodationsreflex** beteiligt, bei dem die Augenlinsen sich auf Nah- und Fernsehen einstellen. Der Kern sendet motorische Stimuli über prä- und postganglionäre Fasern zum M. ciliaris, der die Krümmung der Linse (Durchmesser) kontrolliert. Dieser komplexe Reflex bezieht sowohl kortikale Areale als auch den *Kern von Perlia* mit ein, der für die Konvergenz von Bedeutung sein soll.

In Kapitel 12 wurde erwähnt, daß der Arzt häufig *Atropin* zur Pupillendilatation benutzt, um auf diese Weise ein größeres „Fenster" zur Verfügung zu haben. Heutzutage gibt es bereits bessere Medikamente als Atropin, das eine längere Akkommodationshemmung zur Folge hat. In jedem Fall muß der Arzt zuvor sicherstellen, daß der Patient nicht an einem **Glaukom** leidet, da eine Pupillendilatation bei diesen Personen zu einem schnellen, akuten Anstieg des intraokulären Druckes und auf diese Weise zu einer Schädigung der Retina führt.

Glaukome sind eine Gruppe von akuten oder chronischen Erkrankungen des Auges, bei denen der intraokuläre Druck über 29 mmHg steigt. Bleibt der Hochdruck unbehandelt, kann es zum Erblinden kommen. In den Vereinigten Staaten ist das Glaukom, auch wenn die Erkrankung erkannt und behandelt wird, die häufigste Erblindungsursache. Ein häufiges pathognomonisches Zeichen ist der Eindruck des Patienten, um Lichtquellen Höfe zu sehen. Da nicht jeder Erkrankte dieses Symptom zeigt, wissen viele Patienten gar nicht, daß sie an einem Glaukom leiden. Um dieser Krankheit vorzubeugen, mißt man den intraokulären Druck, der sich normalerweise zwischen 13 und 29 mmHg bewegt, indem man ein Tonometer auf die Oberfläche der Cornea plaziert.

Viele Tiere, wie beispielsweise Hunde, Hirsche, Amphibien sowie gewisse Vogelarten, sind abhängig von ihrem Geruchssinn, wenn es darum geht, Nahrung zu lokalisieren, Freund und Feind zu unterscheiden und das andere Geschlecht zu erkennen. Dementsprechend ist bei diesen Tieren das olfaktorische System sehr gut entwickelt und eng mit ihrem Aggressionstrieb verbunden, da dieser Trieb notwendig ist, um die oben angeführten Ziele zu erreichen. Beim Menschen ist der Geruchssinn sicher der unwichtigste aller Sinne, aber seine von niederen Formen übernommenen Bahnen sind die kompliziertesten im Nervensystem. Darüber hinaus gibt es sehr viele sich widersprechende Angaben, die auf Experimenten am Tier beruhen. Studienanfänger, die sich mit neuroanatomischen Texten beschäftigen, finden sich eingetaucht in ein Meer von gegensätzlichen Theorien, die eingebettet sind in eine fremdartige und unverständliche Terminologie. (Es ist eine Faustregel in der Medizin, aber auch in anderen Wissenschaften, daß es um so mehr Theorien und Terminologien für ein bestimmtes Thema gibt, je weniger darüber bekannt ist: Psychologie, Psychoanalyse sowie die Wirtschaft sind ausgezeichnete Beispiele dafür.) Dieses Kapitel befaßt sich mit dem Basiswissen, mit allgemein anerkannten Fakten über das olfaktorische System, und es berührt nur sehr oberflächlich experimentelle Daten.

In dem epithelialen Gewebe der Nasenhöhle befinden sich spezifische Geruchsrezeptoren. Diese primären Neurone sind bipolar und ziehen zum Bulbus olfactorius, wo sie mit sekundären Neuronen in synaptischen Kontakt treten, die den *Tractus olfactorius* bilden. Der Tractus zieht nach hinten, um sich alsbald in einen medialen und einen lateralen Tractus olfactorius (*Stria olfactoria*) aufzuteilen (Abb. 16.1). Die Region zwischen den sich aufzweigenden Striae bildet die Substantia perforata anterior (Abb. 16.**1b**). Die Axone der Stria olfactoria medialis enden in der Area parolfactoria (septalis) sowie in der Substantia perforata anterior, während einige Fasern über die Commissura anterior auf die Gegenseite kreuzen, um in der kontralateralen Area septalis zu enden. Die Fasern der Stria olfactoria lateralis enden sowohl im Uncus als auch im darunter liegenden Corpus amygdaloideum, auch Nucleus amygdaloideus oder Amygdala genannt (Abb. 16.**1**). Man nimmt an, daß die Area septalis, die Substantia perforata anterior und der Uncus die zerebralen Regionen darstellen, die für die Interpretation von Geruch verantwortlich sind (*olfaktorisches Primärgebiet*).

Beim Menschen kann der Geruch Erinnerungen, unterschiedliche Gefühle und die entsprechenden Reflexe auslösen. Beispielsweise verursacht

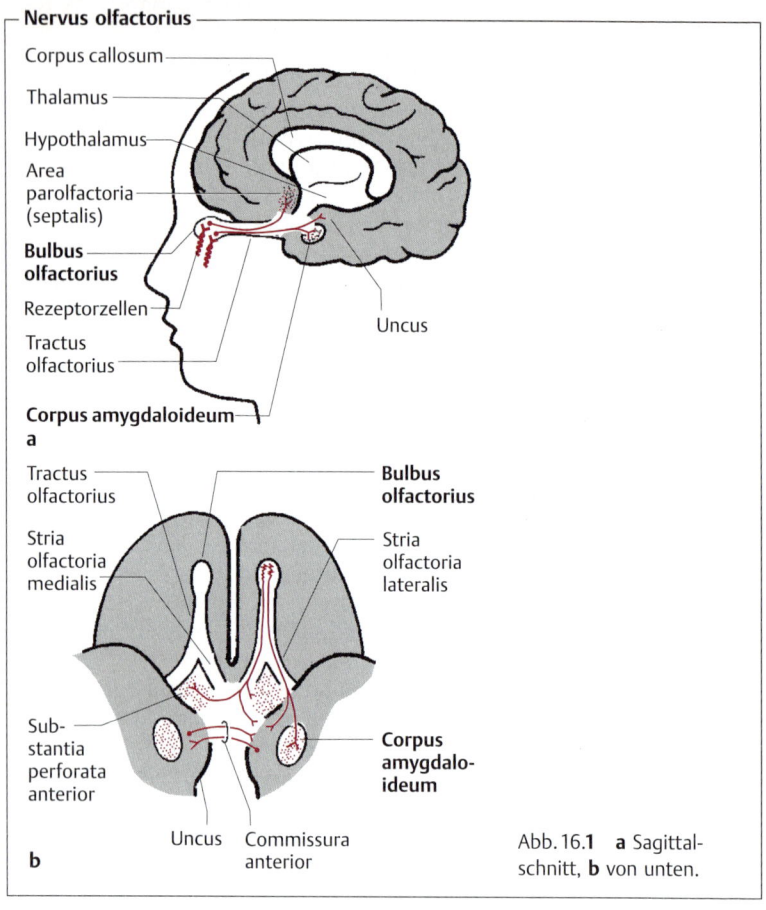

Nervus olfactorius

Corpus callosum

Thalamus

Hypothalamus

Area
parolfactoria
(septalis)

**Bulbus
olfactorius**

Rezeptorzellen

Tractus
olfactorius

Uncus

Corpus amygdaloideum

a

Tractus
olfactorius

**Bulbus
olfactorius**

Stria
olfactoria
medialis

Stria
olfactoria
lateralis

Sub-
stantia
perforata
anterior

**Corpus
amygdalo-
ideum**

b   Uncus   Commissura
                        anterior

Abb. 16.**1   a** Sagittalschnitt, **b** von unten.

der Geruch von gutem Essen Freude und Speichelsekretion, wohingegen
der Geruch verdorbener Eier Ekel, Übelkeit und sogar Erbrechen auslösen
kann. Ein verführerisches Parfüm kann zu sexueller Erregung führen, wohingegen andere Düfte lange vergessene Erinnerungen aufleben lassen*.

---

*   Ein sehr bekanntes Beispiel in der Literatur ist Proust „Auf der Suche nach der
      verlorenen Zeit".

Limbisches System

Die Hauptreflexbahnen und -zentren, die das limbische System bilden, sind die folgenden: Vom Corpus amygdaloideum formieren sich Fasern zu einem Bündel, der *Stria terminalis*, die herumschwenkt und im Hypothalamus endet (Abb. 16.2). Das Corpus amygdaloideum sendet ebenfalls kurze Fasern zum benachbarten Hippocampus, wo sie mit Neuronen in synaptischen Kontakt treten, die ein dickes Faserbündel, den *Fornix*, bilden. Dieser unverwechselbare Tractus zieht bogenförmig nach oben, um in den Corpora mamillaria des Hypothalamus zu enden. Letztlich kommen noch Fasern von der Area septalis, die ebenfalls zum Hypothalamus ziehen. Es ist nicht verwunderlich, daß all diese Reflexbahnen im Hypothalamus enden, da er, wie wir im nächsten Kaitel sehen werden, Hauptkoordinations- und Reflexzentrum für viele Empfindungen, wie beispielsweise Geruch und Geschmack, sowie Kontrollzentrum für das vegetative Nervensystem darstellt. Reflexbahnen übermitteln Geruchsempfindungen vom Hypothalamus zum entsprechenden motorischen Kerngebiet sowie zur Formatio reticularis im Hirnstamm. Die beiden Hauptbahnen sind der Tractus mamillotegmentalis sowie der Fasciculus longitudinalis

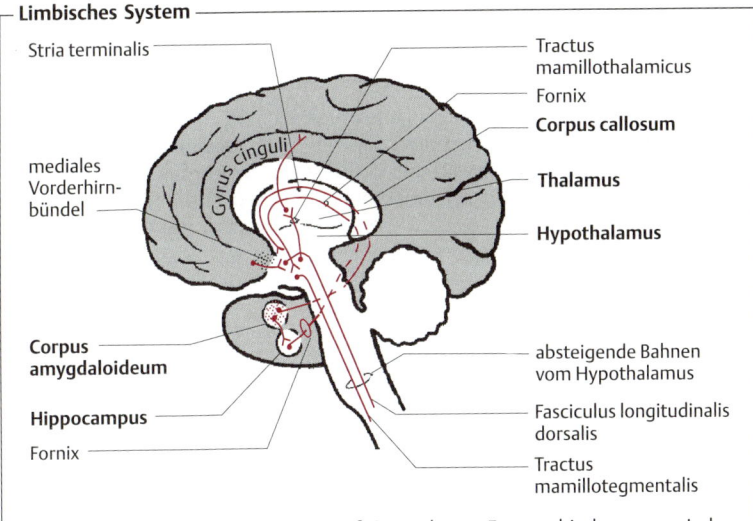

Limbisches System

Stria terminalis

Tractus mamillothalamicus

Fornix

Corpus callosum

mediales Vorderhirnbündel

Gyrus cinguli

Thalamus

Hypothalamus

Corpus amygdaloideum

Hippocampus

Fornix

absteigende Bahnen vom Hypothalamus

Fasciculus longitudinalis dorsalis

Tractus mamillotegmentalis

Abb. 16.2 Das limbische System umfaßt mehrere Faserverbindungen zwischen Hypothalamus, Thalamus, Corpus amygdaloideum und Hippocampus.

dorsalis (Abb. 16.**2**). Darüber hinaus zieht von den Corpora mamillaria ein starkes Faserbündel, der Tractus mamillothalamicus, zu den vorderen Kernen des Thalamus. Von hier aus werden die Impulse zum Gyrus cinguli weitergeleitet. Trotz einer Vielzahl von experimentellen Untersuchungen konnte dieser Bahn bis heute keine funktionelle Bedeutung zugemessen werden.

Zusätzliche Details

Das limbische System steht in Beziehung zu zahlreichen olfaktorischen Reflexzentren mit ihren unterschiedlichen Bahnen. Diese schließen folgende Strukturen ein: das Corpus amygdaloideum, den Hippocampus, die Area piriformis, den Fornix, die Stria terminalis, die Stria medullaris thalami, das Indusium griseum, das mediale Vorderhirnbündel, die Habenula, die Commissura habenulae, den Tractus retroflexus (Meynert-Bündel) usw. All dies mag vom theoretischen Standpunkt aus oder für diejenigen, die darüber experimentell arbeiten, sehr interessant sein, aber es ist wenig sinnvoll für die Medizinstudenten, all diese komplizierten Bahnen und Verbindungen zu lernen. Was in den Abbildungen gezeigt und im Text besprochen worden ist, reicht vollkommen aus.

Klinische Aspekte

Ein Verlust des Riechvermögens **(Anosmie)** entsteht durch Schädigung der Rezeptoren, des Bulbus olfactorius oder des Tractus olfactorius. Verletzungen des Temporallappens im Bereich des Uncus sowie des Corpus amygdaloideum führen häufig zu olfaktorischen Halluzinationen, zu epileptischen Anfällen oder zu einer Kombination von beidem (engl.: „uncinate fits", wenn dem epileptischen Anfall eine olfaktorische Aura mit einem unangenehmen Geruch vorausgeht).

Bei Affen führt die **Entfernung der Amygdala** zu sehr sanftmütigem und ruhigem Verhalten, wohingegen bei Katzen der gleiche Eingriff zu Aggressivität in unvorhergesehenen Situationen bzw. zu Jähzorn führt. Bei beiden Spezies führt die Operation jedoch zu einem Anstieg des Sexualtriebes.

Diagnostische Tests: Der Geruchssinn wird für jedes Nasenloch, getrennt getestet: Verschließen Sie ein Nasenloch und führen Sie hintereinander am geöffneten Nasenloch Behälter mit gering reizenden Substanzen, wie z. B. Pinienöl, Kaffee oder Parfüm vorbei. Fragen Sie den Patienten, ob er die Substanz riecht und sie identifizieren kann. Ein sich langsam einstellender einseitiger Verlust des Riechvermögens kann die Anwesenheit eines Tumors im Frontallappen bedeuten.

Ein guter Geruchssinn ist für den Arzt ein nützliches diagnostisches Hilfs-
mittel. Zum Beispiel kann man die *Ursache eines Komas* aus dem Atemgeruch
des betroffenen Patienten ermitteln. Im diabetischen Koma riecht der Atem
süßlich nach verfaultem Obst. Alkohol hat seinen eigenen charakteristischen
Geruch (außer Wodka), wohingegen ein urämisches Koma einen urinähnlichen
Geruch verursacht. Im hepatischen Koma liegt ein muffiger, stinkender Geruch
vor.

Das retikuläre System ist ein phylogenetisch altes System, das sich anatomisch und physiologisch in zwei Teile aufteilen läßt: in eine absteigende und eine aufsteigende Formation.

Absteigende retikuläre Formation

Die absteigenden Bahnen der Formatio reticularis sind verantwortlich für
1. die Übermittlung von Impulsen vom Hypothalamus zu den präganglionären Neuronen des autonomen Nervensystems,
2. die Übermittlung von unwillkürlichen motorischen Impulsen vom extrapyramidalmotorischen System zu den willkürlichen Muskeln.

Tief im Hirnstamm liegen Gruppen von diffusen Kernen verstreut (von einigen Autoren auch „Formationen" genannt), die zu diesem System gehören. Im Mesencephalon werden sie als tiefe und dorsale, im Pons als zentrale und in der Medulla als zentrale und inferiore *Nuclei tegmenti* bezeichnet. In einigen Lehrbüchern werden andere absteigende retikuläre Kerngebiete aufgeführt, oder sie werden anders benannt. Wichtig ist jedoch nicht ihre genaue Anzahl, sondern ihre Funktion und die Tatsache, daß sie überhaupt vorhanden sind.

Diese Kerngebiete oder Formationen erhalten Stimuli von hypothalamischen Faserbündeln, z. B. vom Fasciculus longitudinalis dorsalis oder vom Tractus mamillotegmentalis (Abb. 17.**1**). Außerdem enden in den Nuclei tegmenti Fasern von unterschiedlichen Basalkernen, wie z. B. dem Globus pallidus, der Substantia nigra und dem Nucleus subthalamicus. Schließlich ziehen Fasern des (ebenfalls extrapyramidalen) vestibulären Systems zu den retikulären Kernen (s. Kap. 10 u. 11).

Diese in die Kerne eintretenden Fasern treten in synaptischen Kontakt mit Neuronen, deren Axone die Nuclei reticulares verlassen und die *Tractus reticulospinales medialis* und *lateralis* bilden. Diese Axone sind absteigende gekreuzte und ungekreuzte multisynaptische Bahnen, die im Vorderseitenstrang zu den unterschiedlichen Rückenmarksebenen ziehen. Im Rückenmark treten sie in synaptischen Kontakt entweder mit Vorderhornzellen oder mit präganglionären Neuronen des Seitenhorns.

Absteigende Bahnen der Formatio reticularis

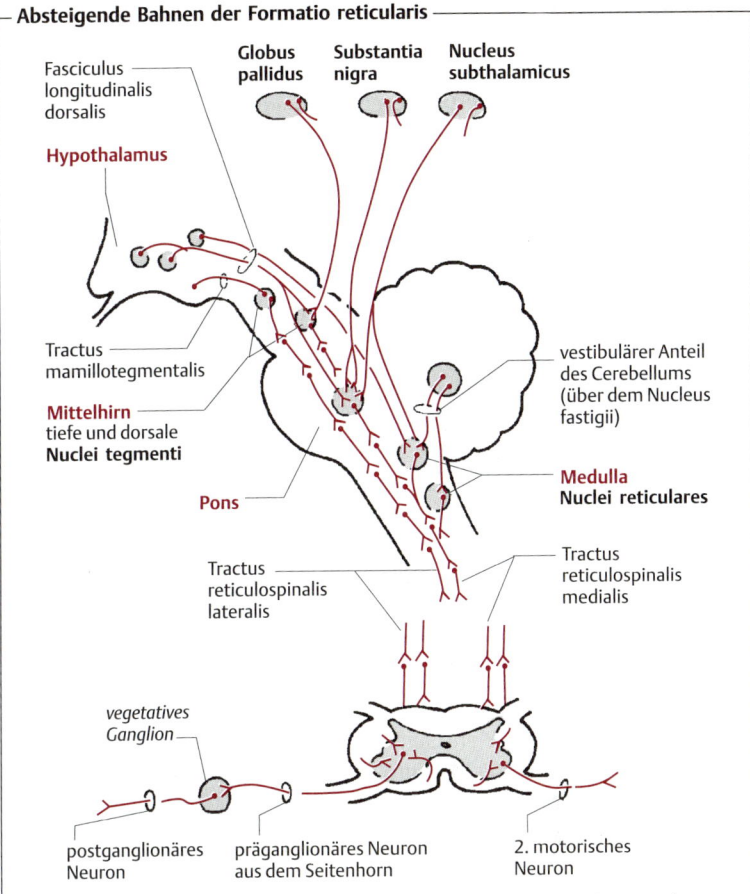

Globus pallidus   Substantia nigra   Nucleus subthalamicus

Fasciculus longitudinalis dorsalis

Hypothalamus

Tractus mamillotegmentalis

Mittelhirn tiefe und dorsale **Nuclei tegmenti**

Pons

vestibulärer Anteil des Cerebellums (über dem Nucleus fastigii)

Medulla Nuclei reticulares

Tractus reticulospinalis medialis

Tractus reticulospinalis lateralis

vegetatives Ganglion

postganglionäres Neuron

präganglionäres Neuron aus dem Seitenhorn

2. motorisches Neuron

Abb. 17.**1**   Wichtige Aufgaben der Formatio reticularis sind die Koordination der Hirnnerven, die Mitwirkung an der Steuerung des sensomotorischen Systems, die Steuerung der vegetativen Zentren sowie die Beeinflussung des Bewußtseins und des Gefühls.

Aufsteigende retikuläre Formation

Die aufsteigende retikuläre Formation, bekannter unter dem Namen „aszendierendes retikuläres aktivierendes System", spielt eine bedeutende Rolle für den Zustand der Bewußtseinslage, d.h. sowohl für einen aufmerksamen Wachzustand als auch für den Schlaf-Wach-Rhythmus. In der Medulla, im Pons und im Mesencephalon liegen Gruppen diffus verteilter Kerne, die nicht näher definiert sind. Sie sind untereinander über eine Kette von multisynaptischen Neuronen verbunden. Da die Kerne mit ihren sie untereinander verbindenden Neuronen ein netzförmiges Erscheinungsbild abgeben, hat man ihnen den Namen *„retikuläres System"* gegeben.

Alle wichtigen sensiblen Bahnen (z. B. der Tractus spinothalamicus für Schmerz, Temperatur, Druck und Berührung sowie die auditorischen und visuellen Bahnen) senden Kollateralen zu den Kernen des aszendierenden retikulären aktivierenden Systems. Die Kerne geben die empfangenen sensiblen Stimuli dann weiter an die multisynaptische Kette, die zunächst in einer Gruppe von Kernen endet, den intralaminären Kernen des Thalamus. Wie bereits erwähnt, dient der Thalamus als Schaltstation für zahlreiche sensible und motorische Bahnen, und es ist daher nicht verwunderlich, daß er auch als Übermittler für das aktivierende retikuläre System wirkt. Von den intralaminären Kernen des Thalamus werden Impulse zum zerebralen Cortex weitergeleitet, wo sie Stadien sowohl aufmerksamer Wachzustände als auch des Schlafes beeinflussen. Wie die Impulse übermittelt werden und welche spezifischen Regionen des Cortex sie erreichen, ist nicht bekannt.

Schlafende Tiere und Menschen zeigen ein charakteristisches Wellenmuster im Elektroenzephalogramm (EEG). Wenn jedoch die retikulären aktivierenden Kerngebiete von schlafenden Tieren experimentell stimuliert werden, wachen die Tiere auf, und wir sehen, daß der Übergang vom Schlaf zum Erwachen von einer Änderung des EEG-Wellenmusters begleitet wird. Bei bereits erwachten Tieren hat die Stimulierung des retikulären aktivierenden Systems einen Zustand erhöhter Aufmerksamkeit zur Folge, der mit einem charakteristischen Wechsel des EEG-Musters verbunden ist. Es wird daher vermutet, daß Wachzustand und/oder Schlaf von der Anzahl der Stimuli abhängt, die den zerebralen Cortex über das retikuläre System erreicht. Wird die Anzahl der Reize aus der Umgebung verringert, läßt die Aufmerksamkeit nach, und es erfolgt ein Übergang in den Schlafzustand. Steigt die Anzahl der Stimuli, die den zerebralen Cortex erreicht, führt dies zu erhöhter Aufmerksamkeit und somit zu einem Übergang in den Wachzustand.

Diese einfache Darstellung ist nur ein Teilaspekt eines extrem komplexen Mechanismus, von dem das meiste noch unbekannt ist. Man sollte nicht daraus folgern, daß Schlaf- und Wachzustand uneingeschränkt vom Status des retikulären aktivierenden Systems abhängen. Es gibt eine Reihe anderer Faktoren, z. B. metabolische und psychologische, die einen Einfluß auf den Schlaf-Wach-Rhythmus ausüben. Diese sind besonders wichtig, denn ein Arzt, der den Allgemeinzustand eines Patienten bestimmen will, wird zuerst nach dessen Eß- und Schlafgewohnheiten fragen bzw. ob diesbezüglich Störungen vorliegen. Es gibt viele Faktoren, über die wir noch gar nichts wissen, und ihre Entdeckung wird ein neues Licht auf die Probleme von Schlaf, Wachzustand und Bewußtsein werfen.

Klinische Aspekte

Obwohl kein spezielles Zentrum in Gehirn bekannt ist, das den Schlaf oder das Bewußtsein kontrolliert, nimmt man an, daß hauptsächlich die *Formatio reticularis* des Hirnstamms diese Aufgaben übernimmt, da eine Schädigung der genannten Region häufig Bewußtlosigkeit und komaähnliche Zustände hervorruft (dies ist das Ergebnis postmortaler Untersuchungen am Gehirn). Ein Freund des Autors saß in einem Fahrzeug, das wegen einer roten Ampel halten mußte. Von hinten fuhr ein anderes Auto auf, und der Fahrer erlitt ein Schleudertrauma. Obwohl keine anderen Verletzungen feststellbar waren, fiel er für über zwei Jahre in ein Koma.

Gehirnerschütterung: Sie wird gewöhnlich als vorübergehender Zustand von Bewußtlosigkeit definiert, der durch einen plötzlichen harten Schlag auf den Kopf verursacht wird. Während der Aufwachphase kann es zu kurzzeitigem Erbrechen kommen.

Stupor: Dies ist eine Art von Bewußtlosigkeit, aus der der Patient unter Schwierigkeiten erwacht und danach geistig verwirrt ist.

Koma: Beim Koma handelt es sich um eine Art schlafähnliche Bewußtlosigkeit, aus der der Patient auch nicht bei Einwirkung starker äußerer Reize erwacht. Komazustände gibt es in unterschiedlichen Abstufungen. Zum Beispiel sind bei einem tiefen Koma keinerlei Reaktionen auf äußere Reize vorhanden, und die meisten Reflexe sind ausgeschaltet. In leichteren Stadien kann der Patient auf Geräusche reagieren, einige Reflexe und Bewegungen können ausgeführt werden, und manchmal sind die Augen geöffnet. Viele pathologische Bedingungen können ein Koma oder komaähnliche Zustände hervorrufen, aber *die drei häufigsten Gründe sind Alkoholismus oder Intoxikationen durch andere Drogen oder Medikamente, Verletzungen des Kopfes* sowie *zerebrovaskuläre Unfälle.*

Vom *diagnostischen Standpunkt* aus können die Komazustände nach ihrer Ätiologie in drei Gruppen eingeteilt werden:

1. *Strukturell: Trauma oder zerebrovaskulärer Unfall:* Pupillenreflexe sind so gut wie nie vorhanden, oder sie sind anormal; der intrakranielle Druck ist erhöht; das EEG ist normal.
2. *Toxisch: Alkohol, Medikamente oder Toxine:* Pupillenreflexe sind fast immer vorhanden; keine intrakranielle Druckerhöhung; EEG ist normal.
3. *Metabolisch: diabetische Azidose, Hypoglykämie, Leberprobleme, Addison-Krise usw.* Pupillenreflexe sind fast immer vorhanden; keine Erhöhung des Liquordruckes; EEG fast immer anormal. (Erinnern Sie sich daran, daß der Geruchssinn Ihnen bei der Diagnose helfen kann – sehen Sie hierzu „Diagnostische Tests" im vorangegangenen Kapitel.)

Für die *Behandlung* denken Sie an folgendes:
1. Atmung sichern, Aspiration durch korrekte Lagerung des Patienten verhindern.
2. Blutdruck überwachen und aufrechterhalten.
3. Herz- und Kreislaufkollaps verhindern.
4. Mit der Diagnose beginnen und Blutproben für chemische Analysen entnehmen.

Dr. Andres Kanner vom Krankenhaus der Universität von Wisconsin berichtete kürzlich über einen Mann, der sich seit über 8 Jahren in einem komatösen Zustand (Coma vigile) befand und nach der Einnahme von Valium aus diesem Zustand erwachte. Der Patient war völlig klar und erinnerte sich an seinen Namen, seinen Beruf usw. Nach einigen Stunden erlitt der Mann einen Rückfall, und er fiel wieder ins Koma. Er kam aber durch die Gabe von Valium erneut zu Bewußtsein. Ob dies eine isolierte, aufgrund einer Überempfindlichkeit hervorgerufene Reaktion war, bleibt abzuwarten, und die Gabe von Valium oder ähnlichen Medikamenten muß an weiteren Fällen überprüft werden.

Der Hypothalamus ist eine der kleinsten Regionen im Gehirn, und dennoch hat kein anderes Gebiet so viele unterschiedliche und lebenswichtige Funktionen. Wie sein Name bereits andeutet, liegt der Hypothalamus unter dem Thalamus. Man kann ihn im Mediosagittalschnitt sehr gut erkennen (Anhang II, Abb. **2**, S. 165), wo er sich von der Lamina terminalis bis zum Mesencephalon erstreckt. Vom darüberliegenden Thalamus wird er durch eine flache Rinne, den *Sulcus hypothalamicus*, abgegrenzt. Auf diese Weise bildet der Hypothalamus die laterale Wand des unteren III. Ventrikels und ist daher auch auf Frontalschnitten zu sehen (Anhang II, Abb. **3b**, S. 166). Blickt man auf die Gehirnbasis, erkennt man den Hypothalamus als eine Region, die hinter dem Chiasma opticum liegt und das Infundibulum sowie die Corpora mamillaria einschließt. In dieser engumgrenzten Region liegen viele Kerngebiete (Abb. 18.**1**) und Areae, die für Funktionen wie Temperaturregulation, Schlaf, Wasserhaushalt, Hormonsekretion, Blutdruckkontrolle, Hunger sowie für die Aufrechterhaltung des Gleichgewichts zwischen dem sympathischen und parasympathischen Nervensystem zuständig sind. Der Hypothalamus spielt auch bei Gefühlsreaktionen sowie möglicherweise in anderen Situationen eine Rolle.

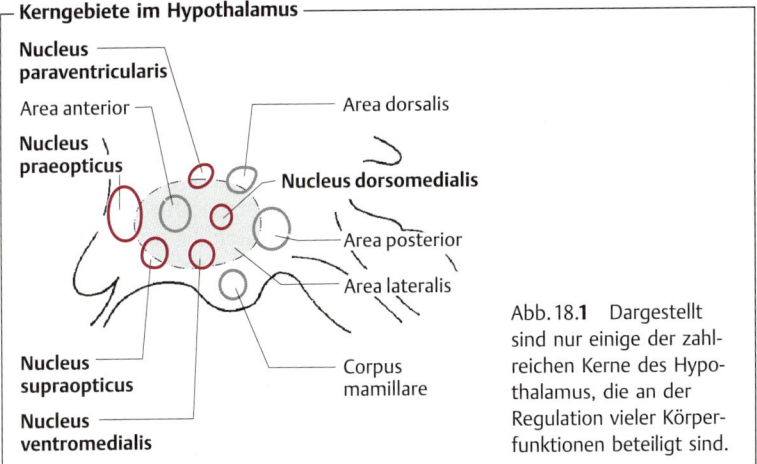

Abb. 18.**1** Dargestellt sind nur einige der zahlreichen Kerne des Hypothalamus, die an der Regulation vieler Körperfunktionen beteiligt sind.

Temperaturregulation

Die *vordere hypothalamische Region (Area anterior)* ist für die Wärmeregulation des Körpers zuständig. Kommt es zu einem Anstieg der Körpertemperatur, setzt das erwärmte Blut, das durch die vordere hypothalamische Region fließt, einen Mechanismus in Gang, der die Wärmeabgabe erleichtert (Abb. 18.**2**): Axone verlassen die vordere hypothalamische Region und schließen sich dem Fasciculus longitudinalis dorsalis an, der die wichtigste absteigende Bahn des Hypothalamus darstellt. Der Fasciculus longitudinalis dorsalis endet in den absteigenden Kernen der Formatio reticularis des Hirnstammes, wo er in synaptischen Kontakt mit Neuronen der Tracti reticulospinales lateralis und medialis tritt. Diese wiederum steigen im Rückenmark ab und stimulieren das sympathische Nervensystem sowie die willkürlich innervierten Muskeln. Andere Fasern des Fasciculus longitudinalis dorsalis enden in der Medulla und stimulieren dort die Herz- und Atmungszentren. Das Ergebnis dieser Stimuli sind folgende Reaktionen, die zu einer Senkung der Körpertemperatur führen:

1. Dilatation der peripheren Blutgefäße unter der Haut, die zu einer erhöhten Wärmeabgabe führt,
2. Anstieg der Schweißsekretion, wobei durch Verdunstung die Körperwärme reduziert wird (Verdunstung ist ein Kühlungsprozeß),
3. Anstieg der Ventilationsrate mit dadurch bedingter Abgabe erhitzter Luft aus den Lungen,
4. Absinken der Stoffwechselrate des Körpers,
5. Anstieg des peripheren Blutflusses mit begleitendem Anstieg der Wärmeabgabe.

Wenn man zu experimentellen Zwecken bei einem Versuchstier die vordere hypothalamische Region zerstört, ist es nicht mehr in der Lage, auf eine Temperaturerhöhung in der Umgebung zu reagieren. Auf diese Weise erhöht sich mit der Umgebungstemperatur auch die Körpertemperatur, und das Tier wird möglicherweise an einem Hitzschlag sterben.

Kälteregulation wird von der *hinteren hypothalamischen Region (Area posterior)* kontrolliert. Wenn die Umgebungstemperatur absinkt, kühlt der Körper sich ab. Das abgekühlte Blut fließt durch die hintere hypothalamische Region (Abb. 18.**2**) und löst einen Mechanismus aus, der genau entgegengesetzt zu dem soeben besprochenen funktioniert. Die Bahnen sind bei beiden Regulationsmechanismen dieselben: der Fasciculus longitudinalis dorsalis, die Formatio reticularis und der Tractus reticulospinalis. Folgende Reaktionen können dazu beitragen, Körperwärme zu speichern:

1. Periphere Vasokonstriktion mit einer entsprechenden Abnahme der Wärmeabgabe (aus diesem Grund fühlt der Körper sich kalt an),
2. Abnahme des peripheren Blutflusses,

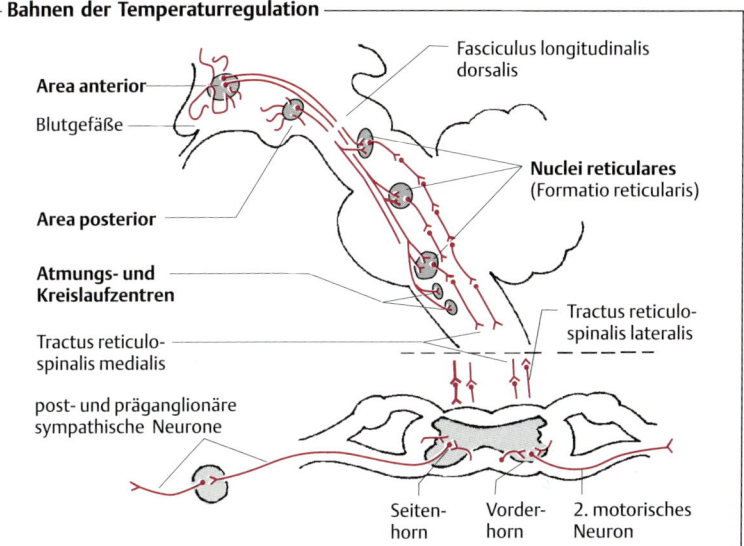

Bahnen der Temperaturregulation

Area anterior

Blutgefäße

Area posterior

Atmungs- und Kreislaufzentren

Tractus reticulo-spinalis medialis

post- und präganglionäre sympathische Neurone

Fasciculus longitudinalis dorsalis

Nuclei reticulares (Formatio reticularis)

Tractus reticulo-spinalis lateralis

Seiten-horn   Vorder-horn   2. motorisches Neuron

Abb. 18.2   In der Area anterior werden Vorgänge ausgelöst, die zu einer Senkung der Körpertemperatur führen. Die Area posterior steuert umgekehrt Prozesse, die eine Temperaturerhöhung zum Ziel haben.

3. Anstieg der Stoffwechselrate des Körpers,
4. Zittern der willkürlichen Muskulatur, denn dadurch wird Energie in Form von Wärme produziert,
5. Abnahme der Ventilationsrate.

Die experimentelle Zerstörung der hinteren hypothalamischen Region bei Versuchstieren verhindert ihre Anpassung an eine kühle Umgebungstemperatur, und ihre Körper nehmen die Außentemperatur an (poikilotherm = wechselwarm).

◼◼◼ Wasserhaushalt (Osmoregulation)

Der hypothalamische Mechanismus zur Regelung des Wasserhaushaltes ist einer der interessantesten Regulationsmechanismen des Körpers. Es ist bekannt, daß ein Hormon der Neurohypophyse, das *adiuretische Hormon (ADH)* oder *Vasopressin*, einen wasserresorbierenden Einfluß auf die distalen Tubuli und die Sammelrohre der Nieren ausübt. Wird die Menge des produzierten ADH verringert, resultiert daraus ein sogenannter Diabetes insipidus. Bei dieser Erkrankung produziert der Patient anstelle von 1–2 l etwa 18–20 l Urin pro Tag, und er muß daher sehr viel trinken (Polydipsie), um den Flüssigkeitsverlust auszugleichen. Der regulatorische Mechanismus bei der Produktion sowie bei der Freisetzung von ADH ist eine Funktion des Nucleus supraopticus des Hypothalamus. Die Zellen dieses Kerngebietes, und wahrscheinlich auch die des Nucleus paraventricularis, produzieren ADH, das durch Neurosekretion über die Axone die Neurohypophyse (Hypophysenhinterlappen) erreicht (Abb. 18.**3a**), um dort entweder gespeichert oder in das Kapillargebiet und somit in das Blutgefäßsystem abgegeben zu werden.

Kommt es zu einer Verringerung der Wassermenge im Blut (Verringerung des Blutvolumens), produzieren die Zellen des Nucleus supraopticus, die empfindlich auf eine solche Änderung reagieren, ADH und geben es ab. Daraus resultiert eine vermehrte Resorption von Wasser in den Nierentubuli und den Sammelrohren und somit sein Verbleib im Körper. Andererseits reagieren die Zellen des Nucleus supraopticus auf eine Hyperhydratation mit einer verringerten Produktion und Abgabe von ADH. Diese Abnahme in der Produktion und der Abgabe von ADH führt zu einer Verringerung der Wasserresorption in den Nieren, und dementsprechend wird mehr Urin ausgeschieden (Polyurie).

Einfluß des Hypothalamus auf die Hormonsekretion in der Adenohypophyse

Es gibt eine Reihe von Hinweisen, daß Zellen des Hypothalamus zumindest teilweise auf die Sekretion verschiedener Hormone der Adenohypophyse (Hypophysenvorderlappen) Einfluß nehmen. Der Mechanismus gleicht dem des Wassermetabolismus. Neurosekretorische Zellen des Hypothalamus reagieren sehr empfindlich auf die Konzentration der unterschiedlichen Hormone der Adenohypophyse im Blut. Sinkt der Blutspiegel, produzieren neurosekretorische Neurone bestimmte Wirkstoffe („releasing factors"), die über die Axone transportiert werden. Diese Axone enden in der Infundibulumregion, wo das Neurosekretionsprodukt von dem portalen Gefäßnetz aufgenommen wird (Abb. 18.**3b**). Dieses transportiert das Neurosekretionsprodukt zum Hypophysenvorderlappen, wo es bestimmte Zellen zur Produktion unterschiedlicher Hormone anregt (z. B. ACTH, TSH, FSH, LH usw.). Man sollte daraus nicht schließen, daß der Hypothalamus der einzige oder wichtigste Hormonregulator des Vorderlappens ist. Es gibt noch andere Mechanismen, die z. B. als direktes Rückkopplungssystem funktionieren, und solche, deren Funktion man bis heute nicht richtig verstanden hat.

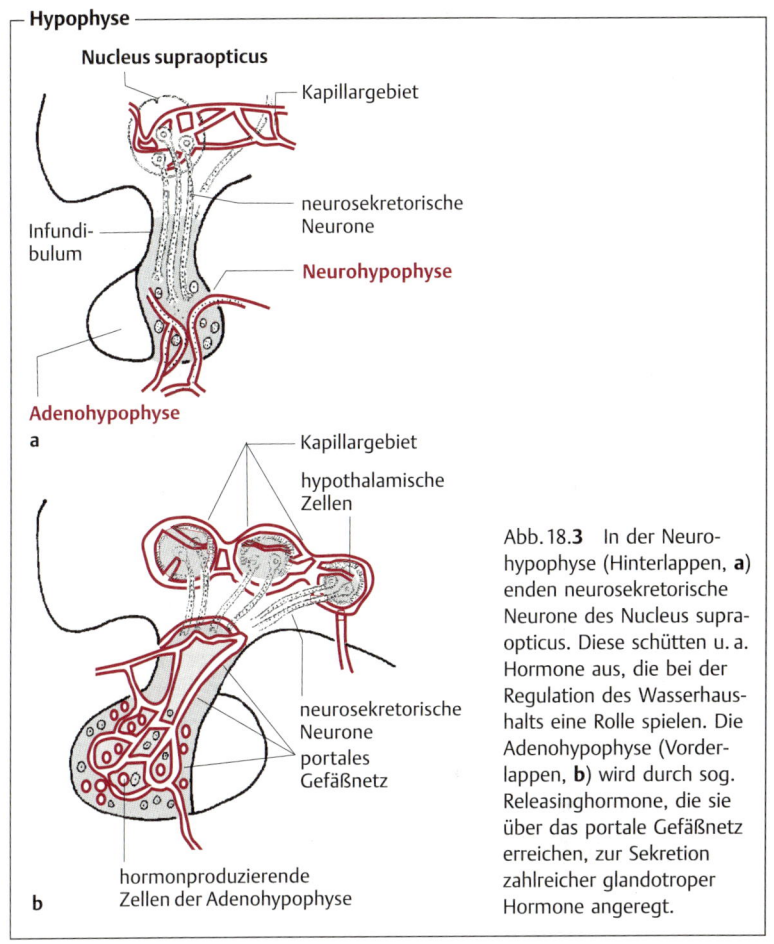

Hypophyse

Nucleus supraopticus

Kapillargebiet

neurosekretorische
Neurone

Infundi-
bulum

Neurohypophyse

Adenohypophyse

a

Kapillargebiet

hypothalamische
Zellen

neurosekretorische
Neurone

portales
Gefäßnetz

hormonproduzierende
Zellen der Adenohypophyse

b

Abb. 18.**3**   In der Neurohypophyse (Hinterlappen, **a**)
enden neurosekretorische
Neurone des Nucleus supraopticus. Diese schütten u. a.
Hormone aus, die bei der
Regulation des Wasserhaus-
halts eine Rolle spielen. Die
Adenohypophyse (Vorder-
lappen, **b**) wird durch sog.
Releasinghormone, die sie
über das portale Gefäßnetz
erreichen, zur Sekretion
zahlreicher glandotroper
Hormone angeregt.

Funktion des Hypothalamus in unterschiedlichen Erregungszuständen

Unterschiedliche emotionale Zustände, wie beispielsweise Zorn, Angst
oder Wohlbefinden, führen zu physiologischen Reaktionen. Der Hypothalamus ist das Kontrollzentrum für diese Erregungszustände. Wenn z. B.
eine Wahrnehmung eine wütende Reaktion verursacht, erreicht der Sti-

mulus zunächst unterschiedliche Gebiete des zerebralen Cortex, wie beispielsweise den visuellen oder auditorischen Cortex, das Erinnerungs- oder Persönlichkeitszentrum des Lobus frontalis, die alle über Assoziationsbahnen verbunden sind. Der zerebrale Cortex, besonders der Lobus frontalis, ist über Neurone mit dem Hypothalamus verbunden. Die wichtigste absteigende Bahn vom Hypothalamus ist der Fasciculus longitudinalis dorsalis, der von allen hypothalamischen Kerngebieten, außer vom Nucleus supraopticus und Nucleus ventralis posteromedialis, ausgeht (eine eher unbedeutende Bahn ist der Tractus mamillotegmentalis). Der Fasciculus longitudinalis dorsalis verläßt den Hypothalamus und zieht durch den gesamten Hirnstamm, wo er sich verzweigt. Seine Seitenäste führen zu allen absteigenden retikulären Kerngebieten, zu allen parasympathischen Kernen der Hirnnerven III, VII, IX und X, zum Atem- und Kreislaufzentrum und zu den motorischen Kernen der Hirnnerven (Abb. 18.**2**). Von den Nuclei reticulares gehen die Tractus reticulospinales lateralis und medialis aus, die im Rückenmark absteigen, um das autonome Nervensystem sowie die willkürlichen Muskeln zu versorgen. Die enge Beziehung zwischen den einzelnen Bestandteilen des Gehirns ist offensichtlich, und man muß bei der Anwendung neuer chirurgischer Techniken, wie beispielsweise Lobotomien, mit großer Vorsicht arbeiten.

Der Hypothalamus steht auch in enger Beziehung zum olfaktorischen Reflexsystem (s. Kap. 16). Schließlich konnte experimentell nachgewiesen werden, daß die Zerstörung des Nucleus ventralis posteromedialis bei Tieren zu einem unersättlichen und unstillbaren Appetit führt, wohingegen die Zerstörung der lateralen hypothalamischen Region zu Appetitlosigkeit führt. In der klinischen Praxis zeigt sich bei Patienten mit Tumoren des Hypothalamus Appetitverlust, der sie abmagern läßt.

Klinische Aspekte

Viele **gewichtsreduzierende Mittel** enthalten Substanzen, die hemmend auf das Appetitzentrum wirken. Der reduzierte Appetit soll zu der erhofften Gewichtsabnahme führen.

Der zerebrale Cortex ist beim Menschen besonders hoch entwickelt. Er ist für die Eigenschaften verantwortlich, die den Menschen vom Tier unterscheiden, z. B. die Fähigkeit, die Hand für geschickte und schwierige Bewegungen zu benutzen, die sehr hoch entwickelte Sprache, logisches Denken, Persönlichkeit und Gewissen. Das alles ist bekannt, da diese Qualitäten verlorengehen oder stark reduziert sind, wenn bestimmte Areale des Cortex geschädigt werden.

Bei *niederen Säugetieren* ist der zerebrale Cortex klein und nahezu ausschließlich für die Verarbeitung von Geruchseindrücken zuständig, die, wie bereits erwähnt, für die entsprechenden Spezies zu den wichtigsten Empfindungen gehören. Dieser Cortex wird als *Archi- und Palaeocortex* bezeichnet. Im Thalamus werden alle sensiblen und sensorischen Erregungen verarbeitet, und die Basalganglien und der Nucleus subthalamicus sind die motorischen Zentren. Da bei diesen niederen Tieren feine, komplizierte und willkürliche Bewegungen kaum beobachtet werden, ist das Kleinhirn hauptsächlich ein Gleichgewichtszentrum. Die Erhaltung des Gleichgewichtes ist eine Funktion des Lobus flocculonodularis. Im Verlauf der Evolution hat sich der zerebrale Cortex vergrößert und andere Funktionen übernommen. Dieser Teil der Hirnrinde wird als Neocortex bezeichnet. Zum Beispiel ist das wichtigste somatosensible Zentrum nun der Gyrus postcentralis, und das frühere Zentrum, der Thalamus, wird zu einer Durchgangs- und Umschaltstelle für alle der Großhirnrinde zufließenden sensiblen und sensorischen Erregungen, die uns bewußt werden. Die Entstehung des motorischen Cortex hat zur Folge, daß die Basalganglien beim Menschen nur noch für grobe motorische Aktivität verantwortlich sind. Parallel zur Ausbildung des motorischen Cortex verläuft die Entwicklung des Kleinhirns zum Koordinationszentrum für die Muskelaktivität, dennoch bleibt der Lobus flocculonodularis Zentrum für das Körpergleichgewicht. Beim Menschen sind bestimmte Funktionen, wie beispielsweise der Geruch, weniger wichtig geworden, aber die dazugehörigen Bahnen bleiben äußerst kompliziert und können Medizinstudenten zum Wahnsinn treiben.

Mit der vermehrten Differenzierung des Neocortex und der Zunahme von Funktionen, die er übernimmt, steigt auch die Anzahl der Neuronen. Sie sind in 6 charakteristischen Schichten angeordnet. Um bei gleichbleibenden Volumen die Oberfläche stark ausdehnen zu können, wirft der zerebrale Cortex Falten auf, die charakteristischen Gyri und Sulci (s. hierzu Anhang VII, Abb. **2** u. **3**, S. 165 f.). Bei niederen Säugern, wie beispielsweise der Ratte, ist die Oberfläche des zerebralen Cortex noch glatt.

Im Verlauf des Textes wurde bereits erwähnt, daß bestimmten Gebieten des zerebralen Cortex spezifische Funktionen zukommen. Der *Gyrus praecentralis* (Area 4) ist für die Ausführung willkürlicher Bewegungen verantwortlich, wohingegen es sich bei dem *Gyrus postcentralis* (Areae 3, 2, 1) um das primär somatosensible Zentrum handelt. Der Occipitalpol und die Region auf beiden Seiten des *Sulcus calcarinus* (Area 17) bilden die primär visuelle Rinde. Die Areae 41 und 42, die *Heschl-Querwindungen*, die im Bereich der Gyri temporales transversi liegen, bilden die primär auditorische Rinde. Darüber hinaus ist die Area 8, die vor der Area 6 im Lobus frontalis liegt (Abb. 19.**1a**), an willkürlichen konjugierten Augenbewegungen beteiligt. Die Frontalpole sowie die sie umgebenden Gebiete sind die Orte der Persönlichkeit. Treten in diesem Gebiet Verletzungen auf, beispielsweise nach einem Verkehrsunfall, entwickeln sich unter Umständen Persönlichkeitsveränderungen. Es gibt z. B. den Fall einer freundlichen und netten Sozialarbeiterin, die kurz vor ihrem Tod ohne ersichtlichen Grund plötzlich sehr streitsüchtig und beleidigend wurde. Die Autopsie erbrachte einen sich ausbreitenden Tumor im Frontallappen, der sowohl ihren Tod als auch ihre ausgeprägten Charakterveränderungen verursacht hatte.

In den 30er Jahren führte der portugiesische Neurochirurg Moniz ein Verfahren ein, die *Lobotomie*, bei der Teile des Frontallappens entfernt wurden. Dieses Verfahren sollte zur Behandlung schwer psychotischer Patienten dienen. Es wurde allgemein anerkannt und auch vielerorts angewendet (Moniz erhielt hierfür 1949 den Nobelpreis). Tatsächlich waren nach der Operation viele Patienten wesentlich ruhiger und fügsamer, aber sie verloren auch jegliche Initiative und wurden gegenüber ihrer Umgebung gleichgültig. Sie entleerten Blase und Darm in der Öffentlichkeit und zeigten noch andere Verhaltensstörungen. Heutzutage ist diese barbarische Methode gründlich in Mißkredit geraten. Jeder Chirurg, der beabsichtigt, diese Operation durchzuführen, sollte unter anderem die Tatsache berücksichtigen, daß Moniz beinahe von einem ehemaligen Patienten getötet worden wäre, der über seinen neuen Zustand verzweifelt war.

Die einzelnen Primärgebiete werden von *Assoziationsgebieten* umgeben, die auch fest mit ihnen verbunden sind. Um die visuelle Region (Area 17) herum liegen die Areae 18 und 19, die verschiedene Funktionen haben (Abb. 19.**1b**). Sie sind einerseits zuständig für die „Interpretation" der visuellen Eindrücke, die die Area 17 erreichen: Wenn man z. B. rote, runde Objekte vor sich sieht, werden sie von den Areae 18 und 19 als Apfel identifiziert. Diese Interpretation wird als „gnosis" bezeichnet und heißt, übersetzt aus dem Griechischen, „erkennen" (Agnosie ist die Unfähigkeit, Wahrgenommenes zu erkennen). Die Area 19 ist zudem dafür verantwortlich, daß die Augen automatisch beweglichen Objekten folgen. Wenn beispielsweise ein Flugzeug plötzlich in das Gesichtsfeld gerät, werden die

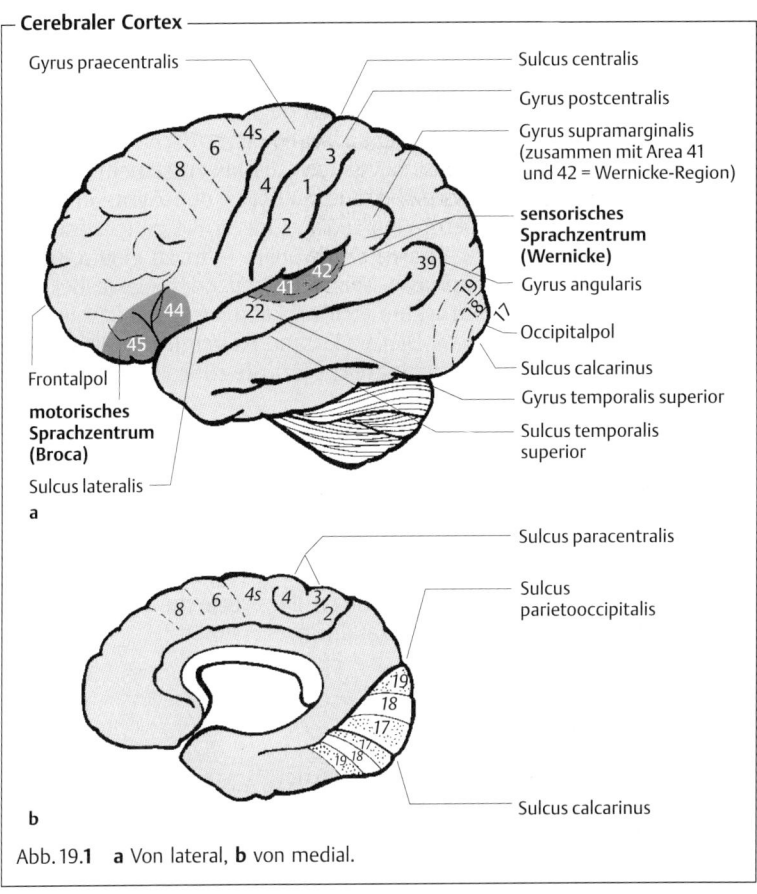

Cerebraler Cortex

Gyrus praecentralis

Sulcus centralis

Gyrus postcentralis

Gyrus supramarginalis
(zusammen mit Area 41
und 42 = Wernicke-Region)

**sensorisches
Sprachzentrum
(Wernicke)**

Gyrus angularis

Occipitalpol

Sulcus calcarinus

Gyrus temporalis superior

Sulcus temporalis
superior

Frontalpol

**motorisches
Sprachzentrum
(Broca)**

Sulcus lateralis

a

Sulcus paracentralis

Sulcus
parietooccipitalis

b

Sulcus calcarinus

Abb. 19.1   **a** Von lateral, **b** von medial.

Augen es fixieren und ganz automatisch seiner Flugbahn folgen. Mit der
Area 4 sind die Area 4s, das „Suppressorband", und die Area 6, die bei willkürlichen Bewegungen beteiligt ist, assoziiert. Die Area 22 ist das auditorische Assoziationsgebiet. Wenn dieses Gebiet auf der dominanten Seite
geschädigt ist (die linke Hemisphäre ist in bezug auf die Sprache bei
den meisten Menschen, auch bei Linkshändern, die dominante Seite),
spricht man von *auditorischer Aphasie* oder Worttaubheit, die im nächsten
Abschnitt behandelt wird.

▰▰ Sensorische Aphasie

Unter Aphasie versteht man die Unfähigkeit, Informationen in Form von Sprache oder Schrift zu verstehen bzw. zu begreifen und anschließend mitzuteilen. Es gibt zwei grundlegende Typen: sensorische und motorische Aphasie. Verfolgt man den Sulcus lateralis bis zu seinem hinteren Ende, nennt man die umgebende graue Substanz den *Gyrus angularis* (Area 39) des Temporallappens (Abb. 19.**1a**). Eine Schädigung dieser Region auf der dominanten zerebralen Hemisphäre führt zu einem Krankheitsbild, das als **visuelle Aphasie**, Wortblindheit oder Alexie bekannt ist. Der Patient sieht die gedruckten Wörter, kann sie aber nicht lesen – sie sind bedeutungslose Linien. Dieser Zustand ist vergleichbar mit dem eines Europäers, der versucht, chinesische Schrift zu lesen: Er sieht nur Linien ohne bestimmte Bedeutung.

Die Area 22, die das primäre auditorische Cortexareal umgibt (Area 41 und 42), ist die auditorische Rezeptorregion. Wenn sie auf der dominanten Hemisphäre geschädigt ist, resultiert daraus eine **auditorische Aphasie**. Der betroffene Patient hört zwar Geräusche bzw. Töne, sie sind jedoch ohne Bedeutung für ihn. Es ist so, als würde um ihn herum in einer fremden Sprache gesprochen. Der Patient kann das Gesprochene zwar hören, aber nicht verstehen, was damit gemeint ist. Die **Wernicke-Aphasie** ist ein Zustand kombinierter visueller und auditorischer Aphasie.

▰▰ Motorische Aphasie

Auf dem Gyrus frontalis inferior, im Bereich der Pars triangularis sowie der Pars opercularis, befinden sich die Areae 44 und 45, die auch als *Broca-Region* zusammengefaßt werden (Abb. 19.**1a**). Wenn diese Region bei einem Erwachsenen auf der dominanten Seite verletzt ist, ist der Patient nicht in der Lage zu sprechen, obwohl die Kehlkopfmuskeln nicht gelähmt sind. Der Patient weiß, was er sagen will, aber das einzige, was er hervorbringt, sind verzerrte Töne oder immer wieder aufs neue wiederholte Wörter. Man könnte meinen, daß die Erinnerungsengramme, die für das Sprechen verantwortlich sind, zerstört sind. Tritt die Verletzung in der Kindheit auf, kann das Kind die Sprache neu erlernen, indem die nicht dominante Seite genutzt wird.

Apraxie

Apraxie ist die Unfähigkeit, erlernte willkürliche Handlungen entschlossen auszuführen, ohne daß eine Lähmung vorhanden ist. Auch die Assoziationsgebiete sind betroffen. Wenn der Patient aufgefordert wird, den Schlüssel herauszunehmen und die Tür aufzuschließen, wird er unter Umständen eine Münze oder einen Kamm herausholen und versuchen, ihn in das Schlüsselloch zu stecken. Wenn die Verletzung die Unfähigkeit zu schreiben mit sich bringt, liegt ein Krankheitsbild vor, das als Agraphie bezeichnet wird.

Agnosie

Agnosie ist die Unfähigkeit, Dinge zu erkennen, obwohl man sie sehen kann. Wenn der betroffene Patient auf der Straße geht und Glasscherben vor sich sieht, dann wird er um sie herumgehen. Wenn man ihn jedoch fragt, um was er herumgegangen ist, dann weiß er es nicht.

Die beschriebenen Zustände mögen seltsam anmuten, aber viele Schäden am zerebralen Cortex haben merkwürdige Folgen.[*]

Man muß sich darüber klar sein, daß Aphasien, Apraxien und andere zerebrale Zustände, wie z.B. die Epilepsie, nicht so einfach sind, wie sie hier dargestellt worden sind, sondern sehr komplexe Angelegenheiten, bei denen auch psychologische Aspekte eine Rolle spielen. Unser Faktenwissen ist sehr limitiert, und da Experimente am menschlichen Cortex nicht so einfach sind, bieten pathologische Fälle und Autopsien die einzigen Informationen, die wir bekommen können. Der Leser, der mehr über das Telencephalon wissen möchte, sollte das Buch „*Correlative Anatomy of the Nervous System*" von Crosby, Humphrey und Luer lesen. Es umfaßt fast 200 Seiten und über 1300 Literaturangaben. Es sind auch Bücher erhältlich, die sich mit speziellen Problemen, wie beispielsweise der Epilepsie oder dem EEG, beschäftigen.

---

[*] Als Lektüre zu diesem Thema ist ein faszinierender Bestseller von dem bedeutenden Neurologen Oliver Sachs zu empfehlen. In „Der Mann, der seine Frau mit einem Hut verwechselte" schildert er die Problematik klar, einfühlsam und mit sehr viel Verständnis.

Das Gehirngewebe, das die Konsistenz eines schweren Puddings aufweist, ist das empfindlichste von allen Körpergeweben. Zum Schutz ist dieses lebenswichtige Organ von einer geschlossenen knöchernen Kammer, dem *Schädel**, umhüllt.

Damit das Gehirn vor den harten Knochen sowie vor Schlägen auf den Kopf geschützt ist, wird es von drei Häuten, den *Meningen*, umgeben. Die äußerste ist die straffe, dicke *Dura mater*, die der Innenseite des Knochens fest anliegt (Abb. 20.**1a**). Tatsächlich bildet sie die periostale Schicht auf der Calvaria. Unter der Dura mater liegt die mittlere Schicht, die dünne und zarte *Arachnoidea*. Die dritte und innerste Schicht ist die sehr dünne, empfindliche und kapillarreiche *Pia mater*, die dem Gehirn direkt aufliegt und in die einzelnen Sulci und Fissuren hineinzieht (der N. trigeminus, der N. vagus sowie die Rückenmarkssegmente C_1–C_3 sind die sensiblen Nerven für die Dura).

Obwohl die Dura mater der inneren Knochenoberfläche sehr eng anliegt, kann sie sich unter bestimmten Umständen von ihr lösen, und es entsteht ein als *epiduraler Spalt* bezeichneter Zwischenraum (s. hierzu „Klinische Aspekte" am Ende des Kapitels 21). Zwischen der Dura mater und der darunterliegenden Arachnoidea befindet sich ein *subduraler kapillärer Spalt*. Er ist mit einer kleinen Menge seröser Flüssigkeit gefüllt, die als eine Art Gleitmittel wirkt und ein Zusammenkleben der beiden Membranen verhindert (Abb. 20.**1a**). Arachnoidea und Pia mater werden durch einen relativ großen Spalt getrennt, den *Subarachnoidalraum*, der mit Liquor cerebrospinalis gefüllt ist. Diese klare, lymphähnliche Flüssigkeit füllt den gesamten Spaltraum aus und umhüllt auf diese Weise das Gehirn wie ein schützendes Kissen. Als weitere Schutzeinrichtung wirken bindegewebige Stränge, sogenannte *arachnoidale Septen*, die zwischen Arachnoidea und Pia mater liegen. Sie befestigen das Gehirn an der Arachnoidea und verhindern auf diese Weise, daß es sich übermäßig bewegt, wenn der Kopf plötzlichen Erschütterungen ausgesetzt ist. In dem flüssigkeitsgefüllten Subarachnoidalraum verlaufen die Gehirnarterien und -venen. Die Pia ma-

---

* Das englische Wort „skull" stammt von dem skandinavischen „skulla" (= Schale) ab. Der Trinkspruch „skol" hat denselben Ursprung: Die Wikinger pflegten den Brauch, von den Schädeln ihrer Opfer den oberen Teil zu kappen und ihn umgedreht als Trinkschale auf ihren Siegesfeiern zu benutzen. Der abgerundete obere Teil des Schädels ist die Calvaria. Der Kalvarienberg (engl.: Calvary), der runde, kleine Hügel, auf dem Jesus gekreuzigt worden ist, ist davon abgeleitet. Ein anderer Name für diesen Ort ist Golgatha, das hebräische Wort für Schädel.

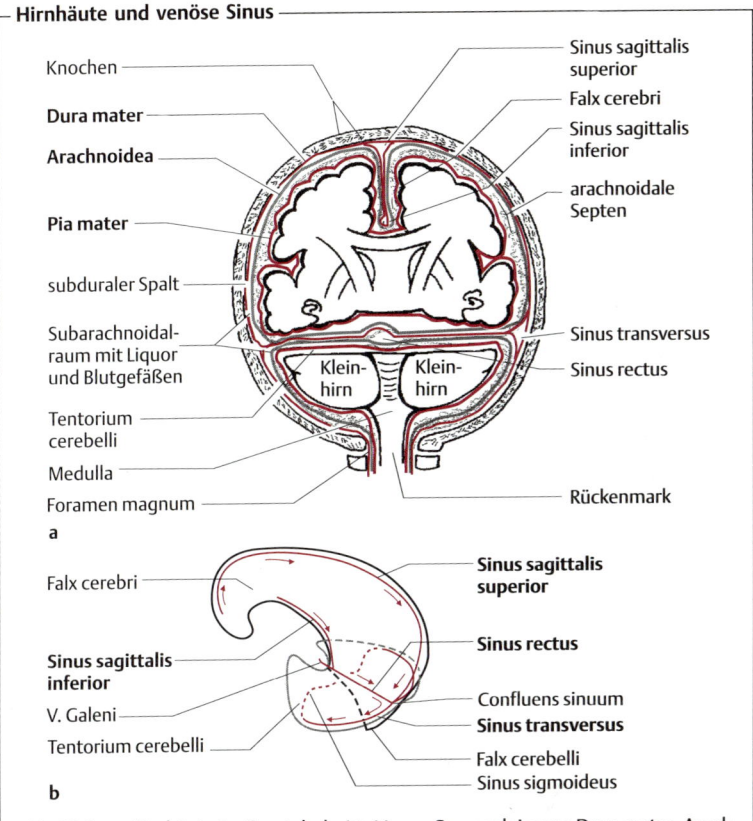

Hirnhäute und venöse Sinus

Knochen

Dura mater

Arachnoidea

Pia mater

subduraler Spalt

Subarachnoidal-
raum mit Liquor
und Blutgefäßen

Tentorium
cerebelli

Medulla

Foramen magnum

Sinus sagittalis
superior

Falx cerebri

Sinus sagittalis
inferior

arachnoidale
Septen

Klein-
hirn

Klein-
hirn

Sinus transversus

Sinus rectus

Rückenmark

a

Falx cerebri

**Sinus sagittalis
inferior**

V. Galeni

Tentorium cerebelli

**Sinus sagittalis
superior**

Sinus rectus

Confluens sinuum

Sinus transversus

Falx cerebelli

Sinus sigmoideus

b

Abb. 20.**1** **a** Hirnhäute im Frontalschnitt. Von außen nach innen: Dura mater, Arachnoidea, Pia mater. **b** Venöse Sinus. Die Pfeile zeigen die Richtung des Blutflusses an.

ter ist so fest mit dem darunterliegenden Gehirn verbunden, daß kein Zwischenraum vorhanden ist. Auf diese Weise hält die Pia mater das Gehirngewebe zusammen.

Die Dura mater zieht in die Fissura longitudinalis cerebri hinein. Diese
Falte zwischen den beiden Hemisphären wird als *Falx cerebri* bezeichnet
(Abb. 20.**1**, s.a. Anhang VII, Abb. **2** und Anhang VIII, Abb. **5**). Auch der Raum
zwischen dem Kleinhirn und den darüberliegenden Occipitallappen wird
von der Dura ausgekleidet, die auf diese Weise eine zeltartige Bedeckung
des Kleinhirns, das *Tentorium cerebelli*, bildet. Schließlich zieht die Dura

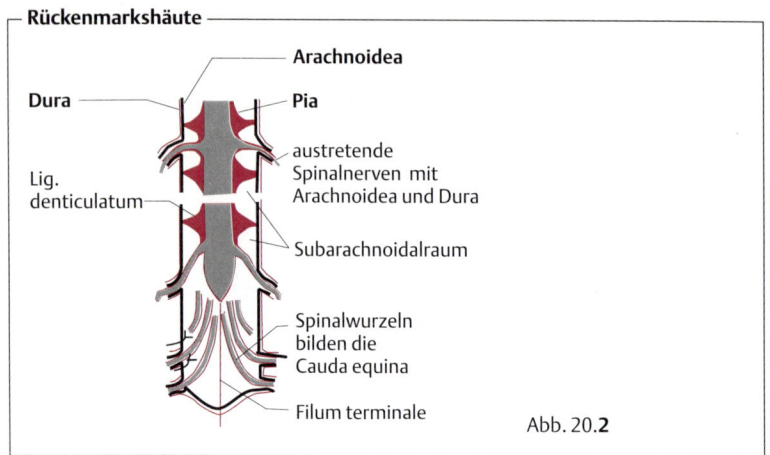

Rückenmarkshäute

Arachnoidea

Dura

Pia

austretende
Spinalnerven mit
Arachnoidea und Dura

Lig.
denticulatum

Subarachnoidalraum

Spinalwurzeln
bilden die
Cauda equina

Filum terminale

Abb. 20.**2**

zwischen die Kleinhirnhemisphären als *Falx cerebelli* (Abb. 20.**1b**). Die Meningen, der Subarachnoidalraum und der Liquor cerebrospinalis passieren das Foramen magnum an der Schädelbasis (Abb. 20.**1a**). In ihrem weiteren Verlauf im Wirbelkanal umhüllen sie das Rückenmark und die Spinalnervenwurzeln.

Das im Wirbelkanal gelegene Rückenmark endet auf Höhe des 2. Lendenwirbels, die Pia mater zieht jedoch als Filum terminale weiter zur Rückfläche des Os coccygis, an der es befestigt ist (Abb. 20.**2**). Darüber hinaus weist die Pia mater über die gesamte Länge des Rückenmarks zahnähnliche Ausziehungen auf, die sogenannten Ligg. denticulata. Diese sind an der Dura und der Arachnoidea befestigt und stabilisisieren das Rückenmark in der Frontalebene. Alle Spinalwurzeln, auch die der Cauda equina, sind von der Pia überzogen, so daß sie beim Austritt der Spinalnerven aus dem Wirbelkanal die beiden anderen Meningen einfach „mitnimmt". Auf diese Weise sind die Spinalnerven beim Verlassen des Wirbelkanals auch von der Dura und der Arachnoidea umhüllt, die sich im weiteren Verlauf in das Peri- bzw. Epineurium fortsetzen.

Als **Meningitis** bezeichnet man eine Infektion der Meningen, wobei gewöhnlich die Arachnoidea und die Pia mater betroffen sind (Leptomeningitis). Wie Sie wahrscheinlich aus eigener Erfahrung wissen, ist eine infizierte und entzündete Region sehr empfindlich, und jede Art von Zug oder Druck verursacht

Schmerzen. Bei der Meningitis führt der Versuch, den Hals zu beugen und auf diese Weise die Meningen zu dehnen, zu einer Kontraktion der Nackenmuskeln, die eine Beugung des Halses und damit Schmerzen verhindert. Das Phänomen der Muskelkontraktion, um eine Dehnung der entzündeten Strukturen zu verhindern, ist im englischen Sprachgebrauch als „guarding" bekannt. Wenn der Verdacht auf Meningitis besteht, versucht der Arzt, den Hals des liegenden Patienten nach hinten zu biegen. Kann der Hals nicht gebeugt werden oder ist die Beugung mit Schmerzen verbunden, liegt wahrscheinlich eine Meningitisinfektion vor.

Wie bereits in Kapitel 1 erwähnt, können Nervenzellen sich nicht regenerieren. Sie sind auf eine konstante, adäquate Blutversorgung angewiesen, und jede Unterbrechung oder Verletzung des Gefäßbaumes kann schnell zu irreversiblen lebenslangen Schäden oder zum Tod führen. Da man mit derartigen Verletzungen im medizinischen Alltag recht häufig konfrontiert wird, sind Kenntnisse über die Blutversorgung des Gehirns von grundlegender Wichtigkeit. Zwei paarige Arterien, die Aa. vertebrales und die Aa. carotides internae, sind die einzigen Gefäße, die das Gehirn mit Blut versorgen. Die *Aa. vertebrales* treten über das Foramen magnum in den Schädel ein und verlaufen auf der Ventralseite der Medulla (Abb. 21.**1a**). Nach Abgabe der *Aa. spinales anterior und posterior* sowie der *Aa. cerebelli inferiores posteriores* verbinden sie sich zur *A. basilaris*, die bis auf Höhe des Pons zieht. Dort teilt sie sich in die beiden *Aa. cerebri posteriores* auf, die nach hinten ziehen, um den hinteren Teil der Hemisphären, besonders die medialen und basilaren Anteile zu versorgen (Abb. 21.**1a–c**). Die A. basilaris gibt in ihrem Verlauf folgende paarige Gefäße ab: die *Aa. cerebelli inferiores anteriores, Rr. ponti*, die *Aa. labyrinthi* und die *Aa. cerebelli superiores*.

Die *Aa. carotides internae* treten über den Canalis caroticus in den Schädel ein und liegen unmittelbar neben der lateralen Grenze des Chiasma opticum (Abb. 21.**1a**). Dort teilen sie sich in die *Aa. cerebri anterior und media* auf. Die Aa. cerebri anteriores ziehen innerhalb der Fissura longitudinalis cerebri zunächst nach vorn, um anschließend nach hinten in Richtung Sulcus parietooccipitalis zu schwenken und somit die beiden medialen Hemisphären zu versorgen (Abb. 21.**1a–c**). Die Aa. cerebri mediae ziehen zwischen den temporalen und frontalen Lappen nach lateral. Sie tauchen im Sulcus lateralis auf und fächern sich auf, um den größten Teil der lateralen Hemisphären zu versorgen (Abb. 21.**1a+b**). In ihrem Verlauf zwischen Lobus temporalis und Lobus frontalis geben die mittleren zerebralen Arterien die wichtigen *Aa. striatae* ab, die an der Versorgung der Capsula interna und ihrer absteigenden Bahnen beteiligt sind (Abb. 21.**1a**).

Die Aa. cerebri anteriores sind über die *A. communicans anterior* miteinander verbunden. Es gibt außerdem zwei *Aa. communicantes posteriores*, die die Aa. cerebri mediae mit den Aa. cerebri posteriores verbinden. Auf diese Weise wird an der Gehirnbasis zwischen den Aa. vertebrales und den Aa. carotides internae ein anastomosierender Ring gebildet. Dieser Ring wird als *Circulus arteriosus* (Willisii) bezeichnet und ist von klinischer Bedeutung, weil bei Verschluß einer der vier zuführenden Arterien das betroffene Gebiet über die anderen Gefäße versorgt werden kann, ein Phä-

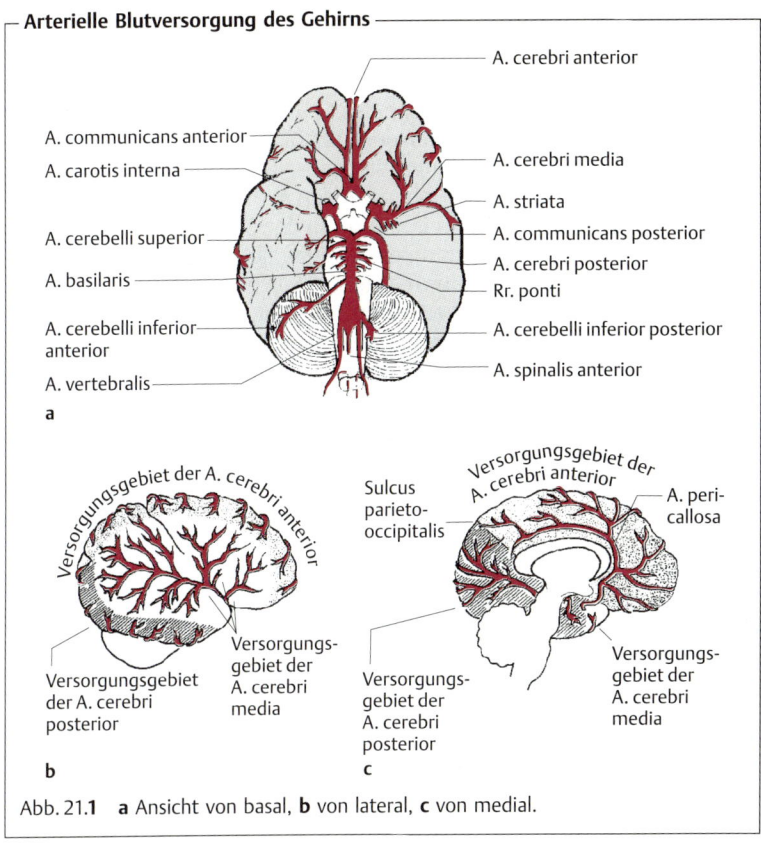

A. cerebri anterior

A. communicans anterior

A. carotis interna

A. cerebri media

A. striata

A. cerebelli superior

A. communicans posterior

A. basilaris

A. cerebri posterior

Rr. ponti

A. cerebelli inferior anterior

A. cerebelli inferior posterior

A. vertebralis

A. spinalis anterior

a

Versorgungsgebiet der A. cerebri anterior

Sulcus parieto-occipitalis

Versorgungsgebiet der A. cerebri anterior

A. peri-callosa

Versorgungsgebiet der A. cerebri posterior

Versorgungsgebiet der A. cerebri media

Versorgungsgebiet der A. cerebri posterior

Versorgungsgebiet der A. cerebri media

b

c

Abb. 21.**1** **a** Ansicht von basal, **b** von lateral, **c** von medial.

nomen, das man Kollateralkreislauf nennt. Darüber hinaus ist der Circulus arteriosus häufig von *Aneurysmen* betroffen. Ein Aneurysma entsteht, wenn sich ein Gefäß an einer Schwachstelle in der Media durch den Blutdruck aufbläht. Dadurch können angrenzende Strukturen eingeengt werden. Wenn es z. B. auf das Chiasma opticum drückt, kann dies zu optischen Störungen führen (Abb. 21.**1**a u. Kap. 15). Ein zerebrovaskulärer Unfall wird ausgelöst, wenn das Aneurysma aufplatzt.

Venöser Abfluß

Das venöse Blut gelangt auf Umwegen zu seinem Abfluß am Hals. Die meisten Venen erreichen die Oberfläche des Gehirns und schließen sich größeren Venen an. Diese durchziehen den Subarachnoidalraum und münden als sogenannte *Brückenvenen* in große venöse Sinus im Bereich der Dura mater ein. Die Vv. cerebri superiores münden in den Sinus sagittalis superior, wohingegen die Vv. cerebri inferiores in den Sinus transversus abfließen (Abb. 21.**2a**). Zusätzlich kommen sogenannte Vv. anastomoticae vor, die den Sinus sagittalis superior mit der im Sulcus lateralis verlaufenden V. cerebri media superficialis verbinden. Das Blut aus dem Innern des Gehirns fließt in die tiefen zerebralen Venen und schließlich in den Sinus rectus (Abb. 21.**2b**). Es erfolgt ein Zusammenfluß der drei Sinus: Der Sinus sagittalis superior und der Sinus rectus fließen in den rechten und linken Sinus transversus ab, die sich wiederum in die Sinus sigmoidei fortsetzen. Der Abfluß erfolgt schließlich über die Vv. jugulares internae. Die V. cerebri media superficialis mündet in den an der Gehirnbasis lokalisierten Sinus

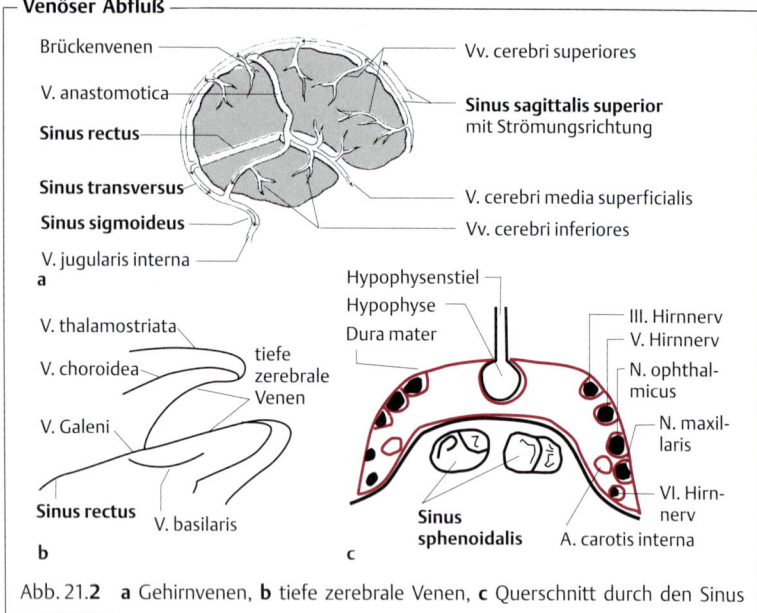

Venöser Abfluß

Brückenvenen — Vv. cerebri superiores
V. anastomotica — **Sinus sagittalis superior** mit Strömungsrichtung
Sinus rectus —
Sinus transversus — V. cerebri media superficialis
Sinus sigmoideus — Vv. cerebri inferiores
V. jugularis interna —
a

V. thalamostriata —
V. choroidea — tiefe zerebrale Venen
V. Galeni —
Sinus rectus — V. basilaris
b

Hypophysenstiel —
Hypophyse —
Dura mater —
III. Hirnnerv
V. Hirnnerv
N. ophthalmicus
N. maxillaris
VI. Hirnnerv
Sinus sphenoidalis   A. carotis interna
c

Abb. 21.**2**   **a** Gehirnvenen, **b** tiefe zerebrale Venen, **c** Querschnitt durch den Sinus cavernosus.

cavernosus (Abb. 21.**2c**). Aufgrund seiner Lage (Zufluß oberflächlicher Gesichtsnerven) und der in ihm verlaufenden Strukturen (Hirnnerven III, IV, V und VI) ist eine Infektion des Sinus cavernosus sehr gefährlich.

Kommt es durch einen Thrombus, eine Embolie oder durch Vasospasmen zu einem Verschluß einer Arterie, ist das Gebiet distal des Verschlusses von der Blutversorgung abgeschnitten. Die Zellen sterben schnell ab, und es bildet sich ein **Infarkt** *(ischämischer Infarkt)*. Daraus resultiert gewöhnlich ein Schlaganfall, dessen Ausmaß von dem betroffenen Gefäß, von dem Ort des Verschlusses, aber auch von anderen Faktoren abhängt. Ein Schlaganfall kann auch auftreten, wenn eine Arterie zerreißt *(hämorrhagischer Infarkt)*; und wenn die Blutung massiv ist, kann rasch der Tod eintreten. Nach 3 – 4 Minuten ohne Sauerstoffversorgung kommt es zum Untergang von Neuronen, wobei die des zerebralen Cortex am empfindlichsten und die des Hirnstammes am widerstandsfähigsten sind. Selbst wenn der Blutstrom nur für eine kurze Zeit unterbrochen ist, kann dies bedeuten, daß der Patient danach nur noch vegetiert, weil die Neuronen der höheren Zentren (Persönlichkeit, Erinnerung) abgestorben sind, während die der lebenserhaltenden Zentren noch intakt sind.

Das Gehirn ist nur mit 2 % am Körpergewicht beteiligt, aber es verbraucht 15 – 20 % des Herzminutenvolumens, womit die Bedeutung der Blutversorgung des Gehirns dokumentiert wird.

Die *A. meningea media* versorgt nicht das Gehirn, sondern die Dura mater der mittleren Schädelgrube. Sie verläuft zwischen Dura und Schädelkalotte und kann bei bestimmten Traumen, z. B. beim Schädel-Hirn-Trauma nach einem Autounfall, von scharfen Knochensplittern, insbesondere der inneren Knochenanteile, zerschnitten werden. Dabei braucht der Patient in den ersten Stunden keine Beschwerden oder sichtbare Verletzungen aufzuweisen. Das unter hohem Druck stehende arterielle Blut fließt zwischen Dura und Knochen und bildet ein sich schnell ausbreitendes **Hämatom** *(epidurales oder extradurales Hämatom)*, das auf das darunterliegende Gehirn sowie auf den Hirnstamm mit den dort lokalisierten Herz-, Atem- und Bewußtseinszentren drückt. Bewußtlosigkeit und fortschreitendes Koma sind die Folge, und daher ist eine sofortige chirurgische Intervention notwendig. Bei dem Eingriff muß die Arterie abgeklemmt und das Blut entfernt werden, um den Tod des Patienten zu verhindern.

Da die Venen älterer Personen, im Vergleich zu denen jüngerer Individuen, zerbrechlicher und weniger widerstandsfähig sind, kann bereits ein leichter Schlag auf das Gehirn zu einem Abriß der Vv. cerebri superiores unmittelbar an ihrem Eintritt in den Sinus sagittalis superior (Brückenvenen) führen. Da der venöse Druck gering ist, sickert nur wenig Blut heraus. Es sammelt sich zwischen Dura und Arachnoidea und bildet ein sogenanntes *subdurales Hämatom*. Wochen später, nachdem der Schlag bereits vergessen ist, drückt das sich langsam ausbreitende Hämatom auf das Gehirn und verursacht verschiedene heimtückische, unspezifische Symptome, wie beispielsweise Schwindel, Kopfschmerzen, Apathie, Verwirrtheit und Schläfrigkeit. Diese Kombination von Beschwerden und Symptomen bei älteren Personen sollte den Arzt auf die Möglichkeit eines solchen Zustandes aufmerksam machen. Früher wurden Patienten mit ähnlichen mentalen Beschwerden in psychiatrische Anstalten eingewiesen. Heute kann dieser Zustand bei der Mehrzahl der Fälle durch ein Computertomogramm erkannt werden (Anhang VII, Abb. **4**, S. 199).

Subdurale Hämatome können auch bei Neugeborenen auftreten, da starker Druck auf den Kopf während des Geburtsvorganges zum Zerreißen von zerebralen Venen führen kann.

Der Liquor cerebrospinalis ist eine klare Flüssigkeit, die mit einem Volumen von etwa 130–150 ml den gesamten Subarachnoidalraum ausfüllt. Er wirkt wie ein schützendes „Flüssigkeitskissen" um das Gehirn und das Rückenmark, indem er Erschütterungen dämpft, die von Schlägen oder Stürzen verursacht werden. darüber hinaus stellt er eine wertvolle diagnostische Hilfe dar: Bei einem relativ einfachen Verfahren, der Lumbalpunktion, entnimmt der Arzt eine Probe des Liquors und ist somit nach Untersuchung der Probe in der Lage, sich ein Bild vom Geschehen innerhalb des Schädels und des Gehirns zu machen (Liquordiagnostik).

Tief im Innern des Gehirns befindet sich das sogenannte Ventrikelsystem. Es besteht aus untereinander in Verbindung stehenden Kammern, in denen der Liquor zirkuliert und auch produziert wird. In jeder zerebralen Hemisphäre liegt ein großer Hohlraum, der *Seitenventrikel* (s. Anhang VII, Abb. 2, S. 197), der aus einem im Frontallappen liegenden *Cornu anterius*, einer im Frontal- und Parietallappen liegenden *Pars centralis* sowie einem im Occipitallappen liegenden *Cornu posterius* und einem in den Temporallappen ziehenden *Cornu inferius* besteht (Abb. 22.1). In jedem Seitenventrikel sowie im III. und IV. Ventrikel befindet sich ein *Plexus choroideus* (Abb. 22.2, s. auch Anhang VII, Abb. 2), der aus der Pia mater und einem

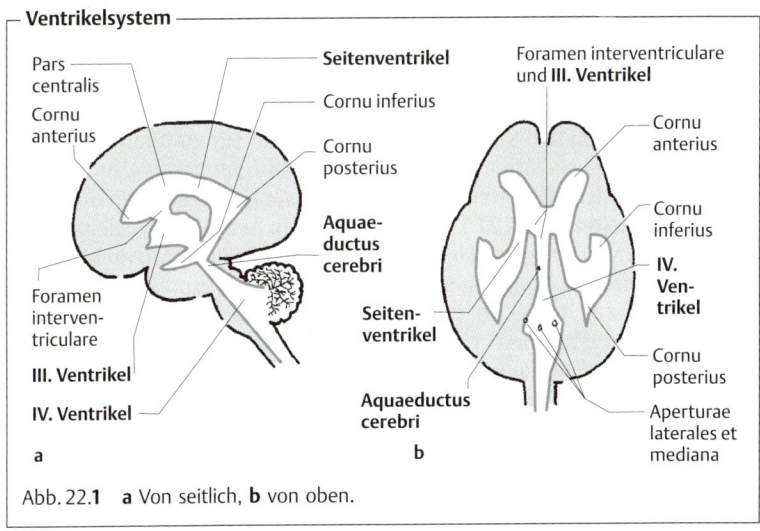

Ventrikelsystem

Pars centralis
Cornu anterius
Foramen interventriculare
III. Ventrikel
IV. Ventrikel

Seitenventrikel
Cornu inferius
Cornu posterius
Aquaeductus cerebri

a Von seitlich

Foramen interventriculare und **III. Ventrikel**
Cornu anterius
Cornu inferius
IV. Ventrikel
Cornu posterius
Aperturae laterales et mediana

Seitenventrikel
Aquaeductus cerebri

b von oben.

Abb. 22.1 **a** Von seitlich, **b** von oben.

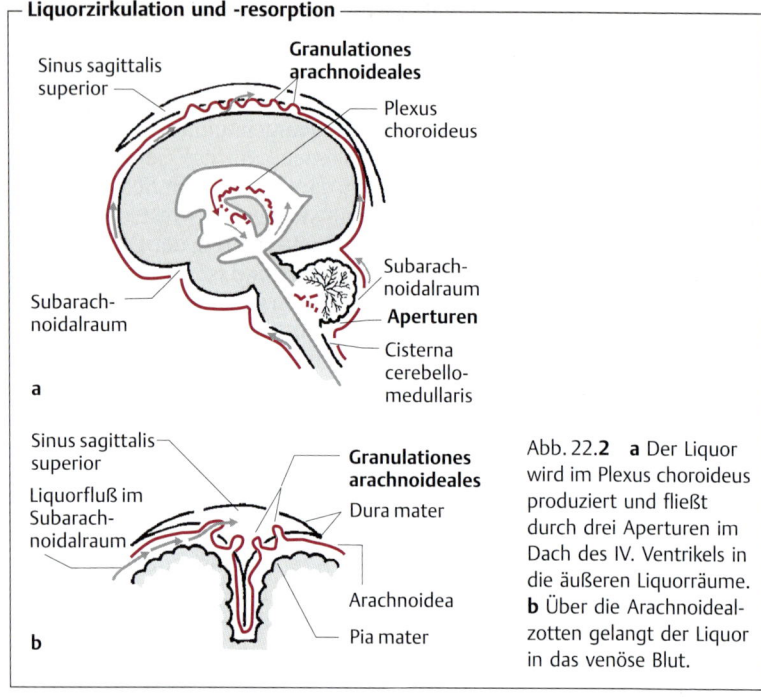

Liquorzirkulation und -resorption

Sinus sagittalis superior

Granulationes arachnoideales

Plexus choroideus

Subarach-noidalraum

Aperturen

Subarach-noidalraum

Cisterna cerebello-medullaris

a

Sinus sagittalis superior

Liquorfluß im Subarach-noidalraum

Granulationes arachnoideales

Dura mater

Arachnoidea

Pia mater

b

Abb. 22.**2 a** Der Liquor wird im Plexus choroideus produziert und fließt durch drei Aperturen im Dach des IV. Ventrikels in die äußeren Liquorräume. **b** Über die Arachnoidealzotten gelangt der Liquor in das venöse Blut.

dünnen, membranösen Ependym besteht. Der Plexus ist die Produktionsstätte des Liquors, der durch Diffusion und aktiven Transport in die Ventrikel gelangt. Von den Seitenventrikeln fließt der Liquor über die *Foramina interventricularia (Monroi)* in den unpaaren *III. Ventrikel* (s. Anhang VII, Abb. **2**), der in der Mittellinie zwischen den Wänden des linken und rechten Diencephalons (Abb. 22.**1**, s. auch Anhang II, Abb. **3**, S. 166) liegt. Der in den Ventrikeln produzierte Liquor fließt schließlich über den im Mesencephalon liegenden engen *Aquaeductus cerebri* (Sylvii) zum IV. Ventrikel (s. ebenfalls Anhang II, Abb. **2b**, u. Anhang VIII, Abb. **1**, S. 205), um von dort aus durch 3 Öffnungen (Aperturen) im Dach des IV. Ventrikels, die beiden seitlichen Aperturae laterales (Foraminae Luschkae) und die in der Mitte liegende Apertura mediana (Foramen Magendii), in die äußeren Liquorräume abzufließen. Über diese drei Öffnungen verläßt der Liquor die inneren Liquorräume (Ventrikel) und gelangt in die äußeren Liquorräume (Subarachnoidalraum). In bestimmten Regionen ist der Subarachnoidalraum deutlich vergrößert und bildet die sogenannten *Zisternen*, wie beispielsweise die Cisterna cerebellomedullaris (Abb. 22.**2a** u. Anhang VIII, Abb. **1**).

Da der Liquor mit einer durchschnittlichen Rate von 30 ml pro Stunde gebildet wird, bleibt die Frage offen, wo die überschüssige Flüssigkeit bleibt? Im Bereich des Sinus sagittalis superior stülpt sich die Arachnoidea durch kleine Öffnungen der Dura mater in die Sinus. Die Ansammlung des Liquors erzeugt einen Druck, durch den der Liquor über die Arachnoidealzotten in das venöse Blut geleitet wird (Abb. 22.**2**). Bei der makroskopischen Präparation sehen diese Arachnoidealzotten wie Zucker- oder Salzkörner aus und werden deswegen als *Granulationes arachnoideales* bezeichnet.

Klinische Aspekte

Hydrozephalus: Bei Neugeborenen bildet sich manchmal eine Blockade innerhalb des Ventrikelsystems aus, so daß der Liquor nicht abfließen kann. Er sammelt sich daher in den Ventrikeln, die durch die Volumenzunahme geweitet werden. Diese Erweiterung der Ventrikel führt zu einer Komprimierung des Gehirns (Anhang VIII, Abb. **9**, S. 214). Da die Schädelknochen des Neugeborenen noch nicht miteinander verschmolzen sind, drängt das mit Flüssigkeit gefüllte Gehirn die Knochen auseinander und der Kopf vergrößert sich sehr stark. Die genaue Ursache des Hydrozephalus ist nicht immer bekannt, aber unter Umständen spielt eine *fehlerhafte Entwicklung* der Foramina interventricularia oder des Aquaeductus cerebri eine Rolle dabei. Die Verbindungen zwischen den Ventrikeln können aber auch durch einen *Tumor blockiert sein. Der Hydrozephalus kann ebenso Folge einer Enzephalitis* (Infektion des Gehirns) sein oder durch unvollständige Resorption des Liquors im Bereich der venösen Sinus hervorgerufen werden. Aus diesem Grund muß die Untersuchung des Kleinkinds die Messung des Kopfumfangs beinhalten, und wenn er ein normales Maß überschreitet, dann sollten entsprechende diagnostische Tests durchgeführt werden.

Heutzutage erzielen Neurochirurgen sehr gute Ergebnisse bei der Behandlung des Hydrozephalus, indem ein Katheter vom Vorderhorn des Seitenventrikels zur Peritonealhöhle implantiert wird. Auf diese Weise wird der überschüssige Liquor abgeleitet und vom Peritoneum resorbiert.

Lumbalpunktion: Da das Rückenmark beim Erwachsenen kürzer ist als die Wirbelsäule, endet es im allgemeinen auf Höhe des 1. oder 2. Lendenwirbels (Abb. 22.**3**). Aus diesem Grund kann der Subarachnoidalraum ab dem 3. Lendenwirbel punktiert werden, ohne das Risiko einer Rückenmarksverletzung einzugehen. Nach Durchführung einer Lokalanästhesie führt der Arzt eine sterile Hohlnadel zwischen den 3. und 4. oder zwischen den 4. und 5. Lendenwirbeldornfortsatz ein, punktiert die Dura mater und gelangt in den mit Liquor

Lumbalpunktion

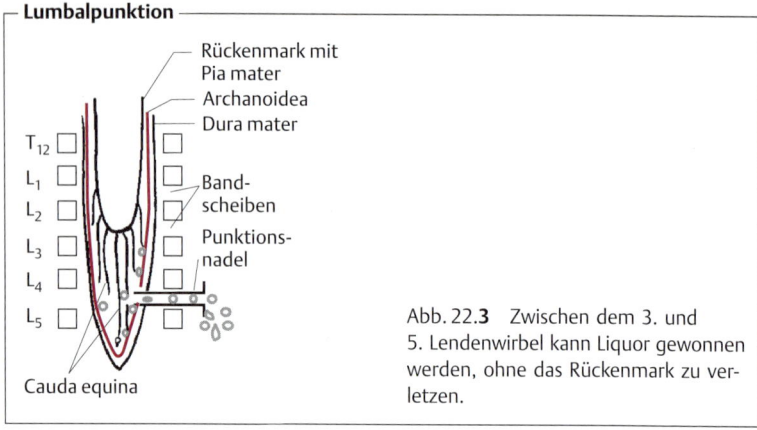

Rückenmark mit
Pia mater

Archanoidea

Dura mater

T$_{12}$

L$_1$

L$_2$　　Band-
scheiben

L$_3$　　Punktions-
nadel

L$_4$

L$_5$

Cauda equina

Abb. 22.**3**　Zwischen dem 3. und 5. Lendenwirbel kann Liquor gewonnen werden, ohne das Rückenmark zu verletzen.

gefüllten Subarachnoidalraum. Die Hohlnadel besitzt einen Stempel, der herausgezogen wird, damit der Liquor abtropfen kann. Zunächst mißt der Arzt den intrakraniellen Liquordruck, der ohne weiteres einem Druck von 200 mm Wassersäule entsprechen und bei bestimmten Erkrankungen des Gehirns erhöht sein kann. Man sollte niemals versuchen, den Druck durch Ablassen des Liquors zu senken, da der Hirnstamm durch den plötzlichen Druckabfall in das Foramen magnum gepreßt wird. Der sofortige Tod des Patienten wäre die Folge.

Nach einer Lumbalpunktion kann Liquor in das umliegende Gewebe gelangen. Dies führt zu einer Erniedrigung des intrakraniellen Druckes, der von Kopfschmerzen begleitet sein kann.

Der durch die Lumbalpunktion gewonnene Liquor wird zunächst grob auf Blut- oder Eiterbeimengungen untersucht, und die Anwesenheit von Leukozyten, Erythrozyten, Bakterien und Pilzen wird mikroskopisch erfaßt. Man bestimmt zusätzlich den Gehalt an Chlorid, Protein und Zucker (bei bakteriellen Infektionen kann es zu einem Abfall der Zuckerkonzentration kommen, da Saccharose proliferierenden Bakterien als Energiequelle dient).

Bei bestimmten Operationen, bei denen eine Allgemeinanästhesie kontraindiziert ist, kann ein Lokalanästhetikum mit der Punktionsnadel in den Epidural- oder den Subarachnoidalraum gespritzt werden (*Lumbalanästhesie*). Der Anästhesist wendet dabei Techniken an, die ein Aufsteigen des Anästhetikums im Wirbelkanal und damit eine Blockade lebenswichtiger Nerven verhindern.

Erhöhter intrakranieller Druck: Viele pathologische Zustände (z. B. Tumoren, Traumata oder zerebrovaskuläre Unfälle) können zu einer Erhöhung des intrakraniellen Druckes führen, der sich häufig durch Kopfschmerzen ankündigt. Man muß jedoch betonen, daß die Ursachen der meisten Kopfschmerzen nicht in erhöhtem intrakraniellen Druck zu suchen sind. Ein erhöhter intrakranieller Druck kann diagnostiziert werden, indem man den Augenhintergrund des Patienten spiegelt und dabei die Papilla nervi optici beurteilt. Normalerweise ist die kreisförmige Papille scharf und deutlich abgegrenzt, bei einem erhöhten intrakraniellen Druck jedoch kommt es zu einem Papillenödem. Die Grenzen der Papille werden undeutlich, es kommt zu einer Stase der peripapillären Venen, und die gesamte Papille kann anschwellen. Man sollte die zugrundeliegende Ursache aufspüren und eine Druckentlastung vornehmen, um eine Zerstörung des Gehirns, ein Koma oder den Tod zu vermeiden.

Dieses Kapitel soll dem Leser einen kurzen einführenden Überblick über die häufigsten neuropathologischen Zustände geben, denen er später in der Praxis begegnen wird. Es soll in keiner Weise ein Ersatz für ein genaueres Studium dieser Thematik sein. Neurologische Erkrankungen lassen sich nach ihren Ursachen einteilen in gefäßbedingte Erkrankungen, Infektionen, Erkrankungen mit traumatischer Genese, autoimmune Prozesse, metabolische Störungen, idiopathische und degenerative Erkrankungen, neoplastische Erkrankungen, einnahmebedingte (Medikamente oder Toxine) Erkrankungen sowie angeborene Defekte.

Gefäßbedingte Erkrankungen

Es sollte immer daran gedacht werden, daß neurologische Erkrankungen mit vaskulären Ursachen häufig plötzlich auftreten – ganz im Gegensatz zu degenerativen und metabolischen Erkrankungen, die normalerweise sehr viel heimtückischer sind.

Zerebrovaskulärer Unfall

Zerebrovaskuläre Unfälle können als Schäden am Gehirn aufgefaßt werden, die als Folge eines pathologischen Zustandes von Blutgefäßen, meist Arterien, auftreten. Zerebrovaskuläre Unfälle oder Schlaganfälle stehen, nach Herzinfarkt und Krebs, an dritter Stelle aller Todesursachen in den Vereinigten Staaten von Amerika, und etwa eine Million Überlebende pro Jahr bleiben behindert.

Wie bereits in Kapitel 1 erwähnt, reagiert das Gehirn sehr empfindlich auf **Sauerstoffentzug**. Wird die arterielle Versorgung für ein bestimmtes Gebiet unterbrochen, degeneriert es, wird nekrotisch, und es entsteht eine ischämische Infarktregion (s. hierzu Anhang VII, Abb. **3**, S. 198). Ein arterieller Verschluß kann die Folge einer Thrombusbildung, einer Embolie oder eines Gefäßspasmus sein, wobei diese Ursache bei 70–80 % aller zerebrovaskulären Unfälle vorliegen. Das klinische Bild hängt von dem betroffenen Gebiet ab, es kommt jedoch in den meisten Fällen zu einer Lähmung des ersten motorischen Neurons.

Mit steigendem Alter verlieren die Arterien ihre Elastizität und werden brüchiger. Diese Veränderungen können im Zusammenhang mit Bluthochdruck zu einer Gefäßruptur führen. Die anschließende **Hämorrhagie**

(s. Anhang VII, Abb. **3**, S. 198) führt häufig zum raschen Tod oder zu einer andauernden Behinderung.

Ruptur eines Aneurysmas

Ein Aneurysma ist die lokale Erweiterung einer arteriellen Gefäßwand. Aneurysmen im Gehirn finden sich am häufigsten im Bereich des Circulus arteriosus cerebri und sind meist sackförmig. 50 % aller Aneurysmen entstehen im Verlauf der A. carotis interna. Bis zur Ruptur sind die meisten Aneurysmen asymptomatisch, bei Verdacht können sie jedoch lokalisiert und mit Hilfe mikrochirurgischer Techniken entfernt werden. Kommt es zur Ruptur eines Aneurysmas, entwickelt sich eine Subarachnoidalblutung, und die Patienten versterben meistens schnell.

Arteriovenöse Angiome

Arteriovenöse Angiome sind kongenitale oder erworbene geschwulstartige Fehlbildungen mit einem knäuelartigen Gewirr von Arterien und Venen. Auch hier besteht die Gefahr, daß sie rupturieren und eine Subarachnoidalblutung auslösen. Schwedische Radiologen haben eine nichtoperative Bestrahlungstechnik entwickelt, die ausgezeichnete Ergebnisse bei der Obliteration dieser Fehlbildungen erzielt. Viele einzelne Quellen mit sehr niedriger Gammastrahlung werden auf das Angiom gerichtet, wobei die Strahlungsintensität im Zentrum für eine langsame Obliteration ausreicht, ohne daß das umgebende Gehirngewebe geschädigt wird. Die Strahlung führt zu einer ausgeprägten Proliferation der Gefäßendothelien, die zu einem Verschluß der Arterien und Venen führt.

Schließlich sollte erwähnt werden, daß intraventrikuläre Blutungen häufige Komplikationen bei untergewichtigen Neugeborenen darstellen.

Transitorische ischämische Attacken (TIA)

Transitorische ischämische Attacken sind die Folge eines Gefäßspasmus oder des Verschlusses einer kleinen Arterie, wobei der Patient für kurze Zeit das Bewußtsein verliert. Nach Wiedererlangung des Bewußtseins kommt es zu meist relativ geringen neurologischen Störungen, die höchstens 24 Stunden andauern. Der Patient ist häufig verwirrt und desorientiert und hat manchmal Schwierigkeiten beim Sprechen und beim Bewegen der Zunge. Die Ausfälle bilden sich vollständig zurück, jedoch haben die Attacken die Tendenz, sich innerhalb von Monaten oder Jahren zu wiederholen.

Infektionen

Bakterielle Infektionen

Die bakterielle **Meningitis** ist eine Infektion der zerebralen und/oder der spinalen Meningen (gewöhnlich der Arachnoidea und der Pia mater). Bei 80–90 % der Fälle wird sie von einer der drei folgenden Bakterienarten ausgelöst: *Neisseria meningitidis, Diplococcus pneumoniae* oder *Haemophilus influenzae*, wobei die letztere bei Kindern die pathogenste darstellt. Bei Kindern unter einem Jahr ist es *Escherichia coli*. Die Trias Fieber, Kopfschmerzen und Nackensteife sollte den Arzt in Alarmbereitschaft versetzen, da die Möglichkeit besteht, daß diese Erkrankung vorliegt. In diesem Fall sollte umgehend eine Lumbalpunktion durchgeführt werden. Um keine Zeit zu verlieren, sollte bis zur exakten mikrobiologischen Identifikation zunächst ein Breitband-Antibiotikum verabreicht werden.

Hirnabszesse sind Eiteransammlungen im Gehirngewebe und stellen sehr selten primäre Infektionen dar. Häufig sind es sekundäre Infektionen als Folge einer Mittelohrentzündung einer Sinusitis oder einer eitrigen pulmonalen Erkrankung. Die häufigsten Erreger sind *Staphylococcus, Streptococcus* und *Pneumococcus*, die sich entweder durch direkte Ausbreitung oder über den Blutstrom verteilen. Durch die Computer- und die Magnet-Resonanztomographie ist eine korrekte Diagnose sehr viel einfacher geworden, und sie erleichtert auch die Entscheidung, ob Antibiotikaeinsatz oder chirurgische Entfernung des Eiterherdes angezeigt ist. In letzter Zeit bemerken wie einen starken Anstieg von tuberkulösen Meningitiden und Hirnabszessen. Dies ist wahrscheinlich auf die hohe Inzidenz von mykobakteriellen Erkrankungen bei Patienten mit erworbener Immunschwäche (AIDS) zurückzuführen.

Tetanus tritt auf, wenn ein Schnitt oder eine Wunde von dem anaeroben Bakterium *Clostridium tetani* oder seinen Sporen besiedelt wird. Das Bakterium produziert im Gewebe ein starkes Neurotoxin, das schwere Muskelspasmen hervorruft. Das beste Heilmittel ist die vorbeugende Immunisierung.

Infektionen der duralen venösen Sinus, z. B. Hirnabszesse, entstehen häufig sekundär im Anschluß an andere Infektionen im Körper. Infektionen des Sinus cavernosus sind, aufgrund seiner Lage an der Gehirnbasis und der Strukturen, die in ihm verlaufen (Hirnnerven III, IV, V und VI und A. carotis interna. Abb. 21.**2c**, Kap. 21), besonders gefährlich.

Syphilis wird von der Spirochäte *Treponema pallidum* hervorgerufen. Das letzte oder Tertiärstadium der Erkrankung tritt mehrere Jahre nach der Erstinfektion auf und kann das Nervensystem befallen. Die Symptome hierbei sind sehr vielfältig und häufig von einer chronisch progredienten symptomatischen Psychose mit dementiellem Verfall geprägt.

Die **Lyme-Erkrankung** ist ebenfalls eine Spirochäteninfektion (*Borrelia burgdorferi*), die durch den Biß von Zecken der Gattung Ixodes übertragen wird und nach dem Ort Lyme in Connecticut/USA benannt ist, wo die Erkrankung zum ersten Mal diagnostiziert wurde. Kurz nach dem Biß entwickelt sich bei dem Patienten ein roter Ausschlag um die Bißstelle, und es treten leichte grippeähnliche Symptome auf, die bald wieder verschwinden. Zwei oder drei Monate später kommt es zu einer Arthritis in verschiedenen Gelenken, die von unterschiedlichen neurologischen Symptomen begleitet werden.

Die Erkrankung ist im ganzen südlichen Mitteleuropa und in den Vereinigten Staaten im südlichen Connecticut sowie im Gebiet von Wisconsin und Minnesota endemisch. Bedenken Sie, daß man nicht unbedingt in diesen Gebieten leben muß, um zu erkranken. Man kann sich auch infizieren, wenn man dort Urlaub macht. Die Diagnose basiert auf Verdachtssymptomen, auf einer sorgfältigen Anamnese sowie einem positiven serologischen Status. Die Behandlung besteht in der oralen Gabe von Antibiotika.

Botulismus ist eine seltene, aber für Schlagzeilen sorgende Form der Nahrungsmittelvergiftung, die durch Kontamination von Konserven mit dem anaeroben Bakterium *Clostridium botulinum* verursacht wird. Das Exotoxin dieses Bakteriums, das zu den stärksten bekannten Giften gehört, blockiert an den motorischen Endplatten sowie an den postganglionären parasympathischen Nervenendigungen die Freisetzung von Acetylcholin. Die Folge ist zunächst eine Schwäche und Lähmung der äußeren Augenmuskeln mit nachfolgendem Auftreten von Doppelbildern. Es kommt zu einer Lähmung der Pharynxmuskulatur mit anschließendem Verlust der Sprache sowie zu Schluckstörungen (Dysphagie). Die Lähmung breitet sich charakteristischerweise nach kaudal aus, wobei die Gefahr besteht, daß es zu einer Lähmung der Atemmuskulatur kommt. Aufgrund der parasympathischen Blockade kommt es zu einer Dilatation der Pupillen, die nicht mehr auf Licht reagieren, sowie zu einer Abnahme der Darmperistaltik mit nachfolgender Obstipation. Die Behandlung basiert auf einer schnellen Diagnose und besteht in der Gabe von Antitoxinen und Guanidin, einem Stoff, der die Freisetzung von Acetylcholin erhöht.

Ophthalmologen in den Vereinigten Staaten behandeln ihre Patienten auf geniale Weise mit dem Botulinumtoxin. Im Fall eines Spasmus der äußeren Augenmuskeln injizieren sie exakt berechnete Mengen in die Muskeln, um auf diese Weise die Kontraktionen zu vermindern. Auch bei bestimmten Formen des Strabismus (Schielen), bei dem ein Muskel stärker ist als sein Antagonist, injizieren sie das Toxin, besonders bei Kindern, in

den stärkeren Muskel, schwächen ihn auf diese Weise und bringen ihn so
ins Gleichgewicht mit seinem schwächeren Antagonisten.

Virale Infektionen

Bei der **Enzephalitis** ist das Gehirngewebe von einer großen Anzahl von
Viren infiziert. Eintrittspforten für virale Infektionen des Nervensystems
(Gehirn, Rückenmark oder periphere Nerven) können z. B. der Magen-
Darm-Trakt (Poliomyelitis oder andere durch Enteroviren verursachte Erkrankungen), der Bronchialbaum (Masern und Mumps), der Genitaltrakt
(AIDS) und die Plazenta (Röteln und Zytomegalievirus) sein, oder die Infektion kann durch direkten Kontakt (Herpes-simplex-Virus) bzw. Bißwunden (Tollwut) erfolgen. Zu den häufigsten Formen der Enzephalitis gehören beispielsweise die in den USA auftretenden Formen „St. Louis-" und
„Eastern equine encephalitis" sowie die Zeckenenzephalitis und die zen-
traleuropäische Enzephalitis. Die Anzahl der Todesfälle variiert bei den
einzelnen Formen.

Die **Poliomyelitis**, einst eine gefürchtete und weit verbreitete Erkrankung, befällt spezifisch die Perikarya des zweiten motorischen Neurons. In
den Industrieländern konnte sie mit Hilfe eines von Enders, Salk und Sabin
entwickelten Impfstoffes praktisch eliminiert werden. Leider besteht aufgrund einer gegenwärtigen Impfmüdigkeit die Gefahr einer erneuten Ausbreitung der Erkrankung.

Masernviren können selten eine akute Meningoenzephalitis hervorrufen, sie können aber auch eine sog. subakute sklerosierende Panenzepha-
litis (SSPE), eine seltene „slow-virus-Erkrankung", verursachen, die häufig
erst nach Jahren zum Ausbruch kommt. Charakteristisch für die SSPE sind
Anfälle, die lokal oder generalisiert auftreten. Antikörper gegen das Ma-
sernvirus sind deutlich erhöht. Die Erkrankung führt normalerweise
zum Tode, aber durch die weitverbreitete Impfung gegen Masern sind
in letzter Zeit nur wenige Fälle aufgetreten. Mumps war lange Zeit die häufigste Ursache für eine akute Meningoenzephalitis viralen Ursprungs, insbesondere bei Männern. Durch die aktuellen Impfmaßnahmen ist jedoch
auch hier die Anzahl deutlich zurückgegangen. Gleichzeitig haben aber
Herpes-simplex-Infektionen vom Typ 1 und 2 stark zugenommen.

Die **Herpes-simplex-Enzephalitis** kann sehr dramatisch verlaufen:
Außer Kopfschmerzen, Benommenheit und Fieber können Koma und sogar der Tod eintreten. Die häufigste Manifestation einer Herpes-simplex-
Infektion liegt jedoch nach wie vor im Bereich der Haut und Schleimhäute
(meist örtlich begrenzt auftretende Bläschen an den Lippen sowie am Pe-
nis und an der Vulva). Ist der Patient einmal infiziert, können die Bläschen

immer wieder auftreten, häufig unterbrochen von einem latenten Stadium, in dem die Viren sich in den das Hautareal versorgenden sensiblen Nerven aufhalten. Tatsächlich gibt es noch keine effektive Therapie gegen die Herpes-Haut-Infektionen, obwohl die Befallsdauer durch Gabe von Acylclovir abgekürzt wird. Auf der anderen Seite hat Acylovir bei Herpes-simplex-Enzephalitiden die Krankheitshäufigkeit und die Sterblichkeit deutlich gesenkt, vor allem, wenn es in einem frühen Stadium gegeben wird.

Das „**human immunodeficiency virus**" (HIV) greift das Gehirn auf indirekte und direkte Weise an. Im ersten Fall schwächt und zerstört das Virus die T_4-Lymphozyten. Diese Zellen sind wesentliche Komponenten unseres Immunsystems. Folglich kann das Gehirn ungehindert von seltenen Hefen mit teilweise tödlicher Wirkung oder von anderen Pilzen, gegen die es kein Mittel gibt, besiedelt werden. Das Virus kann die Neuronen, die Gliazellen und die weiße Substanz des Gehirns auch direkt zerstören. Die ersten Symptome und Beschwerden der Patienten ähneln denen, die bei der multiplen Sklerose auftreten (z.B. Muskelschwäche, Verlust der Koordinationsfähigkeit, Taubheit und Kribbeln der Haut usw.). Die Grundlage für die Differentialdiagnose bilden Laboruntersuchungen. Im Falle einer Erkrankung an multipler Sklerose werden, im Gegensatz zu einer AIDS-Erkrankung, keine HIV-Antikörper vorgefunden.

Obwohl der klinischen Symptomatik zufolge nur bei 30% der AIDS-Erkrankten im Endstadium das Zentralnervensystem oder die peripheren Nerven vom Virus befallen sind, kann man nach Autopsie der Verstorbenen nahezu bei allen einen ZNS-Befall finden.

Neurologische Symptome bei AIDS-Erkrankten sind sehr unterschiedlich und reichen von einer Meningoenzephalitis über Demenz, lokale Gehirn- und/oder Rückenmarksläsionen durch sekundäre opportunistische Infektionen, akute und chronische Entzündungserscheinungen von peripheren Nerven bis hin zu Entmyelinisierung und Entzündungen in Nervenfasern, die bestimmte Muskeln versorgen.

Tollwut war immer eine der am meisten gefürchteten Krankheiten, da infizierte Personen fast immer starben und vor dem Tod schreckliche Symptome auftreten. Hierzu gehören beispielsweise hohe Reizbarkeit, die Weigerung zu trinken aufgrund schmerzhafter Kehlkopfspasmen und starke Krämpfe. Die Krankheit wird durch den Speichel eines infizierten Warmblüters, wie beispielsweise Hund, Katze, Eichhörnchen oder Fuchs, übertragen. Das Auftreten der ersten Symptome hängt von dem Ort des Bisses ab. Da das Virus entlang der Axone in das Gehirn wandert, haben Bißwunden z.B. am Kopf eine kürzere Inkubationszeit als Bißwunden am Bein. Die Inkubationszeit variiert von 10 Tagen bis zu mehreren Monaten und manchmal bis zu einem Jahr. Tiere, die Menschen gebissen haben, sollten für 10 Tage in Quarantäne gehalten werden. Stirbt das Tier nicht innerhalb dieser 10 Tage, ist es keine Tollwut. Stirbt das Tier jedoch, sollte das Gehirn mikroskopisch untersucht werden, wobei der hippokampalen Region besondere Aufmerksamkeit geschenkt werden sollte. Die Neuronen enthalten hier charakteristische Zelleinschlüsse im Cytoplasma, sog. Negri-Körperchen. Die Behandlung der Tollwut besteht in einer Impfung, die jedoch nur wirksam ist, solange sich keine Krankheitssymptome zeigen. Andernfalls besteht keine Hoffnung auf Heilung.

Spongiforme Enzephalopathie

Es gibt eine Gruppe seltener degenerativer Erkrankungen des Gehirns, die sog. **subakuten spongiformen Enzephalopathien**. Die Symptome und Anzeichen der unterschiedlichen Erkrankungen sind sehr ähnlich. Sie enden fast alle tödlich und bei mikroskopischer Untersuchung des Gehirns, insbesondere des Kleinhirns, sind zahlreiche Vakuolen sichtbar, die das Gehirn an einen Schwamm erinnern lassen (spongiform = schwammartig). Zu den Erkrankungen gehört u.a. Kuru (= Zittern), die endemisch bei Eingeborenen mit kannibalischer Lebensweise in Neuguinea vorkommt, bei denen es üblich ist, auch die Gehirne der Opfer zu verspeisen. Weitere subakute spongiforme Enzephalopathien sind Scrapie, eine bei Schafen vorkommende Erkrankung, Rinderwahnsinn bei Kühen, sowie die Creutzfeldt-Jakob-Krankheit, eine beim Menschen weltweit vorkommende, sehr seltene Erkrankung. Vermutlich sind die Erreger der genannten Erkrankungen sogenannte Prionen („proteinaceous infectious particles"). Bis vor kurzem waren die kleinsten sich selbst reproduzierenden, übertragbaren und pathologisch wirkenden Erreger die Viren, kleine Stränge von eingekapselter DNA und RNA. Dennoch wurden in den letzten Jahren noch winzigere Vertreter entdeckt, die nur aus kleinen Einheiten nicht eingekapselter Proteine bestehen. Diese Einheiten wurden Prionen genannt. Sie sind mit großer Wahrscheinlichkeit die Erreger der oben angeführten Erkrankungen. Die Eigenschaften der Prionen unterscheiden sich erheblich von denen anderer Krankheitserreger wie beispielsweise Viren und Bakterien: In dem infizierten Organismus findet keine Antikörperproduktion statt, und es gibt auch keine Immunantwort anderer Art. Es wird keine Entzündungsreaktion induziert, und man weiß nicht, wie sich die Prionen vermehren. Die Inkubationszeit beträgt meist mehrere Monate bis einige Jahre. Prionen sind resistent gegen Kochen, ultraviolettes Licht und Formalin, und gegen ihre verheerenden Wirkungen gibt es noch kein Mittel. Man kann aus den infizierten Gehirnen die Prionen entfernen, sie konzentrieren und Kaninchen injizieren, die merkwürdigerweise Antikörper produzieren. Diese Antikörper werden für die immunologischen Tests verwendet, die zum Nachweis der Erkrankung dienen sollen.

Prionen sind übertragbar, und hier liegen die wesentlichen Probleme und Gefahren. Schimpansen entwickeln das Krankheitsbild „Kuru", wenn man ihnen infiziertes Gehirngewebe von verstorbenen Eingeborenen verabreicht. In England sterben Tausende von Rindern an Rinderwahnsinn, und alle infizierten Kadaver werden verbrannt. Dennoch ist der lokale Fleischkonsum angesichts der Angst, daß auch Fleisch von nicht betroffenen Rindern Träger von Prionen sein kann, drastisch gesunken, denn durch den Verzehr kann die Krankheit auch beim Menschen ausgelöst werden. Die Inkubationszeit beträgt allerdings mehrere Jahre. Aus denselben Gründen haben Länder wie Frankreich, Deutschland und die ehemalige Sowjetunion ein totales Embargo gegen britisches Rindfleisch verhängt.

Die Entdeckung der Prionen hat Wissenschaftler zu der Frage veranlaßt, ob andere chronische degenerative Erkrankungen, wie z. B. Morbus Alzheimer, Morbus Parkinson oder andere, unter Umständen von Prionen oder ähnlichen nichtviralen infektiösen Partikeln verursacht werden.

Pilzinfektionen

Pilzinfektionen des zentralen Nervensystems sind äußerst selten. Liegt jedoch eine Infektion vor, so ist sie schwer zu behandeln, und die Todesrate ist sehr hoch. Die Ziele von Pilzinvasionen sind meist Patienten, deren Immunsystem geschwächt oder zerstört ist (z. B. Personen, die immunsuppressive Medikamente einnehmen, AIDS-Infizierte usw.).

Verletzungen

In der heutigen medizinischen Praxis sind Verletzungen des Gehirns und/oder des Rückenmarks an der Tagesordnung. Zu den vielfältigen Ursachen gehören beispielsweise Auto-, Arbeits-, Freizeit- und Sportunfälle sowie die Einwirkung von Gewalt durch Schläge, Geschosse oder Messerstiche. Die Folge sind häufig Schädel- oder Wirbelsäulenfrakturen, und das empfindliche Nervengewebe ist komprimiert, verletzt oder zerstört, was zum Tode oder zu andauernden neurologischen Schäden führen kann. Verletzungen des Gehirns werden häufig von Gefäßverletzungen begleitet, die zu hämorrhagischen Gehirnerweichungen führen.

Fließt nach einem Unfall klare Flüssigkeit aus Nase oder Ohren, liegt meistens eine Schädelfraktur mit Liquorrhö vor, so daß Antibiotikagaben zur Infektionsprophylaxe angezeigt sind. Da es auch Schädelfrakturen ohne Liquorrhö gibt, sollte zur Sicherheit immer eine Röntgenaufnahme angefertigt werden.

■■■■ Autoimmunerkrankungen

░░░ Myasthenia gravis

Myasthenia gravis ist eine heimtückische Krankheit, die durch intermittierende Schwäche und Erschöpfung willkürlich innervierter Muskeln, besonders der Muskeln des Augenlides, des Gesichts, des Kiefers und der Extremitäten, charakterisiert ist. Als äußere Merkmale zeigen sich Ptosis, hängender Unterkiefer, Schluckbeschwerden (Dysphagie), Sprechstörungen (Dysphonie) sowie Veränderungen des Gesichtsausdrucks. Im Kapitel 1 wurde bereits erwähnt, daß die motorische Endplatte die Verbindung zwischen Axon und Muskel herstellt und daß Acetylcholin als Transmitter wirkt. Der Transmitter reagiert mit dem Acetylcholinrezeptor und führt zur Weiterleitung des Impulses mit nachfolgender Kontraktion des Muskels. Schließlich wird das Acetylcholin von der Acetylcholinesterase gespalten, damit die motorische Endplatte und die Muskeln repolarisiert werden können.

Jüngste Forschungsergebnisse haben gezeigt, daß Myasthenia gravis eine Autoimmunerkrankung ist. Die Acetylcholinrezeptoren an den motorischen Endplatten sind Proteine, die bei den Erkrankten als Antigene wirken und gegen die Antikörper produziert werden. Die Antikörper blockieren die motorischen Endplatten oder reduzieren ihre Effizienz. Die freigesetzte Menge des Acetylcholins entspricht zwar dem normalen Wert, aber da die Mehrzahl der Acetylcholinrezeptoren nicht einsatzbereit ist, sind die Muskeln geschwächt und ermüden dadurch schnell. Die Behandlung besteht darin, die Halbwertszeit des Acetylcholins durch Gabe von Acetylcholinesterasehemmern, wie beispielsweise Physostigmin oder Edrophonium, zu verlängern.

Klinisch unterscheidet man 3 verschiedene Typen von neuromuskulären Hemmstoffen, die alle bestimmte charakteristische und medizinische Anwendungen haben. Ein Beispiel für den ersten Typ ist *Curare*, eine Droge, die von südamerikanischen Indianern zum Töten ihrer Beute und Feinde benutzt wird. Dieses starke Gift blockiert die neuromuskuläre Impulsübertragung durch kompetitive Hemmung. Das Curare-Molekül weist somit eine höhere Affinität zum Rezeptor an der motorischen Endplatte auf als Acetylcholin. Dadurch kommt es zu einer Lähmung der willkürlich innervierten Muskulatur sowie der Atemmuskulatur, so daß rasch der Tod eintritt. In der Allgemeinchirurgie muß die Muskulatur, insbesondere die

Bauchmuskulatur, vor dem operativen Eingriff relaxiert werden. Zu diesem Zweck injiziert der Anästhesist winzige Mengen von Curare, um die Muskeln zu relaxieren, aber nicht zu lähmen.

Succinylcholin, ein Beispiel für den zweiten Typ von Hemmstoffen, wirkt im Sinne einer Verlängerung der Depolarisation an der motorischen Endplatte. Daher ist zunächst eine initiale Muskelkontraktur zu beobachten, die von einer schlaffen Lähmung gefolgt wird. In der klinischen Praxis wird Succinylcholin ebenfalls zur Muskelrelaxierung bei chirurgischen Eingriffen verwendet. Da es im Körper praktisch nicht nachweisbar ist und daher dem „perfekten Gift" am nächsten kommt, ist es nicht verwunderlich, daß es immer wieder im Mittelpunkt spektakulärer Mordprozesse steht.

Der dritte und letzte Typ der neuromuskulären Hemmstoffe wirkt blockierend auf die Acetylcholinesterase und führt dadurch zu einem Anstieg von Acetylcholin im synaptischen Spalt. Die besten Beispiele für solche Hemmstoffe sind *Physostigmin* und *Neostigmin,* die bei der Behandlung der Myasthenia gravis verwendet werden und zu den reversiblen Agenzien gehören. Darüber hinaus gibt es Cholinesterasehemmer vom Typ der Organophosphate, deren Wirkung irreversibel ist und die zur Herstellung von tödlichem Nervengas benutzt werden. Sie verursachen eine initiale Muskelkontraktion mit starken Faszikulationen und führen zu Lähmungen mit nachfolgendem Tod. Das wichtigste Antidot (Gegenmittel) zu dem Gas ist die rasche Injektion von Atropin.

Reye-Syndrom

Das Reye-Syndrom ist ein Krankheitsbild mit unbekannter Ätiologie, das sich bei Kindern und Jugendlichen häufig an eine virale Infektion anschließt. Sämtliche Symptome, von Erbrechen und Schläfrigkeit über Desorientierung und Persönlichkeitsveränderungen bis hin zu komatösen Zuständen, werden von zerebralen Ödemen verursacht. Mit 35–40 % ist die Mortalitätsrate bei dieser Erkrankung sehr hoch. Die Behandlung zielt darauf ab, das Hirnödem zu reduzieren und den Patienten intensivmedizinisch zu überwachen. Im Verlauf der Erkrankung kommt es zusätzlich zu einer Schädigung der Leber, die dadurch die Fähigkeit verliert, Ammoniak zu entgiften.

Akute Polyneuritis (Guillain-Barré-Syndrom)

Die akute Polyneuritis ist ebenfalls eine Erkrankung mit unbekannter Ätiologie, die jedoch alle Altersgruppen betreffen kann. In den meisten Fällen schließt sie sich einer Infektion der oberen Atemwege an und beginnt mit einer fortschreitenden Schwäche der Beine. Schließlich entwickelt sich eine aufsteigende Lähmung, die bis zum Hirnstamm fortschreiten kann. Der Proteingehalt im Liquor ist erhöht, aber nur wenig Leukozyten sind vorhanden. Die Genesungsdauer kann stark variieren, die Mortalitätsrate ist jedoch niedrig.

Demyelinisierende Erkrankungen

In diese Gruppe gehören die multiple Sklerose (MS), die bereits im Kapitel 1 behandelt wurde, und die postvakzinale Enzephalomyelitis, die, wie der Name bereits andeutet, nach einer Impfung (besonders nach Pockenschutzimpfung) auftreten kann.

Stoffwechselerkrankungen

Bei den Stoffwechselerkrankungen des zentralen Nervensystems unterscheidet man erworbene und vererbte Erkrankungen. Erstere sind ursächlich Stoffwechselerkrankungen anderer Organe, die sekundär auf das Gehirn übergreifen. Zum Beispiel führt eine Hypothyreose bei Kindern unter anderem zu schweren geistigen Behinderungen (Kretinismus). Hypoglykämie kann ebenfalls nachteilig auf das Gehirn wirken.

Die ererbten oder angeborenen Stoffwechselerkrankungen werden durch einen Enzymdefekt verursacht, der einen abnormen Metabolismus unterschiedlicher Substanzen bewirkt. Da mittlerweile über 100 solcher Krankheiten unterschieden werden, viele von ihnen mit originellen Namen wie beispielsweise Gargoylismus oder Ahornsirupkrankheit, sollen nur die häufigsten erwähnt werden:

Die **Phenylketonurie** ist ein autosomal-rezessiv vererbter Enzymdefekt, bei dem eine Störung im Aminosäurestoffwechsel vorliegt. Durch das Fehlen des Enzyms Phenylalanin-Hydroxylase, das normalerweise die Umwandlung von Phenylalanin in Tyrosin katalysiert, werden Phenylalanin sowie seine Derivate im Körper angehäuft und können bei unbehandelten Kindern zu schwerer geistiger Retardierung führen. Eine gängige Nachweismethode ist die Reaktion von Eisenchlorid mit dem Urin des Kindes: Wird der Urin hellgrün, ist Phenylbrenztraubensäure vorhanden, ein typischer Stoffwechselmetabolit bei diesem Enzymdefekt. Zur Sicherung der Diagnose kann man auch das Serum auf erhöhten Phenylalaningehalt untersuchen. Durch Verabreichung einer phenylalaninarmen Diät kann man die Erkrankung ganz gut in den Griff bekommen.

Die **Tay-Tachs-Erkrankung** ist eine erbliche autosomal-rezessive Lipidspeicherkrankheit, die nahezu ausnahmslos (95 %) bei jüdischen Kindern osteuropäischer Herkunft auftritt. Aufgrund des Fehlens des Enzyms N-Acetylhexosaminidase A kommt es zu einer Akkumulation von Lipiden (Gangliosiden) im Gehirn. Die Krankheit beginnt im Alter von 4 – 6 Monaten mit Retardation der emotionalen und geistigen Entwicklung. Es können Anfälle auftreten, und die Kinder werden blind (amaurotische Idiotie). Da es keine therapeutischen Möglichkeiten gibt, schreitet die Krankheit fort und endet im Alter von 3 – 4 Jahren tödlich. Ein kirschroter Maculafleck auf der Retina ist ein pathognomonisches Zeichen dieser Erkrankung. Die Träger dieses rezessiven Gens können durch einen Screening-Test erkannt werden. Auf diese Weise kann durch eine genetische Beratung bereits die Zeugung erkrankter Kinder verhindert werden.

Die **infantile Gaucher-Erkrankung** manifestiert sich im ersten halben Lebensjahr. Aufgrund eines Enzymdefektes im Fettstoffwechsel (Beta-Glucosidase-Mangel) kommt es zu einer Ansammlung von Cerebrosiden in Knochenmarkszellen, in der Leber, der Milz und auch im Gehirn. Große Histiozyten, sog. Gaucher-Zellen, sind die charakteristischen mikroskopischen Befunde bei dieser Erkrankung. Da es auch hier lange keine therapeutischen Möglichkeiten gab, schritt die Erkrankung progressiv fort und führte fast immer zum Tod. Kürzlich konnte man jedoch einen vielversprechenden Durchbruch bei der Behandlung erzielen, indem man eine intravenöse Substitutionstherapie mit Alglucerase durchführte. Danach kommt es zu einer merklichen Verbesserung des Blutbildes, und die Organmegalie sowie die Häufigkeit von schweren bakteriellen Infektionen und neurologischen Ausfällen werden reduziert.

Die **Wilson-Erkrankung (hepatolentikuläre Degeneration)** ist eine seltene erbliche Erkrankung, bei der eine Störung des Kupfermetabolismus vorliegt. Aufgrund erniedrigter Serumspiegel von Caeruloplasmin und einer damit verbundenen erniedrigten Kupferbindungsfähigkeit kommt es zu einer vermehrten Akkumulation von Kupfer in der Leber sowie im Nucleus lentiformis des Gehirns. Die Erkrankung beginnt im Alter von 10 – 20 Jahren mit Symptomen, die an die Parkinsonsche Erkrankung erinnern. Darüber hinaus kommt es zu psychischen und emotionalen Störungen, die zur Fehldiagnose einer Geisteskrankheit führen können. Charakteristisch sind Kupferablagerungen am Rand der Cornea (Kayser-Fleischer-Ring). Durch die Gabe von D-Penicillamin, das mit Schwermetallen lösliche Chelate bildet, kann ein Teil des Kupfers wieder über die Nieren zur Ausscheidung gebracht werden.

Idiopathische und degenerative Erkrankungen

Epilepsie

Epilepsie ist eine häufige neurologische Erkrankung, von der in den Vereinigten Staaten ungefähr eine Million Menschen betroffen sind. Auch heute ist mit der Epilepsie noch ein Gefühl von Scham verbunden, aber sie ist eine Krankheit wie jede andere. Viele historische Persönlichkeiten litten unter einer Form von Epilepsie, so beispielsweise einige Propheten des Alten Testaments sowie Alexander der Große, Julius Caesar, Peter der Große, Pascal, Napoleon, Dostojewski und Byron.

Charakteristisch für die Epilepsie sind plötzliche, unkoordinierte Entladungen zerebraler Neurone. Der Verlauf der Anfälle unterscheidet sich bei den einzelnen Formen der Epilepsie, dennoch fallen 95 % aller Anfälle in zwei Hauptgruppen:
1. generalisierte Epilepsien und
2. partielle Epilepsien.

Zu den **generalisierten Epilepsien** zählt man die Grand-mal- und die Petit-mal-Anfälle. Bei *Grand-mal-Anfällen* haben die Betroffenen häufig eine dem Anfall vorausgehende visuelle oder olfaktorische Aura. Die Patienten schreien auf und verlieren das Bewußtsein. In dieser tonischen Phase des Anfalls besteht eine ausgeprägte 1 – 2 Minuten dauernde Muskelkontraktion ohne Erschlaffung. Der Körper ist starr und steif mit zum Körper flektierten Armen und Unterarmen. Hierauf folgt eine 3 – 5 Minuten dauernde klonische Phase, in der es zu wellenartigen, kräftigen Muskelspasmen kommt. Die Patienten beißen sich auf die Zunge und verdrehen die Augen, es tritt schäumender und manchmal blutiger Speichel aus, und es kommt zu einer Unterbrechung der Atmung mit Zyanose – ein wahrlich furchterregender Anblick für den unerfahrenen Beobachter. Wenn die Kontraktionen aufhören, fallen die Betroffenen oft in einen mehrstündigen Schlaf.

Von *Petit-mal-Epilepsien* sind sehr häufig Kinder zwischen 4 Jahren und der Pubertät betroffen. Die Anfälle, die zwischen 50- und 100mal pro Tag auftreten können, bestehen aus einem Bewußtseinsverlust, der 1 – 3 Sekunden dauert und ohne Muskelspasmen oder Augenschluß verläuft. Das Kind ist sich seines Zustandes häufig gar nicht bewußt. Zur Diagnosestellung ist ein EEG sehr hilfreich. In den meisten Fällen verschwinden die Symptome nach der Pubertät. Geschieht dies jedoch nicht, dann können die Petit-mal-Anfälle in Grand-mal-Anfälle übergehen.

Die **partiellen Epilepsien** haben oft physische Ursachen, wie beispielsweise gliale Narben oder Tumoren, die zerebrale Irritationen auslösen und ein Zentrum für elektrische Entladungen darstellen. Innerhalb der partiellen Epilepsien gibt es ebenfalls 2 Typen: die psychomotorischen und die fokalen Epilepsien. Bei den *psychomotorischen Epilepsien*, die manchmal auch Temporallappenanfälle genannt werden, hat der Patient zunächst visuelle oder olfaktorische Halluzinationen, auf die Bewußtseinsveränderungen folgen, aber kein Bewußtseinsverlust. Diese Bewußtseinsveränderungen beinhalten psychische Phänomene, wie beispielsweise Gefühle der Entfremdung oder unbestimmter Vertrautheit (Déjà-vu-Erlebnisse), verbunden mit Beklemmungen. Der Anfall endet gewöhnlich mit unangemessenen motorischen Phänomenen (z. B. sich in der Öffentlichkeit entkleiden, schmatzen, taumeln).

Die *fokalen* oder *Jackson-Anfälle* beginnen in bestimmten motorischen Rindenarealen des Gyrus praecentralis und manifestieren sich beispielsweise als Fingerzuckungen oder als Dorsalflexion der Füße. Die Erregung kann sich auf benachbarte motorische Areale ausbreiten und sich sukzessive auf die ganze betroffene Körperhälfte ausdehnen. Obwohl bereits intensive Forschung betrieben worden ist, bleibt die Ursache der Epilepsie noch immer unbekannt. In manchen Fällen ist sie allerdings eindeutig physischer Natur, z. B. eine gliale Narbe oder ein Tumor. Glücklicherweise kann die Mehrzahl der epileptischen Anfälle nahezu vollständig durch geeignete antikonvulsive Medikamente verhindert werden.

Medikamentöse Therapie: Bei der Behandlung der Epilepsie mit Medikamenten gibt es prinzipiell zwei Grundsätze. Erstens müssen das Medikament und die Dosierung auf den individuellen Bedarf abgestimmt sein. Sollte der Patient nicht darauf ansprechen, muß das Medikament gewechselt werden. Das ist sehr wichtig, denn der zweite Grundsatz besagt, daß *die medikamentöse Behandlung nie abrupt abgebrochen werden sollte*, weil dadurch ein sog. Status epilepticus ausgelöst werden kann, der eine lebensbedrohliche Situation darstellt (s. unten).

Therapie des Grand-mal-Anfalls: Das Medikament der ersten Wahl ist Carbamazepin (Tegretal). Andere Medikamente, wie beispielsweise Phenytoin, ein Hydantoinderivat, verursachen als unangenehme Nebenwirkung eine Hyperplasie der Gingiva. Zu den häufig verordneten Mitteln gehören auch Barbitursäurederivate (Phenobarbital und Primidon), die eine geringe Toxizität haben.

Therapie des Petit-mal-Anfalls: Bei Petit-mal-Anfällen ist das Medikament der Wahl Ethosuximid (Petnidan). Falls dies nicht erfolgreich ist, nimmt man Valproinsäure.

Therapie partieller Anfälle: Bei partiellen Anfällen ist Carbamazepin das beste Medikament, sowohl für psychomotorische als auch für fokale Epilepsien.

Der **Status epilepticus** ist eine akute lebensbedrohende Situation, in der der Patient von ununterbrochenen heftigen Spasmen gequält wird, die häufig zum Tode führen. Die Ursache ist fast immer der plötzliche Entzug oder eine zu niedrige Dosis des antikonvulsiven Medikamentes. Die Behandlung besteht in der intravenösen Zufuhr von Diazepam (Valium). Können dadurch die Anfälle nicht gestoppt werden, nimmt man Phenobarbital. Ist auch dies erfolglos, wird eine Vollnarkose verabreicht.

Epileptiforme Anfälle können, im Gegensatz zum Krankheitsbild Epilepsie, sehr unterschiedliche Ursachen haben: Tumoren, Infektionen, wie beispielsweise Meningitis oder Enzephalitis, Vergiftungen durch Schwermetalle oder Medikamentenüberdosierungen, toxische Stoffwechselprodukte anderer Krankheiten, hohes Fieber, besonders bei Kindern, Hypoglykämie, Wasser- und Elektrolytungleichgewichte und subdurale Hämatome.

Alzheimer-Erkrankung

Die Alzheimer-Krankheit ist eine der häufigsten degenerativen Erkrankungen älterer Menschen, die in den vergangenen Jahren epidemische Ausmaße angenommen haben. In Amerika sind z. B. 2,5 Millionen Menschen erkrankt, und die Tendenz ist steigend. Mikroskopisch ist ein weitverbreiteter Zelltod im zerebralen Cortex zu sehen. Außerdem zeigen sich in den kortikalen Neuronen charakteristische Veränderungen der Neurofibrillen (Alzheimer-Fibrillen) sowie senile Plaques (Drusen) und eine Gefäßwandamyloidose. Die zerebralen Hemisphären weisen eine Atrophie mit einer charakteristischen Erweiterung der Sulci und der lateralen Ventrikel auf, die besonders gut im Computertomogramm zu sehen ist. Die Patienten leiden unter Gedächtnisstörungen, besonders des Kurzzeitgedächtnisses, und im weiteren Verlauf treten vielfältige neuropsychologische Symptome auf (z. B. Akathisie, Orientierungsstörungen, Dysphasie, Agnosie, Apraxie). Motorische Behinderungen können zu Bettlägerigkeit führen. Im Vordergrund steht jedoch eine fortschreitende Demenz mit Verfolgungswahn und Feindseligkeit. Auf diese Weise zerstört die Alzheimer-Krankheit nicht nur langsam die Persönlichkeit, sondern sie führt darüber hinaus zu einer ungeheuren emotionalen, psychologischen und finanziellen Belastung der Familien und der Gesellschaft. Trotz vielfältiger Forschungsaktivitäten gibt es noch immer keine Hinweise auf die Krankheitsursache und keine Möglichkeiten der Therapie oder Vorbeugung. Es ist jedoch bekannt, daß bei einem hohen Prozentsatz der Patienten genetische Faktoren eine Rolle spielen.

Morbus Parkinson

Der Morbus Parkinson ist eine langsam fortschreitende Erkrankung, von der im allgemeinen ältere Personen jenseits von 50 Jahren betroffen sind. Es sind weder die Ursachen bekannt, noch gibt es Möglichkeiten der Vorbeugung und Heilung. Das mikroskopische Bild zeigt eine Degeneration der Substantia nigra und des Nucleus caudatus oder des Globus pallidus. Chrakteristisch für die Erkrankung sind Ruhetremor, ein starker Hypertonus der Muskulatur, der zu einem maskenähnlichen Gesicht und einem Rigor führt (s. Kap. 9), sowie Akinese.

Neoplastische Erkrankungen

Gehirntumoren können ihren Ursprung im Nervengewebe, im nichtnervalen Gewebe des ZNS oder in Geweben außerhalb des ZNS haben. Die zuletzt genannten Tumoren entstehen aus Metastasen, die von einer Geschwulst im Körper ausgehen und über den Blut- oder Lymphweg ins Gehirn gelangen. Die Malignität des Tumors hängt weniger von seiner Histologie, sondern vielmehr von seiner Lokalisation ab. Beispielsweise kann der Tumor vom morphologischen Standpunkt aus gutartig, aber aufgrund seiner Lage chirurgisch nicht erreichbar (z. B. ein Tumor des Mittelhirns) und damit tödlich sein.

Da Neurone sich nicht mehr mitotisch teilen, sind die meisten Tumoren des Nervengewebes glialen Ursprungs, sogenannte **Gliome** (Anhang VII, Abb. **6**, S. 201). Gliome machen ungefähr 50–60 % aller intrakraniellen Tumoren aus. Histologisch gesehen sind die häufigsten Gliome *Astrozytome*, die aufgrund ihrer Malignität 4 verschiedenen Graden zugeordnet werden. Der Grad IV entspricht dem verbreitetsten und zugleich bösartigsten Gliom, dem *multiformen Glioblastom*. Bei Kindern sind zerebrale Gliome äußerst selten, wohingegen zerebellare Gliome, die sich häufig im Dach des IV. Ventrikels befinden, bei ihnen sehr verbreitet sind. Zu den Gliomen gehören unter anderem auch *Oligodendrogliome, Ependymome* sowie die schnell wachsenden und äußerst bösartigen *Medulloblastome* des Cerebellums, die meist nur bei Kindern zwischen 4 und 8 Jahren gefunden werden.

Ungefähr 30 % aller intrakraniellen Tumoren entstehen aus dem nichtnervalen Gewebe des ZNS. Am häufigsten sind die gutartigen, langsam wachsenden **Meningeome**, die meist bei älteren Menschen auftreten (mit einem Erkrankungsmaximum um das 45. Lebensjahr), wobei Frauen etwa doppelt so häufig betroffen sind wie Männer (Anhang VII, Abb. **6**, S. 201). Zu den intrakraniellen nichtnervalen Tumoren gehören auch

Pinealome, Kraniopharyngiome, Akustikusneurinome, Angiome sowie Hypophysenadenome (Anhang VIII, Abb. **7**, S. 211).

Schließlich können Tumoren des Gehirns metastatischen Ursprungs sein. Zu dieser Kategorie gehören etwa 10 % aller intrakraniellen Raumforderungen. Von dem in einem Organ entstandenen Primärtumor haben sich Tumorzellen abgesiedelt, die über das Kreislaufsystem in das Gehirn gelangt sind. Die häufigsten Entstehungsorte der Primärtumoren sind Lunge, Niere, Prostata, Gastrointestinaltrakt und Haut.

Bei Erwachsenen sind 85 % aller Tumoren in den zerebralen Hemisphären bzw. oberhalb des Tentorium cerebelli (supratentoriell) lokalisiert. Bei Kindern hingegen befinden sich die meisten Tumoren im Cerebellum bzw. unter dem Tentorium cerebelli (infratentoriell) in den hinteren Schädelgruben. Die häufigsten Tumoren bei Kindern sind Astrozytome des Hirnstammes, Medulloblastome sowie Ependymome, die aus Ependymzellen des IV. Ventrikels entstehen. Eines der ersten und häufigsten Zeichen eines Tumors ist die Ataxie.

Um die Symptome eines Tumors zu verstehen, ist es hilfreich, sich an folgendes zu erinnern:

1. Tumoren sind raumfordernde Prozesse, die mit der Bildung von Ödemen verbunden sind. Deswegen führen sie zu einem Anstieg des intrakraniellen Druckes, der *Kopfschmerzen, Papillenödem, Erbrechen* und/oder *Schläfrigkeit* verursacht.
2. Tumoren expandieren und irritieren dabei das Gehirn, was wiederum zu *epileptiformen Anfällen* führen kann.
3. Tumoren drücken auf das Gehirn und können auf diese Weise spezifische *fokale Symptome* hervorrufen: Ein zerebellarer Tumor verursacht Ataxie, Gleichgewichtsstörungen, oder es treten andere zerebellare Symptome auf. Mit einem Frontalpoltumor sind Persönlichkeitsveränderungen und der Verlust des Geruchssinns (Anosmie) verbunden. Für ein Hypophysenadenom, das auf das Chiasma opticum drückt, sind Doppeltsehen oder andere visuelle Störungen typisch.

Früher war die Prognose eines Gehirntumors ziemlich schlecht. Durch verbesserte diagnostische Möglichkeiten, wie beispielsweise CT und MRT, durch die 95 % aller intrakraniellen Geschwülste aufgespürt werden können, sowie durch bessere chirurgische Techniken, in Kombination mit Strahlen- und Chemotherapie, sind die Resultate deutlich besser geworden. Die häufigsten und ernstesten postoperativen Komplikationen sind Infektionen, Blutungen, Ödeme, Anfälle und bestimmte fokale Symptome.

Drogen-, Alkohol- und Medikamentenmißbrauch sowie Vergiftungen durch andere Toxine

Alkohol

Alkoholismus ist eine der weitverbreitetsten Krankheiten der westlichen Industrieländer. Allein in den Vereinigten Staaten sind schätzungsweise 12–15 Millionen Menschen Alkoholiker oder haben ein Alkoholproblem, wobei alkoholbedingte Todesfälle sich auf mehr als 100 000 pro Jahr belaufen (etwa 5 % aller Todesfälle). Alkoholismus hat viele Gründe und weist eine hohe genetische Prädisposition auf.*

Viele von uns kennen die verheerenden Folgen für den Betroffenen, seine Familie und die Gesellschaft. Die einzige Möglichkeit der Heilung ist absolute Abstinenz, und um Rückfälle zu vermeiden, ist es ratsam, sich den „Anonymen Alkoholikern" anzuschließen.

Bei schwangeren Frauen, die alkoholabhängig sind, besteht ein 35 %iges Risiko, daß das neugeborene Kind ein sog. *Alkoholsyndrom* aufweist. Dieses Krankheitsbild äußert sich in zerebralen Dysfunktionen, abnormen Gesichtszügen und Wachstumsretardation.

Vergiftungen mit Methylalkohol treten auf, wenn illegale „Schwarzbrenner" teuren, ungiftigen Äthylalkohol mit billigem, giftigem Methylalkohol verschneiden. Methylalkohol wird im Körper über Formaldehyd zu Ameisensäure abgebaut, die zum Kreislaufkollaps, im weiteren Verlauf zu Blindheit und in zahlreichen Fällen zum Tode führt.

Cocain

Durch die Toxizität von Cocain wird bei Mißbrauch eine Reihe neurologischer Störungen verursacht. Der zunehmende Mißbrauch ist z.T. auf die immer breitere Verfügbarkeit, z.B. als „crack", zurückzuführen. Schwere Intoxikationen sind häufig assoziiert mit Unruhe, Anfällen mit nachfolgender Benommenheit und Koma bis hin zum Tod. Darüber hinaus neigen Cocainsüchtige zu einer frühzeitigen Arteriosklerose der Herzkranzgefäße.

---

*   Eine interessante wissenschaftliche Publikation zu diesem Thema: Goodwin, D., et al.: Alcohol problems in adoptees raised apart from alcoholic parents. Arch. gen. Psychiat. 28 (1973) 238. Vor kurzem haben Wissenschaftler ein Gen auf dem Chromosom 11 gefunden, das für Alkoholprobleme verantwortlich sein könnte.

Heroin

Heroin, ein Derivat des Opiats Morphin, beeinflußt das ZNS, indem es ein Gefühl des Wohlbefindens („high" sein) verursacht. Dieser Euphorie folgt jedoch sehr bald Übelkeit, Erbrechen und Schwäche. Diese Symptome können durch wiederholte Heroininjektionen, der Beginn der Abhängigkeit, abgeschwächt werden. Süchtige versuchen häufig durch Verbrechen oder Prostitution an das nötige Geld für ihren nächsten „Schuß" zu kommen. Der Tod wird meist durch eine zu hohe Dosis verursacht. Solch eine Überdosis führt zu einer verminderten Ansprechbarkeit und abgeflachter Atmung mit nachfolgendem Atemstillstand.

Andere Toxine

In dieser Kategorie gehören viele exotische Substanzen, die in Kriminal- und Spionagegeschichten meist eine größere Rolle spielen als im wirklichen Leben.

Todesfälle aufgrund des *Giftes von Schlangen, Spinnen* und *Skorpionen* sind selten. Einige dieser Gifte sind Neurotoxine mit Wirkung auf das Herz- und/oder Atemzentrum, während andere die Weiterleitung von Nervenimpulsen verhindern.

Schwermetalle können auch Vergiftungen mit Todesfolge hervorrufen. Bleivergiftungen kommen häufig bei Malern, Schriftsetzern und in der bleiverarbeitenden Industrie vor. Symptome treten erst einige Wochen nach der Einnahme auf und sind unterschiedlich und unspezifisch. Es können Appetitlosigkeit, Reizbarkeit, Konzentrationsstörungen und Schläfrigkeit auftreten. Bei chronischer Vergiftung entwickelt sich eine Polyneuropathie. Quecksilber, Mangan und Arsen führen, wie viele industrielle Substanzen, ebenfalls zu Neuropathien. Aus diesem Grund ist es wichtig, bei den Patienten eine genaue und detaillierte Anamnese in bezug auf Beruf, Wohnung und andere Faktoren, z. B. bestimmte Gewohnheiten, durchzuführen.

Schließlich gibt es *pflanzliche Neurotoxine* wie beispielsweise Curare, ein südamerikanisches Pfeilgift aus einem wäßrigen Extrakt verschiedener Strychnosarten, Ergotamin, ein Alkaloid des Mutterkorns, sowie die Gifte einiger Pilzarten.

15 000 Menschen sterben in den Vereinigten Staaten jedes Jahr an einer *Barbituratvergiftung*, die an der Spitze der Todesursachen durch Toxine steht. Im Gegensatz dazu gab es beispielsweise 1979 nur 5 Tollwutfälle, obwohl das Wort „Tollwut" mehr negative Assoziationen weckt als das Wort „Barbiturat". Da barbituratbedingte Todesfälle meistens eigenverschuldet sind, wäre es besser, wenn der Arzt anstelle von Barbituraten

Chlorhydrat verschreiben würde, das eines der ältesten, besten und sichersten Schlafmittel ist.

Angeborene Erkrankungen

Kongenitale neuropathologische Krankheitsbilder können aus den verschiedensten Gründen entstehen, beispielsweise aufgrund genetisch determinierter Funktionsstörungen, als Folge von Bestrahlung, Sauerstoffmangel oder mütterlichen Infektionen.

Das **Down-Syndrom** (Trisomie 21) ist ein genetischer Defekt, der bei denjenigen Kindern eine besonders hohe Inzidenz aufweist, deren Mütter bei der Schwangerschaft über 40 Jahre alt sind.

Eine schwangere Frau kann sich mit dem für sie harmlosen Rubeolavirus (Röteln) infizieren. Das Virus kann jedoch den Fetus schädigen und z. B. zu Linsentrübung, Taubheit sowie zerebralen Entwicklungsstörungen führen. Bei rauschgiftabhängigen Schwangeren kommt es in der Placenta zu einem Übertritt des Heroins, und das Neugeborene kommt rauschgiftabhängig zur Welt, so daß es nach der Geburt an schweren Entzugserscheinungen leidet. Genauso überwindet das Nicotin von rauchenden Schwangeren die Placentaschranke und schädigt den Fetus.

Die **Spina bifida** ist eine kongenitale Fehlbildung (Erkrankungshäufigkeit 1 : 1000), bei der die Verschmelzung beider Wirbelbogenhälften, besonders im lumbosakralen Bereich, ausbleibt. In manchen Fällen kommt es nicht zu einer Protrusion der Meningen, in anderen Fällen jedoch kommt es zu einer Vorwölbung und Verlagerung unter die Haut in Form eines runden Sackes, einer **Meningozele**. Bei einer **Meningomyelozele** sind zusätzlich Anteile des Rückenmarks sowie der Spinalwurzeln beteiligt.

Anenzephalie ist die häufigste Fehlbildung des ZNS. Sie und andere offene Neuralrohrdefekte können ab der 12. Schwangerschaftswoche – wenn sich das Neuralrohr schließt – erkannt werden, weil dann erhöhte Spiegel der Alphafetoproteine in der Amnionflüssigkeit oder im mütterlichen Serum vorliegen. Anenzephalie kann ebenso durch eine Ultraschalluntersuchung diagnostiziert werden.

Neurologische Störungen unbekannter Ursache

Schließlich gibt es viele neurologische Störungen unbekannter Ätiologie, wie beispielsweise Dyslexie, Stottern, Anorexia nervosa oder geistige Retardierung.

Dyslexie

Unter Dyslexie (Wortblindheit) versteht man die Unfähigkeit oder Schwierigkeit, Geschriebenes zu erfassen, geistig aufzunehmen und zusammenhängend vorzulesen, obwohl der Betroffene neurologisch gesund und häufig sogar sehr intelligent ist. Diese Störung ist bei Jungen 4- bis 5mal häufiger anzutreffen als bei Mädchen. Heutzutage weiß man, daß eine nicht diagnostizierte Dyslexie die Ursache für schlechte Leistungen in der Schule sein kann. Schreibstörungen, die Vermeidung von Situationen, in denen gelesen werden muß sowie das Verkehrtherumhalten von Büchern können Hinweise auf eine Dyslexie sein. Intensives privates Training bringt häufig erstaunliche Erfolge bei der Beseitigung dieser Probleme.

Stottern

Stottern ist eine weltweit verbreitete Störung mit einer uralten Geschichte, von der auch historische Persönlichkeiten betroffen waren. Zu den Stotterern gehörten z. B. Moses (s. Exodus 4, 10 – 16), der römische Eroberer Claudius und König George VI. von England, Prinz Charles' Großvater. Die Erkrankung tritt bei Männern 4mal häufiger auf als bei Frauen. Viele Kinder stottern in bestimmten Phasen, aber meistens vergeht es von selbst wieder. Es gibt viele Theorien über die Ursachen und viele Formen der Therapie, dennoch sind die Ergebnisse schlecht und enttäuschend. Streß verschlimmert im allgemeinen den Zustand, aber für viele Stotterer gibt es Situationen, in denen sie überhaupt keine Probleme haben, z. B. beim Singen.

Anorexia nervosa

Anorexia nervosa ist ein immer häufiger zu beobachtendes Syndrom, das bei Mädchen während und nach der Pubertät sowie bei jungen Frauen auftritt. Die Patientinnen hungern freiwillig bis zur völligen Auszehrung, manchmal sogar bis zum Tode. Fast alle Mädchen sind von weißer Hautfarbe und kommen aus mittleren und oberen sozialen Schichten. Sehr wenige sind Asiatinnen oder Farbige. Diese Krankheit tritt bei jungen Männern so gut wie gar nicht auf; die wenigen bekannten Fälle hat man erfolgreich mit Antidepressiva behandelt. An Anorexia nervosa leidende Frauen haben keine Depressionen und fühlen sich gut. Sie haben nur panische Angst, daß sie vom Essen zunehmen. Die Behandlung besteht in einer Einweisung ins Krankenhaus mit künstlicher Ernährung. Die Ätiologie ist unbekannt, und daher gibt es eine große Anzahl von Theorien. Eine dieser Theorien legt eine mögliche hypothalamisch-hypophysäre Dysregulation zugrunde. Die Ergebnisse der Psychotherapie sind eher unbefriedigend, und die Gesamtprognose ist sehr unsicher.

Geistige Retardierung

Trägt man die Intelligenz einer Population, die anhand von Intelligenztests (IQ-Tests) festgestellt worden ist, graphisch auf, bekommt man eine glockenförmige Kurve. Das abgeflachte Ende auf der einen Seite repräsentiert die 2 – 3 % der Bevölkerung, die einen IQ von 70 oder darunter haben und daher als geistig retardiert betrachtet werden. Auf der Grundlage der durch Intelligenztests ermittelten Intelligenzquotienten unterscheidet man heute 4 Stufen geistiger Retardierung:

Milde geistige Retardierung (Debilität) zeigen Personen mit einem IQ zwischen 54 und 69. Sie können in der Sonderschule noch unterrichtet werden, sie haben einen Beruf und können sich selbst helfen und unabhängig leben.

Mäßige geistige Retardierung (Imbezillität) weisen Personen mit einem IQ zwischen 40 und 54 auf. Einige von ihnen können noch nützliche Fertigkeiten erlernen und selbst für sich sorgen, die meisten von ihnen aber sind auf ständige Familienbetreuung oder Anstaltspflege angewiesen.

Schwere geistige Retardierung zeigen Personen mit einem IQ zwischen 25 und 39, und **schwerste geistige Retardierung** weisen Personen mit einem IQ unter 25 auf. Zu diesen zwei Gruppen zählen etwa 10 % aller geistig Behinderten, die auf eine ständige Anstaltspflege angewiesen sind. Ihr Zustand ist häufig von anderen körperlichen Symptomen begleitet, und der Grund für ihre Retardierung ist häufig bekannt.

Bei 40 – 50 % aller geistig Behinderten ist keine ersichtliche Ursache vorhanden (idiopathische Krankheitsentstehung). Da ihre Gehirne keine auffälligen makroskopischen und mikroskopischen Verletzungen aufweisen, muß man annehmen, daß sie einfach nur das abgeflachte Ende der IQ-Skala darstellen. Das Verhalten der geistig Behinderten ist sehr unterschiedlich. Es gibt Fälle, die apathisch oder schwerfällig sind, während andere sich hyperaktiv oder aggressiv verhalten oder zwanghafte Bewegungen ausführen.

Die bekannteste Ursache für geistige Retardierung ist das **Down-Syndrom**, das auf einem genetischen Fehler beruht: Anstelle von zwei Chromosomen 21 sind drei vorhanden. Diese sogenannte Trisomie 21 hängt unmittelbar mit dem Alter der Mutter zusammen. Bei 15- bis 19jährigen Frauen liegt die Inzidenz bei 1 : 2400 Geburten, während Mütter, die über

45 Jahre alt sind, eine Inzidenz von 1 : 40 aufweisen. Die durchschnittliche Inzidenz liegt bei 1 : 660 Geburten.

Andere mögliche Ursachen für geistige Retardierung sind:

1. *Toxine*, wie z. B. Bleivergiftungen;
2. *Infektionen*, wie z. B. Meningitis und Encephalitis;
3. *Hormone*, z. B. Thyroxinmangel bei Kindern (Kretinismus);
4. *Phenylketonurie*: eine genetische Stoffwechselerkrankung, die zu schwerer geistiger Retardierung führt, wenn sie nicht behandelt wird;
5. *Schäden am Nervensystem*, die vor, während oder nach der Geburt entstehen (z. B. durch eine Rötelninfektion der Mutter oder durch Sauerstoffmangel während der Geburt);
6. *Antigen-Antikörper-Reaktionen*, die auftreten, wenn der Vater Rh-positiv, die Mutter Rh-negativ und der Fetus Rh-positiv ist: Bei der Geburt kann es zu einem Übertritt kindlicher Erythrozyten in das mütterliche Blut kommen. Die Mutter produziert daraufhin plazentagängige Antikörper gegen die fetalen Erythrozyten, so daß es bei einer zweiten Schwangerschaft zu einer massiven Hämolyse (Zerstörung) der Rh-positiven roten Blutkörperchen des Fetus kommt, deren Abbauprodukte (z. B. Bilirubin) u.a. zu schwerer geistiger Retardierung (bekannt als fetale Erythroblastose) führen;
7. *Fehlentwicklung des Nervensystems*: z. B. können Mikrozephalie und andere Defekte geistige Behinderung zur Folge haben.

Literatur:

1. Adelman, G. (Hrsg.): Encyclopedia of Neurosciences. Boston: Birkhauser; 1984.
2. Bailey, F. L.: The Defense Never Rests. New York: New American Library; 1972.
3. Gabizon, R., S. Prusiner: Prion liposomes, Biochem. J. 1990; 266: 1 – 14.
4. Goodwin, D. et al.: Alcohol problems in adoptees raised apart from alcoholic parents. Arch. Gen. Psychiatry. 1973; 28: 238.
5. Helpern, M.: Autopsy – The Memoirs of Milton Helpern, the World's Greatest Medical Detective. New York: St. Martin's Press; 1977.
6. Schreuder, B. E.: General aspects of transmissible spongioform encephalopathies and hypothese about the agents. Vet. Q. 1993; 15: 167 – 174.
7. Zimran, A., Hollak, C. E., Abrahamov, A., Vans-oers, M. K., Kelly, M., Beutler, E.: Home treatment with intravenous enzyme replacement therapy for Gaucher's disease: an international collaborative study of 33 patients. Blood. 1993; 82: 1107 – 1109.

Neuroanatomische Begriffe

Begriff	Ableitung	Beispiel mit demselben Wortstamm
Agnosie, Agnosia, gr.	a = nicht; gnosis = erkennen	agnostisch
Alexie, Alexia, gr.	a = nicht; lexis = sprechen, Wort	Lexikon
-algia	gr. Suffix mit der Bedeutung „Schmerz"	Analgetikum, Neuralgie
Aquädukt, lat.	aqua = Wasser; ductus = Führung	Aquarium, Ductus hepaticus
Arachnoidea, gr.	arachne = Spinne; eidos = Ähnlichkeit	Die Arachnoidea ähnelt einem Spinnennetz.
Archi-	gr. Präfix mit der Bedeutung „alt"	Archäologie
arcuatus, lat.	arcus = Bogen	Arkus
Astrozyt, gr.	astron = Stern; kytos = Zelle	Astronomie
Ataxie, Ataxia, gr.	a = nicht; taxia = ordentlich, geordnet	Taxonomie
Ballismus, gr.	ballein = werfen	Ball, Ballistik
Brachium, lat.	brachium = Arm	engl. „embrace" = Umarmung
Carotis, gr.	karoo = schlafen legen; karotida = Halsschlagader	Druck auf die A. carotis führt zu Bewußtlosigkeit. Dies wird u. a. beim Judo genutzt.
Cauda, lat.	cauda = Schwanz, Schweif	Die Nuclei caudati sind schweifförmig.
Cerebellum, lat.	cerebellum = kleines Gehirn, Verkleinerungsform von „Cerebrum"	
Cerebrum, lat.	cerebrum = Gehirn	engl. „cerebration" = Reflexion, Nachdenken

Begriff	Ableitung	Beispiel mit demselben Wortstamm
Chiasma, gr.	der gr. Buchstabe „chi" ist kreuzförmig	ein Chiasma ist eine Anordnung in Form einer Überkreuzung.
Chorea, gr.	choreia = Tanz	An Chorea Huntington leidende Patienten zeigen dem Tanzen ähnliche Bewegungen (Veitstanz)
Cingulum, lat.	cingulum = Gürtel	engl. „Shingles" = Gürtelrose (Herpes zoster)
Cisterna, lat.	cisterna = Wasserbehälter unter der Erde	Zisterne
Claustrum, lat.	claustrum = Gehege, Verschluß	Klaustrophobie
clinoideus, gr.	kline = Bett; eidos = Ähnlichkeit	Klinik; die vier Processus clinoidei ähneln vier Bettpfosten.
Cornu, lat.	cornu = Horn	engl. „cornucopia" = Füllhorn
Corpus callosum, lat.	corpus = Körper; callosum = hart	Kallus, Korporation
Cortex, lat.	cortex = Rinde	Der zerebrale Cortex umhüllt die Großhirnhemisphären genau so, wie die Rinde einen Baumstamm umhüllt.
Crista, lat.	crista = Kamm, Haube	
cuneatus, lat.	cuneatus = keilförmig	Die kuneiforme Schrift im alten Babylon hatte keilförmige Buchstaben.
Dekussation, lat.	deca = die römische Zahl „X"; decussare = kreuzweise unterteilen	Eine Dekussation ist eine Überkreuzung.
Dendrit, gr.	dendron = Baum, verzweigtes Gebilde	Rhododendron
dentatus, lat.	dens = Zahn; dentatus = gezähnt	Dentist
Dura mater, lat.	dura = hart; mater = Mutter	durabel, Alma mater
Dyskinesie, gr.	dys = un-, miß-, fehlerhaft; kinesis = Bewegung	Disharmonie, Kinetik

Begriff	Ableitung	Beispiel mit demselben Wortstamm
Epi-	gr. Präfix mit den Bedeutungen „auf, darauf, darüber, über"	Das Epitaphium (Grabschrift) findet man über dem Grab (taphos).
Fasciculus, lat.	fasciculus = kleines Bündel	Das Symbol der ital. Faschisten (von „fascis" = Bündel) war das römische Rutenbündel.
Fornix, lat.	fornix = Wölbung, Bogen	Im alten Rom trieben sich die Prostituierten an den Viaduktbögen herum. Männer, die sich hier mit einer bestimmten Absicht aufhielten, betrieben Unzucht (engl. „fornication").
Genu, lat.	genu = Knie	engl. „genuflection" = Kniebeuge
Glia, gr.	glia = Leim	Gliazellen halten die Neuronen zusammen.
glosso-, gr.	glossa = Zunge	Glossar
gracilis, lat.	gracilis = zart, schmal	Grazie
Gyrus, gr.	gyros = Ring, Kreis	Gyroskop, engl. „gyrate" = sich drehen, kreisen
Hippocampus, gr.	hippos = Pferd; campos = See	Im Querschnitt sieht der Hippocampus aus wie ein Seepferdchen; Hippodrom.
hypo-	gr. Präfix mit der Bedeutung „unter, darunter"	Hypothalamus, engl. „hypodermic" = subkutan
Insula, lat.	insula = Insel	Insulin wird von den Langerhans-Inseln produziert.
Interneuron, lat.-gr.	inter, lat. = zwischen; neuron, gr. = Sehne, Nerv	
koronar, lat.	corona = Krone, Kranz	Die Corona radiata ist ein strahlenförmiger Faserkranz im zerebralen Cortex; engl. „coronation" = Krönung.

Begriff	Ableitung	Beispiel mit demselben Wortstamm
Lamina, lat.	lamina = dünne Schicht oder Platte	laminieren
Lemniscus, gr.	lemniscos = Band, Schlinge	
lentiformis, lat.	lentis = Linse; forma = Form	Lentigo
Limbus, limbisch, lat.	limbus = Saum, Rand, Grenze	engl. „limbo" = die Region, die an die Hölle grenzt
Lingula, lat.	lingula = kleine Zunge, Verkleinerungsform von lingua = Zunge	Linguistik
lumbal, lumbalis, lat.	lumbus = Lende	Lumbago
Macula, lat.	macula = Fleck, Mal	Makel
mamillar, mamillaris, lat.	mamma = Brust, Milchdrüse; mamilla = Brustwarze	Mammalia
Mesencephalon, gr.	meso = mittel; enkephalos = Gehirn	Mesozoikum, Enzephalogramm
Ödem, Oedema, gr.	oidema = Schwellung	Ödipus, benannt nach seinen geschwollenen Füßen, weil er als Säugling an den Knöcheln an einen Berg gehängt wurde.
Oligodendroglia, gr.	oligo = wenig; dendron = Baum, verzweigtes Gebilde; glia = Leim	Oligarchie = Herrschaft einer kleinen Gruppe
Palaeo-	gr. Präfix mit der Bedeutung „alt"	Paläontologie
pallidus, lat.	pallidus = bleich, blaß	Das Pallidum ist im Vergleich zum benachbarten Putamen blaß.
Pedunculus, lat.	pedunculus = kleiner Fuß, Verkleinerungsform zu pes = Fuß	Pedal, eng. „pedestrian" = Fußgänger
petrosus, gr.	petra = Fels, Stein	Petrifikation, Petrochemie

Begriff	Ableitung	Beispiel mit demselben Wortstamm
Pia mater, lat.	pia = fromm; mater = Mutter	Die Hirnhaut umschließt das Gehirn, wie eine Mutter ihr Kind mit den Armen umschließt.
pinealis, lat.	pinea = Fichtenzapfen	Die Epiphyse (Corpus pineale) hat die Form eines Fichtenzapfens.
Pons, lat.	pons = Brücke	Ponton
Ramus, lat.	ramus = Ast	engl. „ramification" = Verzweigung
rectus, lat.	rectus = gerade	Rectum, Rektifikation
retikulär, reticularis, lat.	reticulum = kleines Netz	Retina, Retikül (kl. Strickbeutel)
Rhinencephalon, gr.	rhin = Nase; enkephalos = Gehirn	Rhinozeros
ruber, lat.	ruber = rot	Rubin
sagittal, lat.	sagitta = Pfeil	Sagittarius („Pfeilschütze", ein Sternbild), Sagitta ist auch eine Gattung der Pfeilwürmer.
sakral, sacralis, lat.	sacer = heilig (daher: Os sacrum = Kreuzbein)	Sakrileg, Sakrament
Sella turcica, lat.	sella = Sattel; turcica = türkisch	Die Sella turcica ähnelt einem Türkensattel.
Septum, lat.	septum = Einzäunung, Trennwand	separat
Substantia nigra, lat.	substantia = Bestand, Substanz; nigra = schwarz, dunkel	Nigeria, negroid
Tapetum, lat.	tapetum = Decke, Wandbehang	Tapete
Tectum, lat.	tectum = Dach	Architektur
temporal, temporalis, lat.	tempus = Zeit, Schläfe	
Tentorium, lat.	tentorium = Zelt	engl. „tent" = Zelt
Tuberculum, lat.	tuberculum = kleiner Höcker, Buckel, Verkleinerungsform von „tuber" = Höcker, Buckel	Protuberanz

Begriff	Ableitung	Beispiel mit demselben Wortstamm
Vagus, lat.	vagus = umherschweifend, unstet	Der N. vagus erstreckt sich in den Thorax und das Abdomen; Vagabund, Vagant.
Velum, lat.	velum = Segel	
venös, venosus, lat.	vena = Blutader	
Ventrikel, Ventriculus, lat.	ventriculus = kleiner Bauch, Magen	Ventriloquist (Bauchredner)
Vermis, lat.	vermis = Wurm	Der mittlere Teil des Kleinhirns, der die beiden Kleinhirnhälften verbindet, ist wurmförmig.
Vertebra, lat.	vertere = sich wenden, sich drehen; vertebra = Gelenk, Wirbel	Vertebraten, Vertigo

Neuropharmakologische Begriffe

Barbiturat: Emil Fischer war der erste, der Barbiturate aus Malonsäure und Harnstoff herstellte. Der korrekte Name ist daher Malonylurat. Er gewann den Harnstoff aus großen Mengen Urin, die ihm eine Kellnerin in einem Café beschaffte, in dem er Stammgat war (Kaffee ist bekanntlich harntreibend). Die Kellnerin hieß Barbara, und um sich für ihre Bemühungen im Namen der Wissenschaft erkenntlich zu zeigen, gab er dem neuen Medikament ihren Namen.

Belladonna: „Bella donna" ist italienisch und bedeutet „schöne Frau". Während der Renaissance nahmen die Frauen in Italien Belladonna (Atropin), bevor sie ausgingen. Sie tropften es sich in die Augen, damit sie schön glänzten und die Pupillen sich erweiterten. Auf diese Weise wollten die Damen ihre Schönheit unterstreichen. Das Atropin verursacht jedoch auch eine Akkommodationslähmung, so daß das Sehvermögen stark beeinträchtigt war.

Cocain: Cocain ist ein Alkaloid, das aus den Blättern des Kokastrauches gewonnen wird. Sigmund Freud entdeckte es als Lokalanästhetikum für die Augen. Zeitweise verwendete er es allerdings auch, um „high" zu werden.

Haschisch: Das Wort ist arabischen Ursprungs und heißt soviel wie „getrocknetes Gras". Während der Kreuzzüge im mittleren Osten rauchten die professionellen Mörder häufig Haschisch, bevor sie zu ihren Vernichtungsfeldzügen aufbrachen. Aus diesem Grund wurden sie „hash-ha-shans" genannt. Für die Kreuzritter war dieser Name schwer auszusprechen. Sie wandelten die „hash-ha-shans" in „Assassine" (Meuchelmörder, engl. „assassin" = Attentäter, Mörder) um.

Heroin: Der Name gründet sich auf die vorübergehenden „heroischen" Gefühle, die beim Konsum dieses Rauschgiftes vermittelt werden.

Marihuana: Die Bezeichnung hat ihren Ursprung in dem Glauben, daß es sich bei der Droge um ein Aphrodisiakum handelt. „Marihuana" leitet sich von den spanischen Namen „Maria" und „Juan" ab, die die Vereinigung von Mann und Frau symbolisieren sollen.

Morphium: Morpheus ist der griechische Gott des Traumes. Durch das Morphium wird man in einen traumähnlichen Zustand versetzt, in dem Formen und Farben erscheinen, die in unterschiedlichster Weise Gestalt annehmen können. Der Begriff „Morphologie" (Lehre von der Körper- bzw. Organstruktur, -form und -gestalt) hat denselben Ursprung.

Nicotin: Die Droge ist nach dem französischen Gelehrten Jean Nicot benannt, der den Tabak in Frankreich einführte.

Seitliche und basale Ansicht des Gehirns

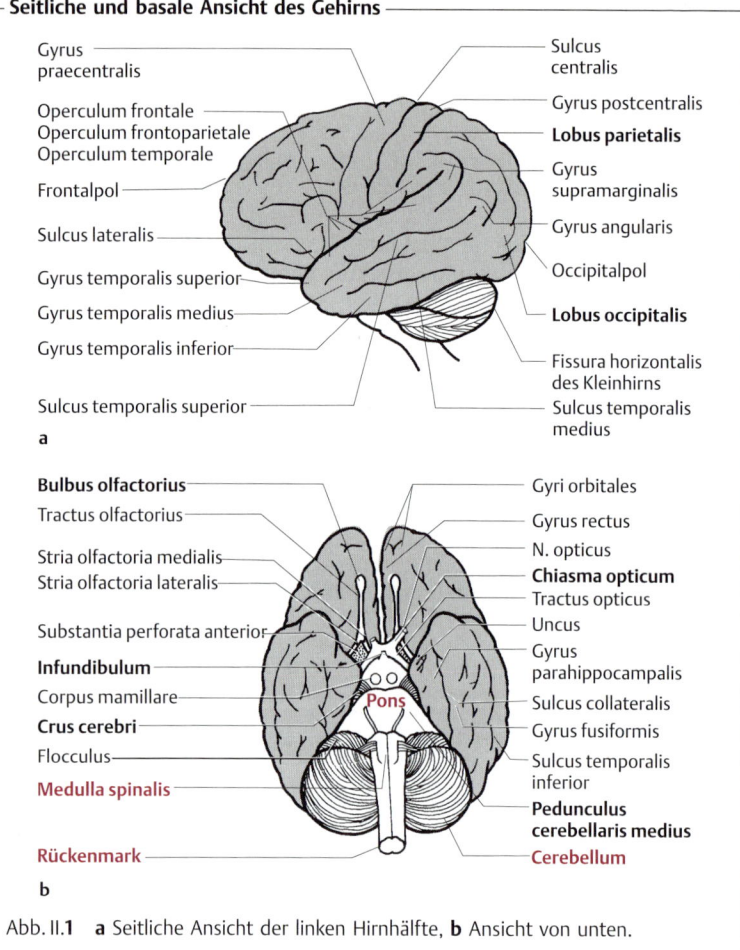

Gyrus praecentralis

Operculum frontale
Operculum frontoparietale
Operculum temporale

Frontalpol

Sulcus lateralis

Gyrus temporalis superior
Gyrus temporalis medius
Gyrus temporalis inferior

Sulcus temporalis superior

Sulcus centralis

Gyrus postcentralis

Lobus parietalis

Gyrus supramarginalis

Gyrus angularis

Occipitalpol

Lobus occipitalis

Fissura horizontalis des Kleinhirns

Sulcus temporalis medius

a

Bulbus olfactorius

Tractus olfactorius

Stria olfactoria medialis
Stria olfactoria lateralis

Substantia perforata anterior

Infundibulum

Corpus mamillare

Crus cerebri

Flocculus

Medulla spinalis

Rückenmark

Pons

Gyri orbitales

Gyrus rectus

N. opticus

Chiasma opticum

Tractus opticus

Uncus

Gyrus parahippocampalis

Sulcus collateralis

Gyrus fusiformis

Sulcus temporalis inferior

Pedunculus cerebellaris medius

Cerebellum

b

Abb. II.1 **a** Seitliche Ansicht der linken Hirnhälfte, **b** Ansicht von unten.

Medianansicht

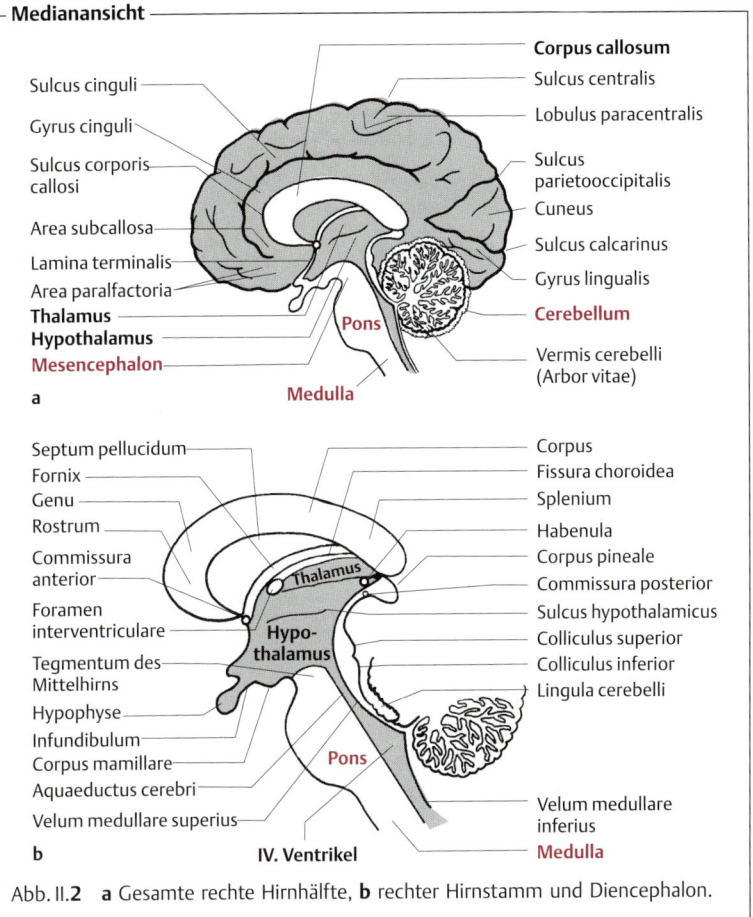

Corpus callosum
Sulcus cinguli
Gyrus cinguli
Sulcus corporis callosi
Area subcallosa
Lamina terminalis
Area paralfactoria
Thalamus
Hypothalamus
Mesencephalon

Sulcus centralis
Lobulus paracentralis
Sulcus parietooccipitalis
Cuneus
Sulcus calcarinus
Gyrus lingualis
Cerebellum
Pons
Vermis cerebelli (Arbor vitae)
Medulla

a

Septum pellucidum
Fornix
Genu
Rostrum
Commissura anterior
Foramen interventriculare
Tegmentum des Mittelhirns
Hypophyse
Infundibulum
Corpus mamillare
Aquaeductus cerebri
Velum medullare superius

Thalamus
Hypo-thalamus
Pons

Corpus
Fissura choroidea
Splenium
Habenula
Corpus pineale
Commissura posterior
Sulcus hypothalamicus
Colliculus superior
Colliculus inferior
Lingula cerebelli
Velum medullare inferius
Medulla

b   IV. Ventrikel

Abb. II.**2** **a** Gesamte rechte Hirnhälfte, **b** rechter Hirnstamm und Diencephalon.

Frontalschnitte

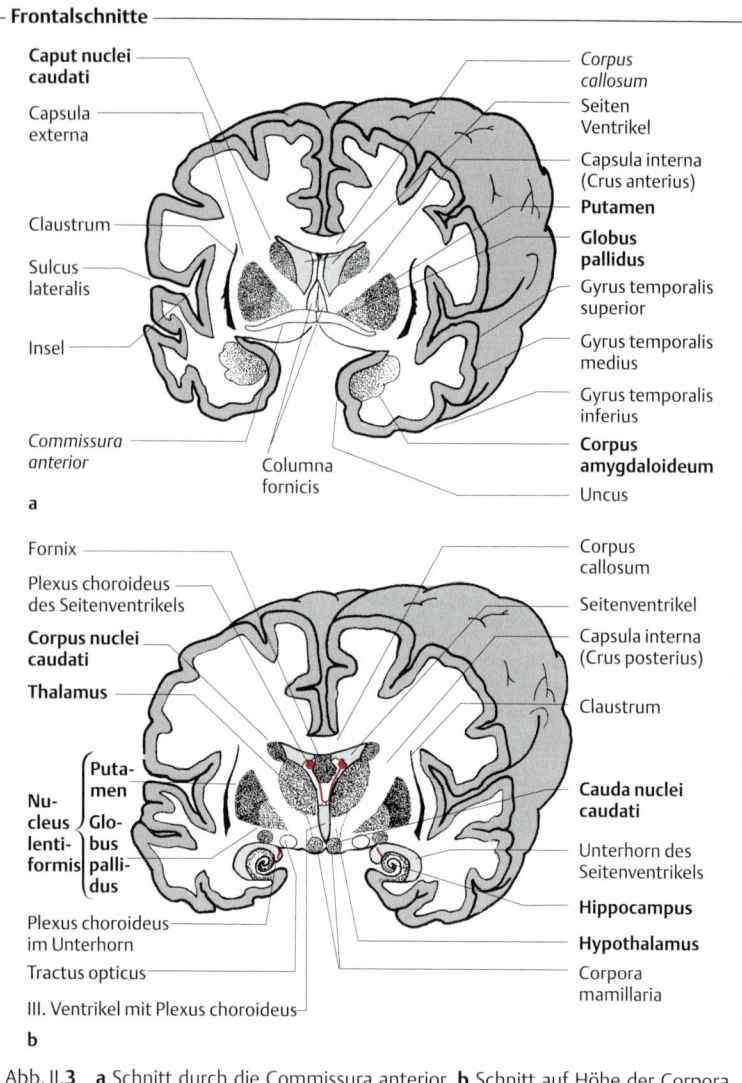

a Caput nuclei caudati · Capsula externa · Claustrum · Sulcus lateralis · Insel · *Commissura anterior* · Columna fornicis · *Corpus callosum* · Seiten Ventrikel · Capsula interna (Crus anterius) · **Putamen** · **Globus pallidus** · Gyrus temporalis superior · Gyrus temporalis medius · Gyrus temporalis inferius · **Corpus amygdaloideum** · Uncus

b Fornix · Plexus choroideus des Seitenventrikels · **Corpus nuclei caudati** · **Thalamus** · **Nucleus lentiformis** { **Putamen** / **Globus pallidus** } · Plexus choroideus im Unterhorn · Tractus opticus · III. Ventrikel mit Plexus choroideus · Corpus callosum · Seitenventrikel · Capsula interna (Crus posterius) · Claustrum · **Cauda nuclei caudati** · Unterhorn des Seitenventrikels · **Hippocampus** · **Hypothalamus** · Corpora mamillaria

Abb. II.3   **a** Schnitt durch die Commissura anterior, **b** Schnitt auf Höhe der Corpora mamillaria.

Hirnstamm

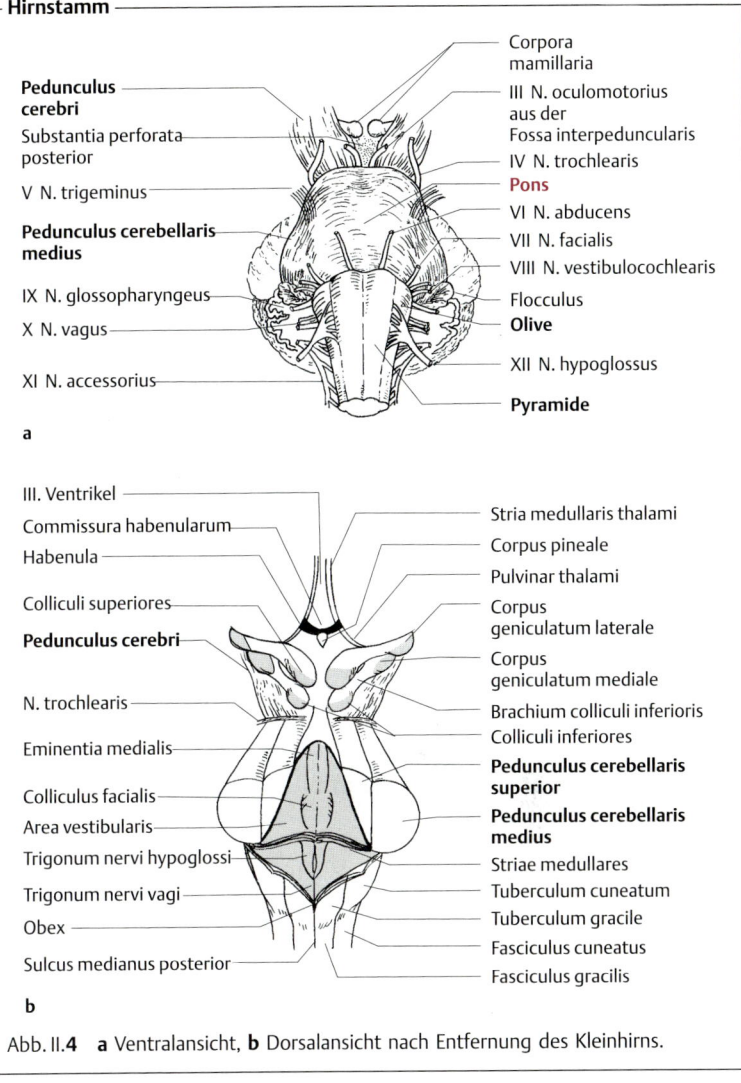

a

Pedunculus cerebri
Substantia perforata posterior
V N. trigeminus
Pedunculus cerebellaris medius
IX N. glossopharyngeus
X N. vagus
XI N. accessorius

Corpora mamillaria
III N. oculomotorius aus der Fossa interpeduncularis
IV N. trochlearis
Pons
VI N. abducens
VII N. facialis
VIII N. vestibulocochlearis
Flocculus
Olive
XII N. hypoglossus
Pyramide

b

III. Ventrikel
Commissura habenularum
Habenula
Colliculi superiores
Pedunculus cerebri
N. trochlearis
Eminentia medialis
Colliculus facialis
Area vestibularis
Trigonum nervi hypoglossi
Trigonum nervi vagi
Obex
Sulcus medianus posterior

Stria medullaris thalami
Corpus pineale
Pulvinar thalami
Corpus geniculatum laterale
Corpus geniculatum mediale
Brachium colliculi inferioris
Colliculi inferiores
Pedunculus cerebellaris superior
Pedunculus cerebellaris medius
Striae medullares
Tuberculum cuneatum
Tuberculum gracile
Fasciculus cuneatus
Fasciculus gracilis

Abb. II.4 **a** Ventralansicht, **b** Dorsalansicht nach Entfernung des Kleinhirns.

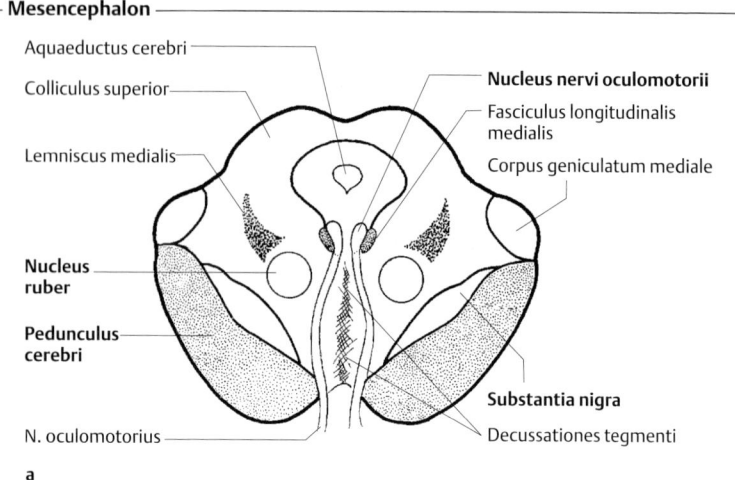

┌─ **Mesencephalon** ──────────

Aquaeductus cerebri

Colliculus superior

Lemniscus medialis

Nucleus ruber

Pedunculus cerebri

N. oculomotorius

Nucleus nervi oculomotorii

Fasciculus longitudinalis medialis

Corpus geniculatum mediale

Substantia nigra

Decussationes tegmenti

a

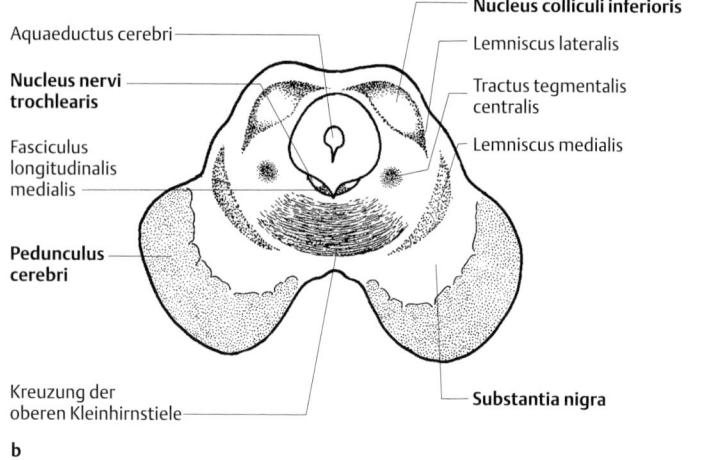

Aquaeductus cerebri

Nucleus nervi trochlearis

Fasciculus longitudinalis medialis

Pedunculus cerebri

Kreuzung der oberen Kleinhirnstiele

Nucleus colliculi inferioris

Lemniscus lateralis

Tractus tegmentalis centralis

Lemniscus medialis

Substantia nigra

b

Abb. II.5   **a** Querschnitt in Höhe der Colliculi superiores, **b** in Höhe der Colliculi inferiores.

Pons

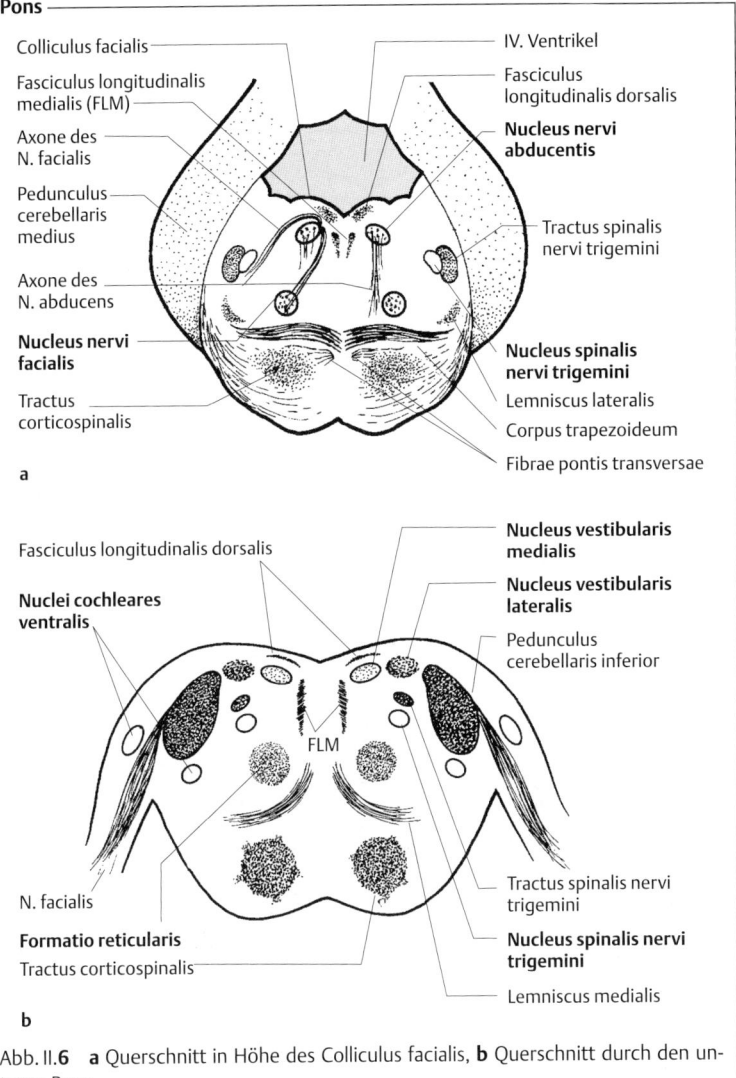

Colliculus facialis

Fasciculus longitudinalis medialis (FLM)

Axone des N. facialis

Pedunculus cerebellaris medius

Axone des N. abducens

Nucleus nervi facialis

Tractus corticospinalis

IV. Ventrikel

Fasciculus longitudinalis dorsalis

Nucleus nervi abducentis

Tractus spinalis nervi trigemini

Nucleus spinalis nervi trigemini

Lemniscus lateralis

Corpus trapezoideum

Fibrae pontis transversae

a

Fasciculus longitudinalis dorsalis

Nuclei cochleares ventralis

FLM

N. facialis

Formatio reticularis

Tractus corticospinalis

Nucleus vestibularis medialis

Nucleus vestibularis lateralis

Pedunculus cerebellaris inferior

Tractus spinalis nervi trigemini

Nucleus spinalis nervi trigemini

Lemniscus medialis

b

Abb. II.**6** **a** Querschnitt in Höhe des Colliculus facialis, **b** Querschnitt durch den unteren Pons.

Medulla oblongata

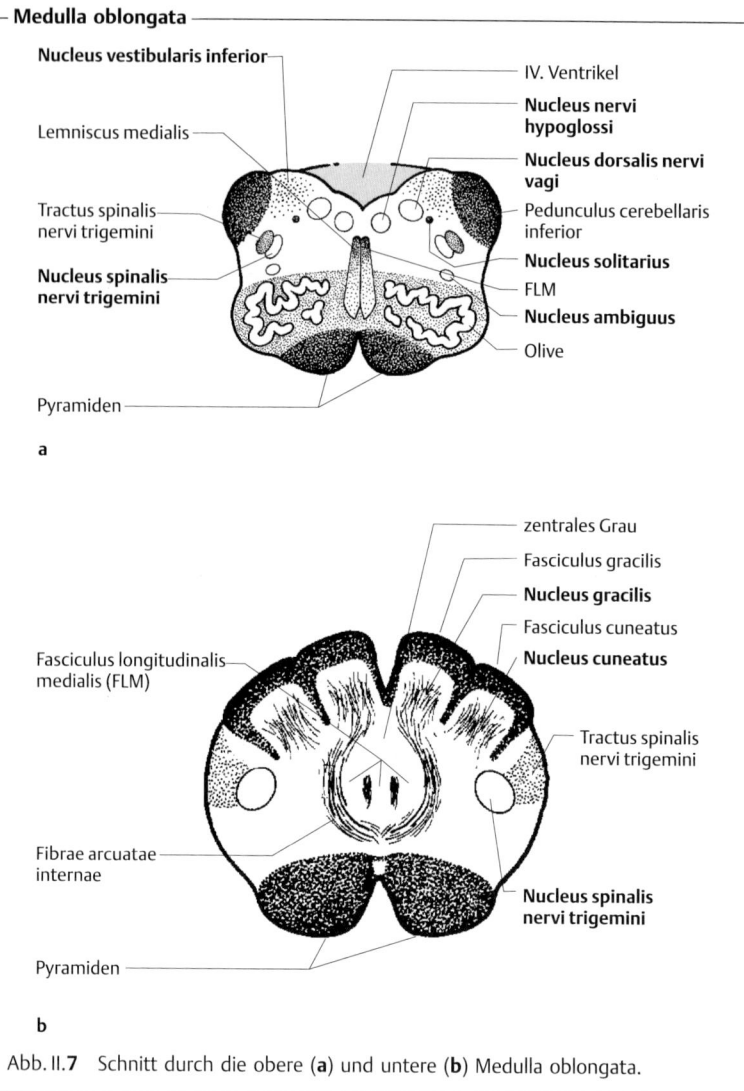

Nucleus vestibularis inferior

Lemniscus medialis

Tractus spinalis nervi trigemini

Nucleus spinalis nervi trigemini

Pyramiden

a

IV. Ventrikel

Nucleus nervi hypoglossi

Nucleus dorsalis nervi vagi

Pedunculus cerebellaris inferior

Nucleus solitarius

FLM

Nucleus ambiguus

Olive

zentrales Grau

Fasciculus gracilis

Nucleus gracilis

Fasciculus cuneatus

Nucleus cuneatus

Fasciculus longitudinalis medialis (FLM)

Tractus spinalis nervi trigemini

Fibrae arcuatae internae

Nucleus spinalis nervi trigemini

Pyramiden

b

Abb. II.**7**   Schnitt durch die obere (**a**) und untere (**b**) Medulla oblongata.

Schnitt durch das mittlere Halsmark

absteigende Bahnen

aufsteigende Bahnen

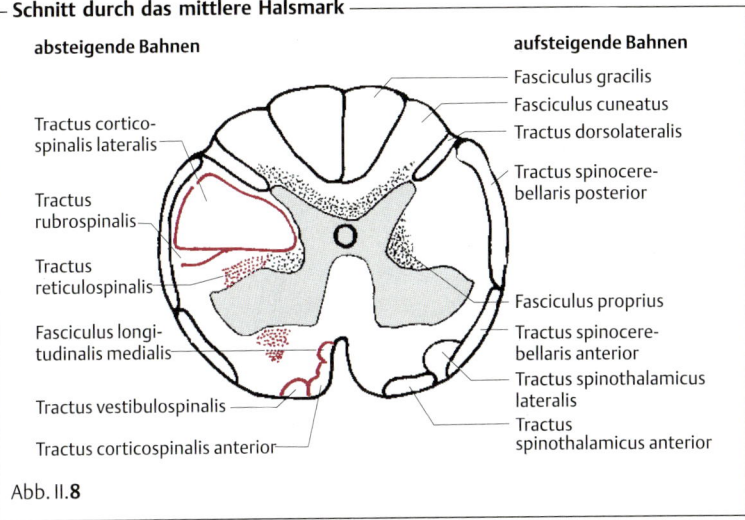

Tractus cortico-
spinalis lateralis

Tractus
rubrospinalis

Tractus
reticulospinalis

Fasciculus longi-
tudinalis medialis

Tractus vestibulospinalis

Tractus corticospinalis anterior

Fasciculus gracilis

Fasciculus cuneatus

Tractus dorsolateralis

Tractus spinocere-
bellaris posterior

Fasciculus proprius

Tractus spinocere-
bellaris anterior

Tractus spinothalamicus
lateralis

Tractus
spinothalamicus anterior

Abb. II.**8**

Schädelbasis von oben

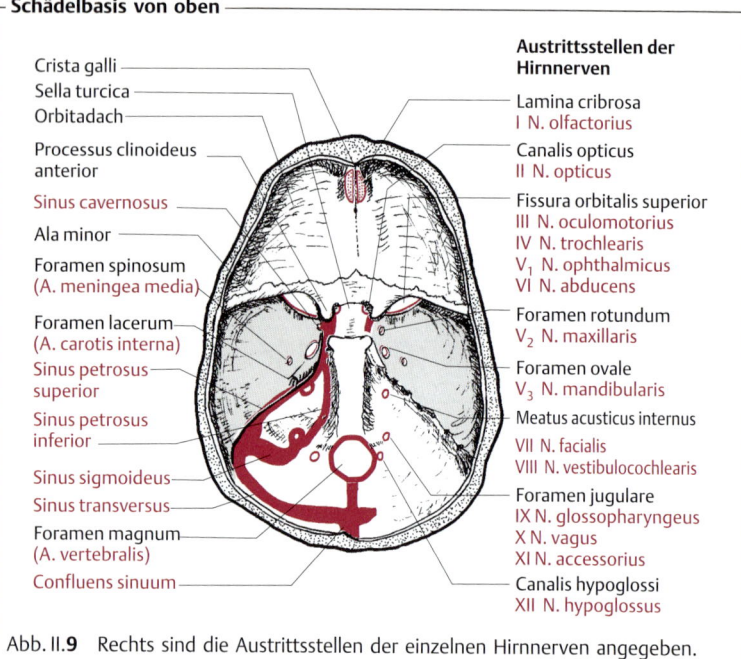

Austrittsstellen der Hirnnerven

Crista galli
Sella turcica
Orbitadach
Processus clinoideus anterior
Sinus cavernosus
Ala minor
Foramen spinosum
(A. meningea media)
Foramen lacerum
(A. carotis interna)
Sinus petrosus superior
Sinus petrosus inferior
Sinus sigmoideus
Sinus transversus
Foramen magnum
(A. vertebralis)
Confluens sinuum

Lamina cribrosa
I N. olfactorius
Canalis opticus
II N. opticus
Fissura orbitalis superior
III N. oculomotorius
IV N. trochlearis
V₁ N. ophthalmicus
VI N. abducens
Foramen rotundum
V₂ N. maxillaris
Foramen ovale
V₃ N. mandibularis
Meatus acusticus internus
VII N. facialis
VIII N. vestibulocochlearis
Foramen jugulare
IX N. glossopharyngeus
X N. vagus
XI N. accessorius
Canalis hypoglossi
XII N. hypoglossus

Abb. II.9 Rechts sind die Austrittsstellen der einzelnen Hirnnerven angegeben.

Liquorbefunde

Normale und pathologische Werte

	Druck (mm H_2O)	Farbe	Leukozyten-zahl (pro mm^3)	Erythrozyten-zahl (pro mm^3)	Glucose (mg/100 ml)	Protein (mg/100 ml)
Normalwerte	70 – 190	klar und farblos	0 – 3	0 – 5	60 – 80	15 – 45
Akute bakterielle Meningitis	250 – 800	gelblich trüb bzw. rahm-artig (Eiter)	1000 – 10 000 und mehr, Granulozyten	0 – 5	stark erniedrigt	stark vermehrt, 400 – 500
Abakterielle Meningitis	leicht erhöht	klar und farblos	50 – 500, überwiegend Lymphozyten	0 – 5	normal	leicht erhöht, bis etwa 100
Virale Enzephalitis	leicht erhöht	klar und farblos	30 – 400, überwiegend Lymphozyten	0 – 5	normal	leicht erhöht, bis etwa 100
Hämorrhagische Blutung in die Ventrikel oder in den Subarachnoi-dalraum	bis zu 500	blutig	–	massenhaft	normal	normal

Anmerkungen:

1. Zeigt das Manometer einen Druck von 300 mm H_2O oder mehr, Manometer sofort entfernen und Liquor zur mikroskopischen Analyse verwenden.
2. Zur Differenzierung zwischen einer Gefäßverletzung durch die Liquorentnahme und blutigem Liquor aufgrund einer Subarachnoidalblutung sollte der Liquor zentrifugiert werden. Im Falle einer traumatischen Entnahme ist der Überstand klar, während der Überstand nach einer Subarachnoidalblutung aufgrund der bereits erfolgten Hämolyse eine gelbliche Farbe aufweist.
3. Eine Erniedrigung des Chloridgehaltes im Liquor ist charakteristisch für eine tuberkulöse Meningitis.
4. Bei Kindern unter einem Jahr gehören die gramnegativen Bakterien vom Typ *Escherichia coli* zu den häufigsten Erregern der akuten Meningitis; bei Kindern über einem Jahr ist es *Haemophilus influenzae* und bei Erwachsenen ist es das gramnegative Bakterium *Neisseria meningitidis*.

Hautinnervation

Segmentale Hautinnervation (Dermatome)

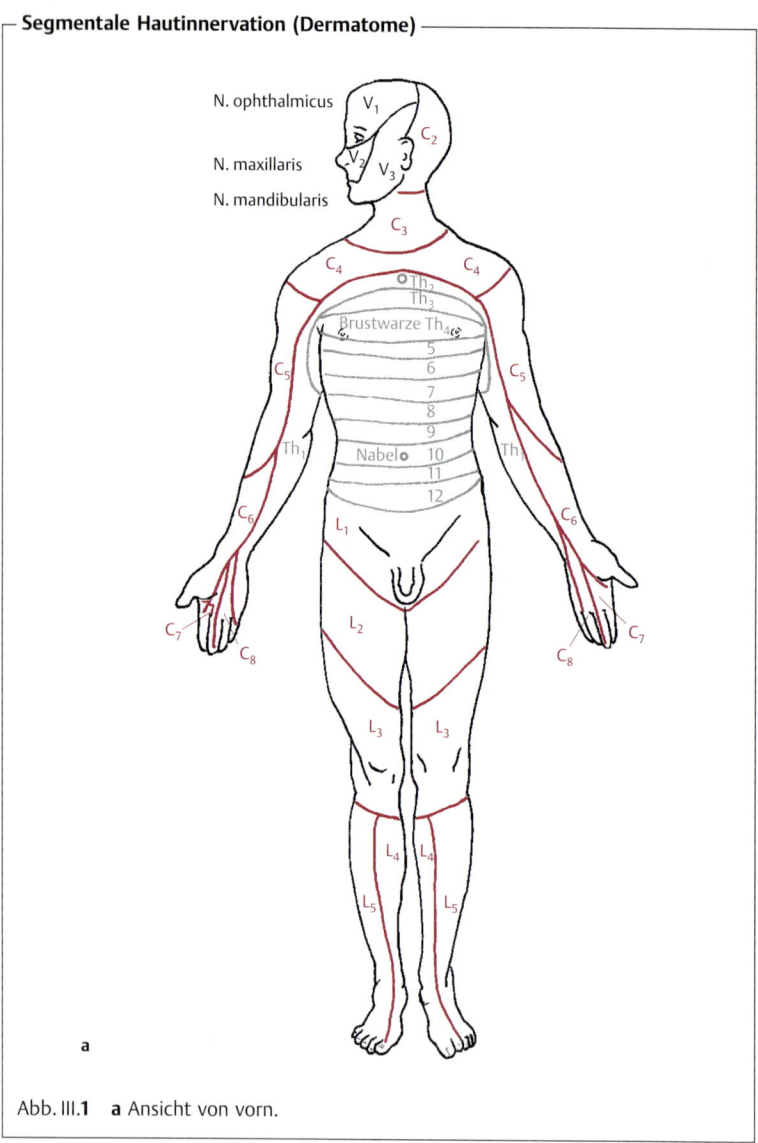

N. ophthalmicus

N. maxillaris

N. mandibularis

a

Abb. III.1   **a** Ansicht von vorn.

Segmentale Hautinnervation (Dermatome)

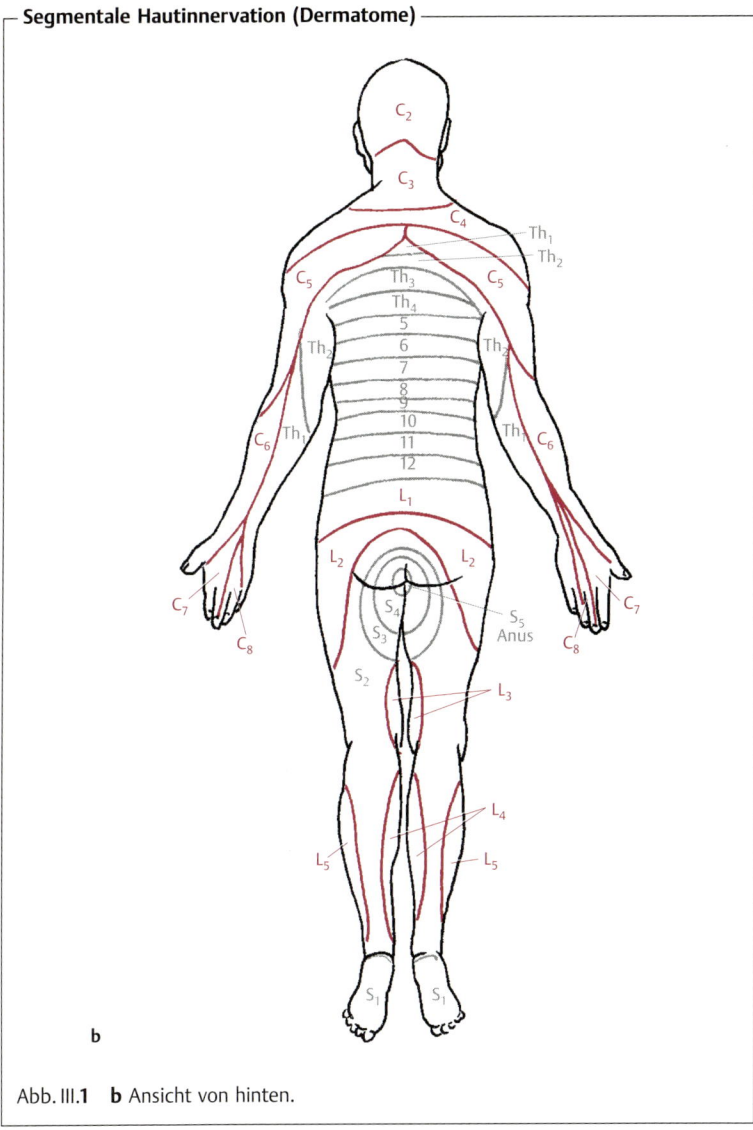

b

Abb. III.1 **b** Ansicht von hinten.

Muskelinnervation

I. Obere Extremität

Muskel und Funktion	Peripherer Nerv	Segment
Schultergürtel		
Heben der Schulter		
M. levator scapulae	N. dorsalis scapulae	C_3–C_5
M. trapezius (Pars ascendens)	R. externus des N. accessorius und Äste des Plexus cervicalis	C_2–C_4
Senken der Schulter		
M. trapezius (Pars descendens)	R. externus des N. accessorius und Äste des Plexus cervicalis	C_2–C_4
M. latissimus dorsi	N. thoracodorsalis	C_6–C_8
Vorführen der Schulter		
M. pectoralis minor	Nn. pectorales	C_8–Th_1
M. serratus anterior	N. thoracicus longus	C_5–C_7
Rückführen der Schulter		
M. trapezius	R. externus des N. accessorius und Äste des Plaxus cervicalis	C_2–C_4
M. rhomboideus major	N. dorsalis scapulae	C_3–C_5

Anmerkung: Der M. serratus anterior hält die Scapula flach an den Thorax gedrückt; bei Lähmung des Muskels steht der Margo medialis flügelartig vom Rumpf ab (Scapula alata)

Oberarm (Schultergelenk)		
Abduktion		
M. deltoideus	N. axillaris	C_5–C_6
M. supraspinatus	N. suprascapularis	C_4–C_6
Adduktion		
M. pectoralis major	Nn. pectorales	C_5–Th_1
M. latissimus dorsi	N. thoracodorsalis	C_6–C_8
M. teres major	N. thoracodorsalis	C_6–C_8
Extension (Retroversion)		
M. latissimus dorsi	N. thoracodorsalis	C_6–C_8
M. teres major	N. thoracodorsalis	C_6–C_8

Muskel und Funktion	Peripherer Nerv	Segment
Flexion (Anteversion)		
M. pectoralis major	Nn. pectorales	$C_5–Th_1$
Innenrotation		
M. teres major	N. thoracodorsalis	$C_6–C_8$
M. subscapularis	N. subscapularis	$C_5–C_6$
Außenrotation		
M. teres minor	N. axillaris	$C_5–C_6$
M. infraspinatus	N. suprascapularis	$C_4–C_6$

Unterarm (Ellenbogengelenk und Unterarmgelenke)

Extension		
M. triceps brachii	N. radialis	$C_7–C_8$
M. anconaeus	N. radialis	$C_7–C_8$
Flexion		
M. biceps brachii	N. musculocutaneus	$C_5–C_6$
M. brachialis	N. musculocutaneus	$C_5–C_6$
M. coracobrachialis	N. musculocutaneus	$C_5–C_6$
M. brachioradialis	N. radialis	$C_7–C_8$
Pronation		
M. pronator teres	N. medianus	$C_6–C_7$
M. pronator quadratus	N. medianus	$C_8–Th_1$
Supination		
M. supinator	N. radialis	$C_5–C_6$
M. biceps brachii	N. musculocutaneus	$C_5–C_6$

Hand

Palmarflexion		
M. flexor carpi ulnaris	N. ulnaris	$C_8–Th_1$
M. flexor carpi radialis	N. medianus	$C_6–C_7$
M. palmaris longus	N. medianus	$C_6–C_7$
Dorsalextension		
M. extensor carpi radialis longus	N. radialis	$C_6–C_7$
M. extensor carpi radialis brevis	N. radialis	$C_6–C_8$
M. extensor carpi ulnaris	N. radialis	$C_6–C_8$
Ulnarabduktion		
M. flexor carpi ulnaris	N. ulnaris	$C_8–Th_1$
M. extensor carpi ulnaris	N. radialis	$C_6–C_8$

Muskel und Funktion	Peripherer Nerv	Segment
Radialabduktion		
M. flexor carpi radialis	N. medianus	C_6–C_7
M. extensor carpi radialis	N. radialis	C_6–C_7

2. – 5. Finger (Grund-, Mittel- und Endgelenk)

Flexion der distalen Phalanx		
M. flexor digitorum profundus	N. medianus	C_7–Th_1
	N. ulnaris	C_8–Th_1
Flexion der mittleren Phalanx		
M. flexor digitorum superficialis	N. medianus	C_7–Th_1
Flexion der proximalen Phalanx		
Mm. lumbricales (I. und II.)	N. medianus	C_7–Th_1
(III. und IV.)	N. ulnaris	C_8–Th_1

Anmerkung: Der M. flexor digitorum profundus beugt zusätzllich im Mittel- und Grundgelenk, der M. flexor digitorum superficialis zusätzlich im Grundgelenk. Der 5. (kleine) Finger wird zusätzlich vom M. flexor digiti minimi (N. ulnaris, C_8–Th_1) gebeugt.

Extension aller Phalangen		
M. extensor digitorum	N. radialis	C_6–C_8
M. extensor digiti minimi	N. radialis	C_6–C_8
M. extensor indicis	N. radialis	C_6–C_8

Anmerkung: Die Mm. lumbricales strecken in Mittel- und Endgelenken des 2. – 5. Fingers.

Abduktion (Mittelfingerachse)		
Mm. interossei dorsales	N. ulnaris	C_8–Th_1
M. abductor digiti minimi	N. ulnaris	C_8–Th_1
Adduktion (Mittelfingerachse)		
Mm. interossei palmares	N. ulnaris	C_8–Th_1

Anmerkung: Die Mm. interossei palmares führen den Zeige-, Ring- und Kleinfinger zum Mittelfinger, die Mm. interossei dorsales spreizen gemeinsam mit dem M. abductor pollicis brevis und dem M. abductor digiti minimi die Finger. Der M. opponens digiti minimi (N. ulnaris, C_8–Th_1) bringt den kleinen Finger in Oppositionsstellung.

Daumen

Flexion der distalen Phalanx		
M. flexor pollicis longus	N. medianus	C_6–C_7

Muskel und Funktion	Peripherer Nerv	Segment
Flexion der proximalen Phalanx		
M. flexor pollicis brevis	N. medianus	C_6–C_7
Extension		
M. extensor pollicis longus	N. radialils	C_6–C_8
M. extensor pollicis brevis	N. radialis	C_6–C_8
Adduktion		
M. adductor pollicis	N. ulnaris	C_8–Th_1
Abduktion		
M. abductor pollicis longus	N. radialis	C_6–C_7
M. abductor pollicis brevis	N. medianus	C_6–C_7
Opposition		
M. opponens pollicis	N. medianus	C_6–Th_1

Merkhilfen:

1. Alle Muskeln auf der Dorsalseite des Humerus (Extensoren) werden vom N. radialis innerviert.
2. Alle Muskeln auf der Ventralseite des Humerus (Flexoren) werden vom N. musculocutaneus versorgt.
3. Alle Muskeln der radialen Gruppe am Unterarm werden vom N. radialis innerviert.
4. Alle tiefen und oberflächlichen Extensoren am Unterarm werden vom N. radialis versorgt.
5. Alle tiefen und oberflächlichen Flexoren am Unterarm werden, bis auf zwei Ausnahmen, vom N. medianus innerviert.
   Ausnahmen: Der ulnare Teil des M. Flexor digitorium profundus erhält eine zusätzliche Innervation vom N. ulnaris. Der M. flexor carpi ulnaris wird ebenfalls vom N. ulnaris versorgt.
6. Alle Handmuskeln bis auf „**Olaf**" werden vom N. ulnaris innerviert:
   Vom *N. medianus* werden innerviert: M. **o**pponens pollicis
   Mm. **l**umbricales I und II
   M. **a**bductor pollicis brevis
   M. **f**lexor pollicis (Caput superficiale)

▨▨▨▨ II. Untere Extremität

Muskel und Funktion	Peripherer Nerv	Segment

Oberschenkel

Flexion

M. iliopsoas	N. femoralis und direkte Äste aus dem Plexus lumbalis	Th_{12}–L_4
M. sartorius	N. femoralis	L_2–L_3
M. tensor fasciae latae	N. glutaeus superior	L_4–S_1

> *Anmerkung:* Die Mm. adductor longus, brevis und magnus sowie der M. pectineus und der vordere Anteil des M. glutaeus medius wirken ebenfalls als Flexoren im Hüftgelenk.

Extension

M. glataeus maximus	N. glutaeus inferior	L_5–S_2
M. glutaeus medius (hinterer Teil)	N. glutaeus superior	L_4–S_1
M. adductor magnus (hinterer Teil)	N. obturatorius	L_3–L_4
	Pars tibialis des N. ischiadicus	L_4–L_5

> *Anmerkung:* Bei der Extension im Hüftgelenk wirken außerdem mit: Mm. biceps femoris, semitendinosus, semimembranosus und piriformis.

Abduktion

M. glutaeus medius	N. glutaeus superior	L_4–S_1
M. glutaeus minimus	N. glutaeus superior	L_4–S_1

Adduktion

M. adductor magnus	N. obturatorius	L_3–L_4
M. adductor longus	N. obturatorius	L_3–L_4
M. gracilis	N. obturatorius	L_3–L_4

Außenrotation

M. obturatorius externus	N. obturatorius	L_3–L_4
M. obturatorius internus	Äste des Plexus sacralis	L_5–S_2
Mm. gemelli superior u. inferior	Äste des Plexus sacralis	L_5–S_2
M. quadratus femoris	N. ischiadicus	L_5–S_2

Innenrotation

M. glutaeus medius (vorderer Teil)	N. glutaeus superior	L_4–S_1
M. glutaeus minimus (vorderer Teil)	N. glutaeus superior	L_4–S_1

Unterschenkel (Kniegelenk)

Flexion

M. biceps femoris	N. ischiadicus	L_5–S_2
M. semitendinosus	N. tibialis	L_5–S_2

Muskel und Funktion	Peripherer Nerv	Segment
M. semimembranosus	N. tibialis	L_5–S_2
M. popliteus	N. tibialis	L_5–S_2
M. gastrocnemius	N. tibialis	L_5–S_2
Extension		
M. quadriceps femoris	N. femoralis	L_2–L_4

Anmerkung: Bei gebeugtem Kniegelenk kann der M. biceps femoris den Unterschenkel nach außen rotieren; eine Innenrotation wird durch die Mm. semimembranosus, semitendinosus und sartorius unterstützt.

Fuß (oberes und unteres Sprunggelenk)

Dorsalextension		
M. tibialis anterior	N. peronaeus profundus	L_4–S_1
M. extensor digitorum longus	N. peronaeus profundus	L_4–S_1
M. extensor hallucis longus	N. peronaeus profundus	L_4–S_1
Pronation		
M. peronaeus longus	N. peronaeus superficialis	L_4–S_1
M. peronaeus brevis	N. peronaeus superficialis	L_4–S_1
M. extensor digitorum longus	N. peronaeus profundus	L_4–S_1
Plantarflexion		
M. triceps surae	N. tibialis	L_5–S_2
M. peronaeus longus	N. peronaeus superficialis	L_4–S_1
M. peronaeus brevis	N. peronaeus superficialis	L_4–S_1
M. flexor hallucis longus	N. tibialis	L_5–S_2
M. flexor digitorum longus	N. tibialis	L_5–S_2
M. tibialis posterior	N. tibialis	L_4–S_1
Supination		
M. triceps surae	N. tibialis	L_5–S_2
M. tibialis posterior	N. tibialis	L_4–S_1
M. flexor hallucis longus	N. tibialis	L_5–S_2
M. flexor digitorum longus	N. tibialis	L_5–S_2
M. tibialis anterior	N. peronaeus profundus	L_4–S_1

Zehen (Grund-, Mittel- und Endgelenk)

Flexion der distalen Phalanx (2 – 5)		
M. flexor digitorum longus	N. tibialis	L_5–S_1
M. quadratus plantae	N. plantaris lateralis	S_1–S_2
Flexion der mittleren Phalanx (2 – 5)		
M. flexor digitorum brevis	N. plantaris medialis	L_4–L_5

Muskel und Funktion	Peripherer Nerv	Segment
Flexion der proximalen Phalanx (2 – 5)		
Mm. interossei plantares und dorsales	N. plantaris lateralis	S_1–S_2
M. flexor digiti minimi brevis	N. plantaris lateralis	S_1–S_2
Mm. lumbricales I – IV	Nn. plantares medialis und lateralis	L_5–S_2
Flexion der distalen Phalanx (1. Zehe)		
M. flexor hallucis longus	N. tibialis	L_5–S_2
Flexion der proximalen Phalanx (1. Zehe)		
M. flexor hallucis brevis	N. plantaris medialis	L_4–S_1
Extension der distalen Phalanx (1 – 5)		
Mm. interossei plantares und dorsales	N. plantaris lateralis	S_1–S_2
Extension aller Phalangen (1 – 5)		
M. extensor digitorum longus	N. peronaeus profundus	L_4–S_1
M. extensor digitorum brevis	N. peronaeus profundus	L_4–S_1
M. extensor hallucis longus	N. peronaeus profundus	L_4–S_1

Anmerkung: Bezugspunkt für das Spreizen (Abduktion) und das Heranführen (Adduktion) der Zehen ist die 2. Zehe. Die Mm. interossei dorsales (N. plantaris lateralis, S_1–S_2) spreizen, die Mm. interossei plantares (N. plantaris lateralis, S_1–S_2) schließen die Zehen. Abspreizen der großen und kleinen Zehe erfolgt durch den M. abductor hallucis (N. plantaris medialis, L_4–L_5) und den M. abductor digiti minimi (N. plantaris lateralis, S_1–S_2). Die große Zehe wird durch den M. adductor hallucis (N. plantaris lateralis, S_1–S_2) zur 2. Zehe adduziert.

Hirnnerven	sensibel (sensorisch)			motorisch		klinische Symptomatik
	somatisch afferent (z. B. von der Haut)	*viszeral afferent* (von den inneren Organen, inklusive Geschmack und Geruch)	*speziell somatisch afferent* (vom Auge und vom Ohr)	*somatisch efferent*[1] (willkürliche motorische Impulse zu den Skelettmuskeln)	*viszeral efferent* (parasympathisch und sympathisch, zu den glatten Muskeln, der Herzmuskulatur und zu den Drüsen)	
I. N. olfactorius		●				Anosmie (Ausfall der Geruchsempfindungen, z. B. durch Zerstörung der Riechzellen der Riechschleimhaut, s. Kap. 16)
II. N. opticus			●			Anopsie (Erblindung eines Auges, hängt ab vom Ort und von der Schwere der Läsion, s. Kap. 15)
III. N. oculomotorius				● alle äußeren Augenmuskeln, außer den Mm. obliquus superior und rectus lateralis	● M. sphincter pupillae[2] und M. ciliaris	Ptosis (Ausfall des M. levator palpebrae superioris), Auge weicht nach lateral und unten ab, Erweiterung der Pupille (Mydriasis)
IV. N. trochlearis				● M. obliquus superior		Bewegungsschwäche des Augapfels nach innen unten, häufig Doppelbilder (Diplopie)

Hirnnerven	sensibel (sensorisch)			motorisch		klinische Symptomatik
	somatisch afferent (z. B. von der Haut)	viszeral afferent (von den inneren Organen, inklusive Geschmack und Geruch)	speziell somatisch afferent (vom Auge und vom Ohr)	somatisch efferent[1] (willkürliche motorische Impulse zu den Skelettmuskeln)	viszeral efferent (parasympathisch und sympathisch, zu den glatten Muskeln, der Herzmuskulatur und zu den Drüsen)	
V. N. trigeminus	Gesichtshaut, Schleimhaut der Nasen-, Mund- und Nasennebenhöhlen, Zähne, Hirnhäute, Außenfläche des Trommelfells, Kiefergelenk, vordere zwei Drittel der Zunge (Schmerz, Temperatur und Berührung)			Kaumuskulatur[3] (Mm. masseter, temporalis, pterygoideus medialis und lateralis), M. mylohyoideus, vorderer Bauch des M. digastricus, M. tensor tympani, M. tensor veli palatini		Sensibilitätsverlust oder Schmerzen im Versorgungsgebiet (z. B. Zähne, Kiefergelenk), Trigeminusneuralgie (Anfälle heftigster Schmerzen ohne Sensibilitätsausfälle, sog. Tic douloureux mit Gesichtsverzerrungen durch Kontraktion der mimischen Muskulatur, auslösbar durch Reiben bestimmter Triggerzonen, z. B. Unterlippe)
VI. N. abducens				M. rectus lateralis		Einwärtsschielen mit möglichen Doppelbildern
VII. N. facialis	Haut des äußeren Ohrs	Geschmack: vordere zwei Drittel der Zunge sowie harter und weicher Gaumen		mimische Muskulatur[4] sowie die Mm. occipitalis und frontalis, M. orbicularis oculi,	Tränendrüse, alle großen und kleinen Speicheldrüsen außer der Parotis, alle	bei einer peripheren Läsion sind alle ipsilateral innervierten Muskeln betroffen. Folgen: herabhängende Mundwinkel, Verlust der nasolabialen Falte, Unvermögen, die Augen zu schließen oder die Augenbraue

Hirnnerven	sensibel (sensorisch) somatisch afferent (z. B. von der Haut)	viszeral afferent (von den inneren Organen, inklusive Geschmack und Geruch)	speziell somatisch afferent (vom Auge und vom Ohr)	motorisch somatisch efferent[1] (willkürliche motorische Impulse zu den Skelettmuskeln)	viszeral efferent (parasympathisch und sympathisch, zu den glatten Muskeln, der Herzmuskulatur und zu den Drüsen)	klinische Symptomatik
				M. buccinator, hinterer Bauch des M. digastricus, M. stylohyoideus, M. stapedius	mukösen Drüsen der Mund- und Nasenhöhle	hochzuziehen; außerdem möglicher Geschmacksverlust auf den vorderen zwei Dritteln der Zunge und des Gaumens. Können die Augenbrauen hochgezogen und die Augen geschlossen werden, liegt möglicherweise eine zentrale Läsion des Hirnstamms bzw. des Fazialiskerns vor
VIII. N. vestibulocochlearis			Gehör: Rezeptoren des Corti-Organs der Cochlea. Gleichgewicht: Rezeptoren von Utriculus, Sacculus und Bogengängen			Hörschwäche oder Taubheit: Innenohrschwerhörigkeit entweder durch Schädigung der Cochlea oder des VII. Hirnnervs (z. B. aufgrund eines Akustikusneurinoms); Mittelohr- oder Leitungsschwerhörigkeit z. B. bei Verletzungen des Trommelfells oder des Mittelohrs, zentraler Hörverlust bei Verletzungen des Hirnstamms oder des Temporallappens
IX. N. glossopharyngeus	Haut des äußeren Ohrs	Schleimhaut des oberen Rachenraumes und des		M. stylopharyngeus	Parotis	Sensibilität: Schmerzen bei einer Mittelohrentzündung, vereinzelt Neuralgien (häufig mit Schmerzen in der Fossa tonsillaris, im oberen

Hirnnerven	sensibel (sensorisch)			motorisch		klinische Symptomatik
	somatisch afferent (z. B. von der Haut)	viszeral afferent (von den inneren Organen, inklusive Geschmack und Geruch)	speziell somatisch afferent (vom Auge und vom Ohr)	somatisch efferent[1] (willkürliche motorische Impulse zu den Skelettmuskeln)	viszeral efferent (parasympathisch und sympathisch, zu den glatten Muskeln, der Herzmuskulatur und zu den Drüsen)	
		Mittelohrs, Karotissinus sowie hinteres Drittel der Zunge (Geschmack, Schmerz, Temperatur und Berührung)				Pharynx und im Ohr mit Verschlimmerung beim Schlucken und beim Kauen
X. N. vagus	• Haut des äußeren Ohrs	• unterer Rachen, Kehlkopf, Glomus caroticum, Geschmack im Bereich der Epiglottis, Afferenzen von Eingeweiden des Thorax und des Abdomens bis zur linken Colonflexur		• alle Muskeln des Rachens und des Kehlkopfes (außer M. stylopharyngeus)	• Drüsen und glatte Muskulatur der thorakalen und abdominalen Eingeweide bis zur linken Colonflexur[5], Herzmuskulatur	abhängig von Art und Lokalisation der Schädigung: z. B. Heiserkeit nach operativer Entfernung der Schilddrüse aufgrund einer Verletzung eines Vagusastes, Durchtrennung führt zu einer Lähmung der Kehlkopfmuskulatur

Hirnnerven	sensibel (sensorisch)			motorisch		klinische Symptomatik
	somatisch afferent (z. B. von der Haut)	viszeral afferent (von den inneren Organen, inklusive Geschmack und Geruch)	speziell somatisch afferent (vom Auge und vom Ohr)	somatisch efferent[1] (willkürliche motorische Impulse zu den Skelettmuskeln)	viszeral efferent (parasympathisch und sympathisch, zu den glatten Muskeln, der Herzmuskulatur und zu den Drüsen)	
XI. N. accessorius				● M. sternocleidomastoideus, M. trapezius		Lähmung oder Schwäche beim Heben der Schulter auf ipsilateraler Seite mit gleichzeitigem Unvermögen, den Kopf zur kontralateralen Seite zu dehen
XII. N. hypoglossus				● alle äußeren und inneren Zungenmuskeln mit Ausnahme des M. palatoglossus (X. Hirnnerv)		beim Herausstrecken der Zunge Abweichung zur ipsilateralen Seite nach Verletzung des N. hypoglossus

Anmerkung: Die Hirnnerven V, VII, IX, X und XI werden auch als Kiemenbogennerven bezeichnet, da sie entwicklungsgeschichtlich für die Versorgung der Kiemenbögen verantwortlich waren.

1 Hierzu gehört die quergestreifte Skelettmuskulatur, die sich von den embryonalen Somiten (daher auch somatische oder Körpermuskulatur) sowie von den Kiemenbögen herleitet.

2 Der M. dilatator pupillae wird sympathisch innerviert. Das präganglionäre sympathische Neuron verläßt das Rückenmark auf Höhe des 1. thorakalen Segments.

3 Der N. trigeminus ist der 1. Kiemenbogennerv und versorgt daher alle Muskeln, die sich von dem 1. Kiemenbogen (Mandibularbogen) herleiten.

4 Der N. facialis ist der 2. Kiemenbogennerv und versorgt alle Muskeln, die sich aus dem 2. Kiemenbogen (Hyoidbogen) entwickeln.

5 Ab der linken Colonflexur werden Darm und auch das Urogenitalsystem vom sakralen Anteil des Parasympathikums innerviert. Die präganglionären Zellkörper liegen in den Rückenmarkssegmenten S2 – S5.

V

Anhang
Allg. Funktionen von ausgesuchten Regionen des Telencephalons und des Diencephalons

Struktur	Funktion
Telencephalon	
Gyrus praecentralis	primär somatomotorischer Cortex (Areae 4 und 6; prämotorische Rinde liegt unmittelbar davor)
Gyrus frontalis superior und Gyrus frontalis medius	prämotorischer Cortex: u.a. mit – Ursprung extrapyramidalmotoriscsher Bahnen (Area 6), – Area 8 für willkürliche Augenbewegungen, – Bewegungsgedächtnis
Gyrus postcentralis	primär somatosensible Rinde (Areae 1 – 3)
Lobulus parietalis superior mit dem Precuneus	abstraktes Denken, Beurteilung, persönliche Kontrolle
Regionen beidseits des Sulcus calcarinus auf dem Hinterhauptslappen (Gyrus lingualis und Gyrus cuneatus)	primär visuelle Rinde (Area 17)
Umgebung des Sulcus calcarinus	visuelles Assoziationsgebiet (Interpretation optischer Eindrücke, optisches Gedächtnis, Areae 18 und 19)
Gyri temporales transversi (Heschl-Querwindungen)	primär auditorische Rinde (Areae 41 und 42)
Gyrus temporales superior (zusammen mit dem Gyrus supramarginalis = Wernike-Region)	auditorisches Assoziationsgebiet (Area 22)
Gyrus frontalis inferior (unterer Teil, meistens auf der linken Seite, Broca-Region)	motorisches Sprachzentrum (Area 44)
Limbisches System (u.a. mit Corpus amygdaloideum, Hippocampus, Gyrus cinguli sowie assoziierte Bahnen und Kerngebiete)	Steuerung und Modulation einer Vielzahl von vegetativen und endokrinen Aktivitäten in Zusammenhang mit Instinkthandlungen, Stimmung, Nahrungsaufnahme und Sexualität; Integrationsstelle für Kurzzeitgedächtnis (Hippocampus) und Geruchswahrnehmungen

Struktur	Funktion
Basalganglien (Putamen, Globus pallidus und Nucleus caudatus)	extrapyramidalmotorische Aktivität (Regulation der primär motorischen Aktivität)

Diencephalon

Struktur	Funktion
Epithalamus (Corpus pineale = Zirbeldrüse)	kontrolliert zirkadiane Funktionen, z. B. Schlaf-Wach-Rhythmus (Sekretion von Melatonin)
Thalamus (= Kerngebiet)	Schaltstation sensibler Nervenbahnen (Integration, Verarbeitung und Verschaltung aufsteigender Bahnen zu einer Vielzahl von corticalen Arealen)
Hypothalamus (= Kerngebiet)	Regulation der vegatativen Aktivität und Integration mit endokrinen Funktionen (z. B. sexuelle Aktivität, Wasserhaushalt, Temperaturkontrolle, Nahrungsaufnahme)
Subthalamus (Nucleus subthalamicus)	Kontrolle der extrapyramidalmotorischen Aktivität mit Verbindungen zu den Basalganglien

Hirnstamm

Struktur	Funktion
Retikuläres System	zusammenhängendes Netzwerk von Neuronen zwischen Hirnstamm und Zwischenhirn mit Verbindungen zum Rückenmark sowie zum Thalamus und Hypothalamus und somit auch zum cerebralen Cortex

Anamnese

Wie in jeder medizinischen Disziplin ist die Anamnese von herausragender Bedeutung bei der Diagnose einer neurologischen Erkrankung. Sie sollte wenigstens aus folgenden vier Punkten bestehen:
1. Hauptbeschwerden (Art, Dauer der Beschwerden sowie Faktoren, die sich verschlimmern oder verbessern),
2. persönliche Krankheitsgeschichte mit Besprechung der Hauptorgansysteme,
3. detaillierte Familienanamnese,
4. soziales und berufliches Umfeld.

Untersuchung

Allgemeine körperliche Untersuchung

Vor einer genauen neurologischen Untersuchung sollte der Arzt eine *allgemeine Untersuchung* vornehmen, einschließlich des Herz/Kreislauf- und Atmungssystems, des Magen-Darm- und Urogenitaltraktes sowie des Skeletts. Dabei sollte er vor allem auf mögliche bereits in der Anamnese erwähnte Probleme achten. Für jeden Bereich sollte die Untersuchung folgendes beinhalten:
- Inspektion (z.B. Deformitäten der Extremitäten oder des Kopfes),
- Palpation (z.B. Beulen oder Vertiefungen),
- Auskultation (z.B. Herz- und Gefäßgeräusche),
- Perkussion (z.B. der Nasennebenhöhlen).

Neurologische Untersuchung

Die *neurologische Untersuchung* beginnt mit der Betrachtung des Patienten, wenn er/sie den Raum betritt. Dabei sollte besonders auf mögliche Störungen im Gangbild, in der Haltung oder in der Sprache geachtet werden. Die eigentliche Untersuchung kann wie folgt aufgeteilt werden:

Geistiger Status und höhere cerebrale Funktionen
- Grad der Aufmerksamkeit,
- Orientierung im Hinblick auf Zeit, Ort, Situation und eigene Person (autopsychische Orientierung),

- allgemeines Auftreten: sicher/unsicher, natürlich/gekünstelt, ruhig, übernervös,
- Stimmung: depressiv, beklemmt, ängstlich, aggressiv,
- Sprache: Verständnis des gesprochenen und geschriebenen Wortes, Fähigkeit zu lesen und zu schreiben, Fähigkeit, sichtbare und tastbare Objekte zu benennen, Redefluß,
- Kurz- und Langzeitgedächtnis,
- Urteilskraft und Einsichtsvermögen,
- intellektuelle Kapazität,
- Fähigkeit zu arithmetischen Rechenoperationen,
- Gedankeninhalte: Besessenheit, Wahnvorstellungen, Zwangshandlungen, Halluzinationen.

Funktion der Hirnnerven

I   *N. olfactorius:* Erkennen von Gerüchen, z. B. von Kaffee, mit jedem Nasenloch.

II   *N. opticus:* Testen der Sehfähigkeit durch Gesichtsfeldprüfung, indem der Untersucher sein Gesichtsfeld mit dem des Patienten vergleicht; Betrachtung des Augenhintergrundes.

III, IV, VI   *N. oculomotorius, N. trochlearis* (IV) und *N. abducens* (VI): Augenbewegungen, Größe, Gestalt und Reaktionen der Pupillen auf Licht und Akkommodation.

V   *N. trigeminus:* Gesichtssensibilität und Kornealreflex, motorische Aktivität beim Beißen und Kauen.

VII   *N. facialis:* Gesichtsausdruck in Ruhe und beim Lachen, beim Hochziehen der Augenbrauen sowie beim Schließen der Augen; Geschmacksempfindungen in den vorderen zwei Dritteln der Zunge mit süßen, salzigen, sauren und bitteren Testlösungen.

VIII   *N. vestibulocochlearis:* Cochleärer Teil: Luft- und Knochenleitung mit dem Stimmgabeltest oder mit Hilfe eines Audiogramms. Vestibulärer Teil: Wärmetest (normalerweise verursacht kaltes Wasser einen Nystagmus auf der kontralateralen Seite, während warmes Wasser einen Nystagmus auf der ipsilateralen Seite verursacht); Untersuchung des Gehörgangs.

IX   *N. glossopharyngeus:* Würgereflex (sollte beidseitig gemacht werden), Geschmack im hinteren Drittel der Zunge.

X   *N. vagus:* Phonation, Schluckreflex; Untersuchung der Uvula.

XI   N. accessorius: Drehung des Kopfes und Anheben der Schulter gegen Widerstand.

XII   *N. hypoglossus:* Untersuchung der Zunge in Ruhe (evtl. faszikuläre Zuckungen) und beim Herausstrecken (evtl. Abweichung zur Seite).

Motorisches System

- Untersuchung des Patienten im Hinblilck auf
1. Hautverletzungen,
2. Atrophie bestimmter Muskeln (ein- bzw. beidseitig),
3. Tremor, Faszikulationen oder andere ungewollte Bewegungen, wie z. B. Chorea, Athetose oder Myoklonie,
4. Körperhaltung und Gangbild (Patienten laufen lassen).

- Untersuchung der Skelettmuskulatur durch Palpation im Hinblick auf
1. Tonus (herabgesetzt bzw. erhöht),
2. Starre,
3. Spasmen.

- Zusätzlich sollten Muskelkraft und Schnelligkeit von Bewegungsabläufen getestet werden (z. B. die Gliedmaßen entgegen der Schwerkraft oder gegen Widerstand in einer bestimmten Position halten, Hemden auf- und zuknöpfen).

Kleinhirnfunktion

- Abwechselnde Handbewegungen bei zunehmender Geschwindigkeit,
- Finger-Nase-Test: Herbeiführenlassen einer raschen, zielsicheren Berührung der Nasenspitze durch eine Fingerspitze nach weit ausholender Armbewegung, meist bei offenen, dann bei geschlossenen Augen,
- Ferse-Schienbein-Test: Patient berührt sein Knie mit der anderen Ferse und reibt am Schienbein entlang,
- Romberg-Test.

Prüfung der Sensibilität
(entsprechend den Innervationsbezirken bestimmter Hirnnerven oder bestimmter Spinalnervenwurzeln auf der Haut)

- Schmerz-, Temperatur- sowie Berührungsempfindungen am Rumpf, an den Händen und an den Füßen,
- Vibrationswahrnehmung am Ellenbogen, an den Knöcheln, am Beckenkamm und an Wirbeln,
- Lokalisationsvermögen von Schmerz-, Temperatur- und Berührungsreizen (Topognosie),
- Diskrimination von Reizen (Zwei-Punkte-Diskrimination),
- Tasterkennung (Stereognosie).

Wichtige Eigenreflexe, physiologische und pathologische Fremdreflexe

- Bizepssehnenreflex,
- Trizepssehnenreflex,
- Patellarsehnenreflex,
- Achillessehnenreflex,
- Bauchdeckenreflex,
- Kremasterreflex,
- Babinsky-Reflex.

Wichtige Gedächtnisstütze

Die Differentialdiagnose ergibt sich aus der Anamnese und der körperlichen Untersuchung des Patienten. Das Wort „VITAMINE" dient als hilfreiche Gedächtnisstütze bei der Klassifizierung neurologischer Erkrankungen nach ihren Ursachen (s. Kapitel 23):

- **V**askuläre Erkrankungen,
- **I**nfektionen,
- **t**raumatische Genese,
- **a**utoimmune Prozesse und angeborene Defekte,
- **m**etabolische Störungen,
- **i**diopathische und degenerative Erkrankungen,
- **n**eoplastische Erkrankungen,
- **e**innahmebedingte (Medikamente oder Toxine) Erkrankungen.

Die Entdeckung der Röntgenstrahlen durch Wilhelm Conrad Röntgen im Jahre 1895 leistete der Medizin einen der größten Beiträge. 1972 machten der britische Ingenieur G. N. Hounsfield und der amerikanische Physiker A. M. Cormack einen weiteren revolutionären Schritt, indem sie die Computertomographie (CT) einführten. Dafür erhielten beide, wie auch schon Wilhelm Röntgen, den Nobelpreis für Medizin.

In der konventionellen Röntgendiagnostik überlagert sich ein Großteil der Schatten und Umrisse dreidimensionaler Strukturen bei der Projektion auf einen zweidimensionalen Film. Darüber hinaus kann bei herkömmlichen radiologischen Bildern des Schädels das Gehirn aufgrund seiner geringen Dichte nicht dargestellt werden. Die Computertomographie ist gegenüber konventionellen Röntgenbildern etwa 100mal empfindlicher und ermöglicht somit die Darstellung des Gehirns aufgrund einer deutlich besseren Kontrastabstufung. CT-Bilder erscheinen in unterschiedlichen Graustufen von weiß bis schwarz. Die verschiedenen Gewebe des menschlichen Körpers (z. B. Lungen-, Fett-, Muskel- oder Knochengewebe) schwächen Röntgenstrahlung um so stärker, je höher ihre Dichte ist. Auf diese Weise entspricht die morphologische Struktur im Gewebe der Verteilung der linearen Schwächungskoeffizienten. Bei der Darstellung im Computertomogramm erscheinen die dichtesten Objekte und Materialien, wie z. B. Knochen, weiß, wohingegen Strukturen mit einer geringen Dichte, wie beispielsweise der Liquor cerebrospinalis, sich schwarz darstellen. Mit dieser Methode können im Gehirn z. B. das Ventrikelsystem, die zerebralen Sulci oder ähnliche Strukturen sichtbar gemacht werden. Die Art und Weise der Darstellung von CT-Bildern kann zunächst verwirrend sein, da die graue Substanz z. B. der Basalganglien und des zerebralen Cortex aufgrund der dichten Packung von Perykarya im computertomographischen Bild hell erscheint. Hingegen weist die weiße Substanz eine geringere Dichte auf und erscheint somit grau bis schwarz im CT-Bild.

Eine vollständige computertomographische Untersuchung des Gehirns besteht in der Regel aus 10 – 12 aufeinanderfolgenden parallelen und transversalen Schichtaufnahmen des Gehirns (Abb. VII.**1**). Durch die Gabe intravenös applizierter Kontrastmittel kann die Dichte einzelner Strukturen stark erhöht werden, was die Erkennung und den Nachweis pathologischer Zustände, wie beispielsweise Tumoren oder Abszesse, deutlich verbessert. Die folgenden Beispiele dienen dem grundsätzlichen Verständnis von normalen und pathologischen Computertomogrammen und sollen den Studenten anregen, andere CT-Bilder zu lesen und zu interpretieren. In Abb. VII.**2a – d** sind horizontale Computertomogramme aus unterschiedlichen Ebenen gezeigt. Die folgenden 9 pathologischen CT-Bilder (Abb. VII.**3–6**) zeigen einige der häufigsten Schädigungen des Weichteilgewebes. In Abb. VII.**7–9** schließlich wurde der Graustufenbereich in der CT-Darstellung so gewählt, daß die knöchernen Schädelstrukturen optimal zu erkennen sind (sog. „Knochenfenster").

Alle Aufnahmen der Anhänge VII und VIII wurden freundlicherweise von Dr. G. Horstmann, MR-Praxis/Walsrode, zur Verfügung gestellt.

Transversale Schichten bei einer computertomographischen Untersuchung

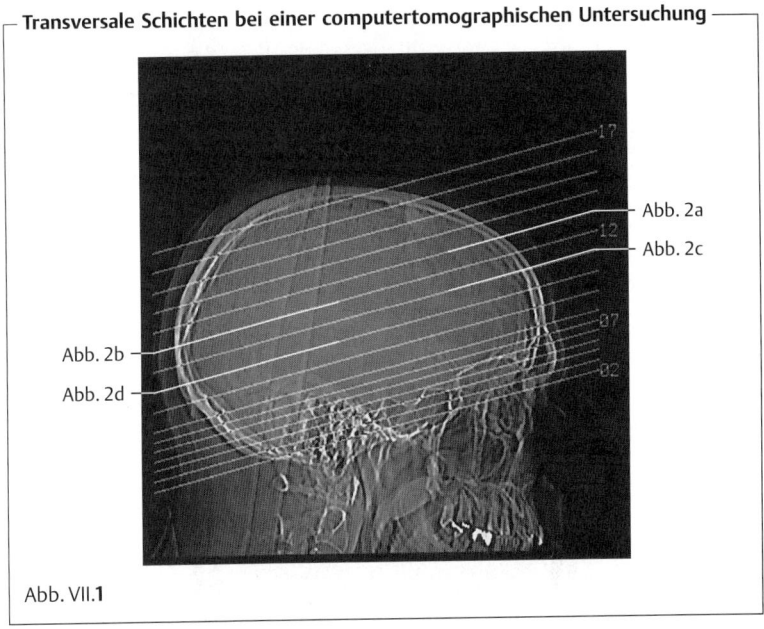

Abb. VII.**1**

Transversale Computertomogramme eines normalen Gehirns

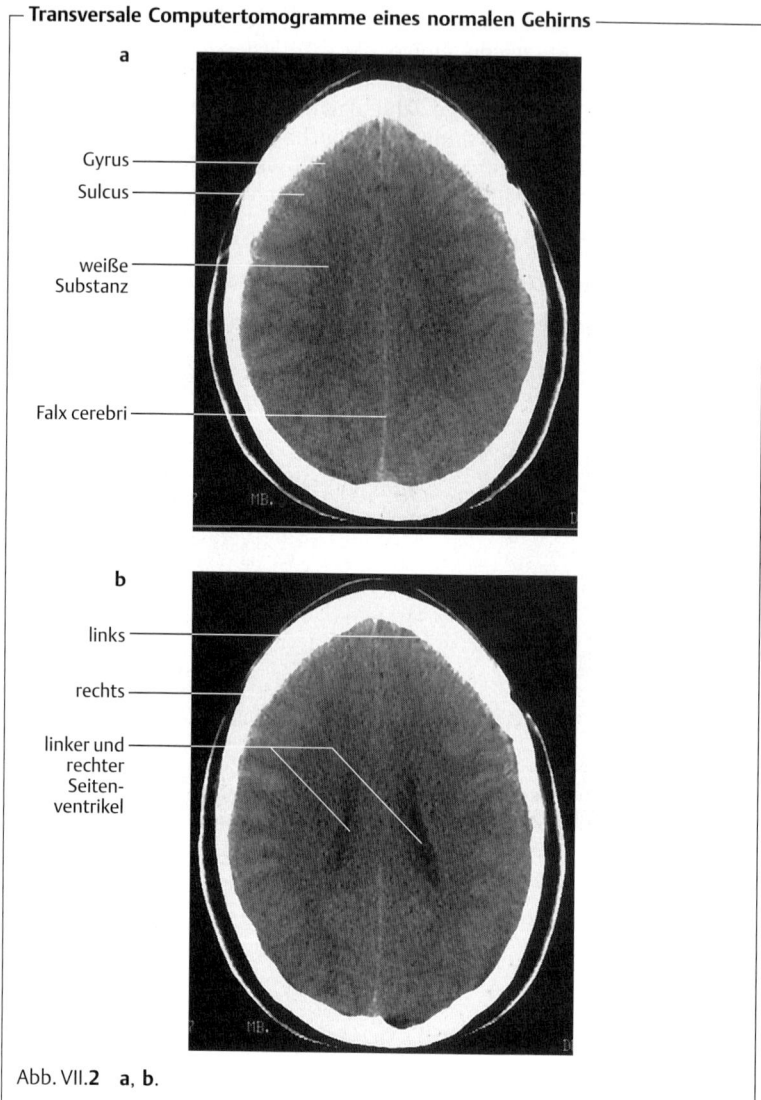

a

Gyrus
Sulcus
weiße
Substanz
Falx cerebri

b

links
rechts
linker und
rechter
Seiten-
ventrikel

Abb. VII.**2**   **a**, **b**.

Transversale Computertomogramme eines normalen Gehirns

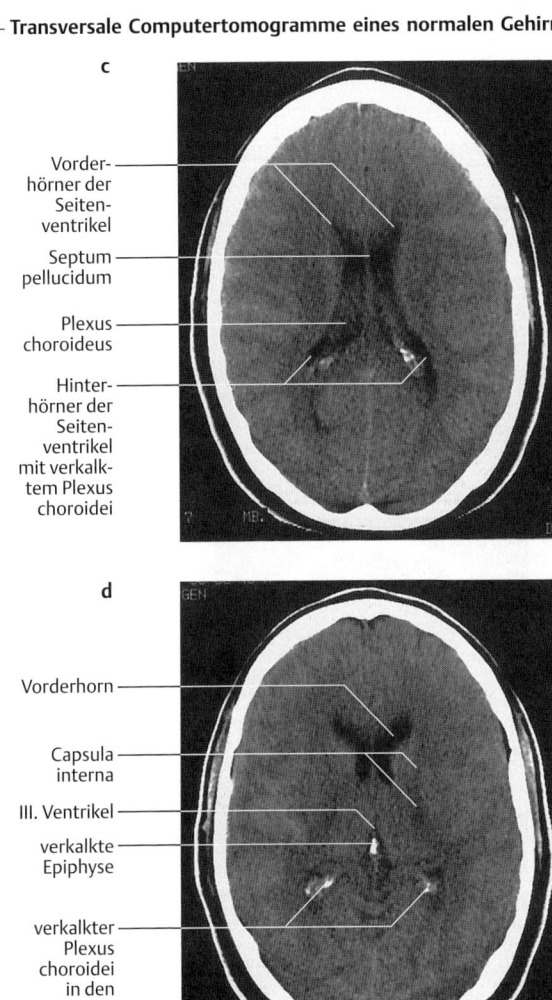

c

Vorder-
hörner der
Seiten-
ventrikel

Septum
pellucidum

Plexus
choroideus

Hinter-
hörner der
Seiten-
ventrikel
mit verkalk-
tem Plexus
choroidei

d

Vorderhorn

Capsula
interna

III. Ventrikel

verkalkte
Epiphyse

verkalkter
Plexus
choroidei
in den
Hinter-
hörnern

Abb. VII.**2** Die transversalen (horizontalen) Aufnahmen zeigen 4 benachbarte Schichten (s. Abb. VII.**1**).

Verschiedene pathologische Zustände des Weichteilgewebes

Zerebrovaskuläre Unfälle

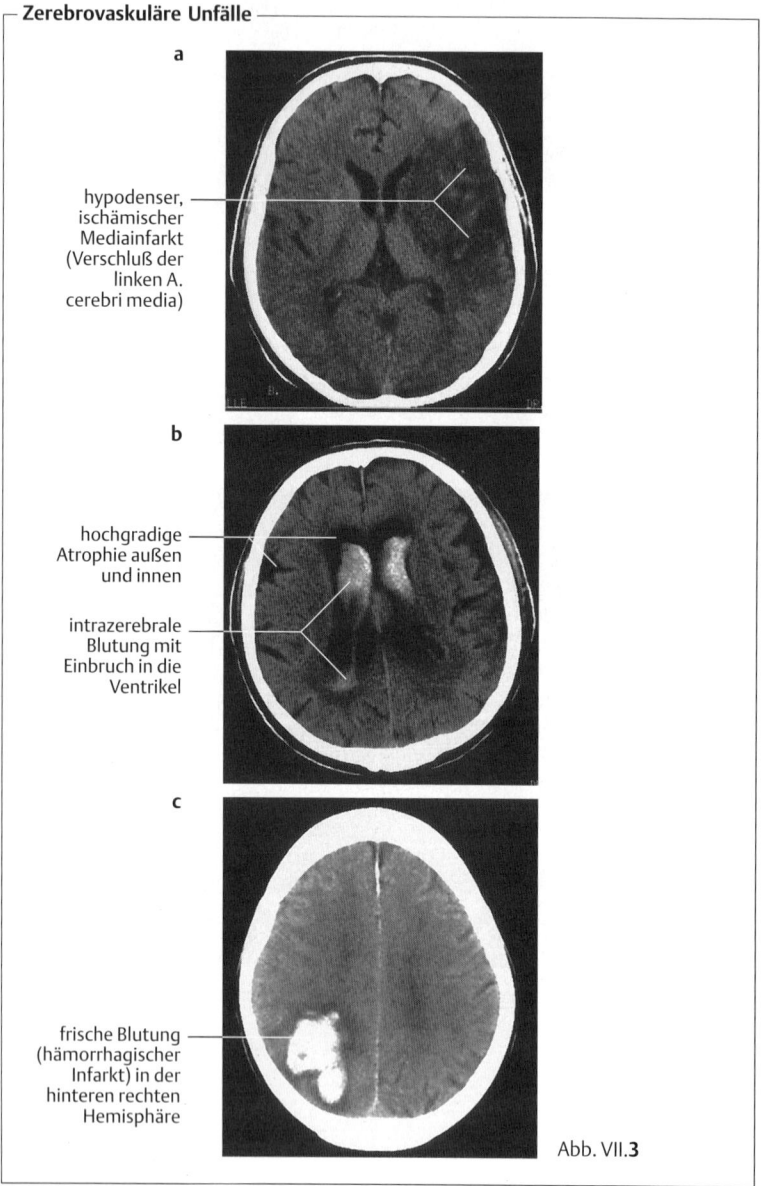

a

hypodenser, ischämischer Mediainfarkt (Verschluß der linken A. cerebri media)

b

hochgradige Atrophie außen und innen

intrazerebrale Blutung mit Einbruch in die Ventrikel

c

frische Blutung (hämorrhagischer Infarkt) in der hinteren rechten Hemisphäre

Abb. VII.**3**

Schädelhirntrauma

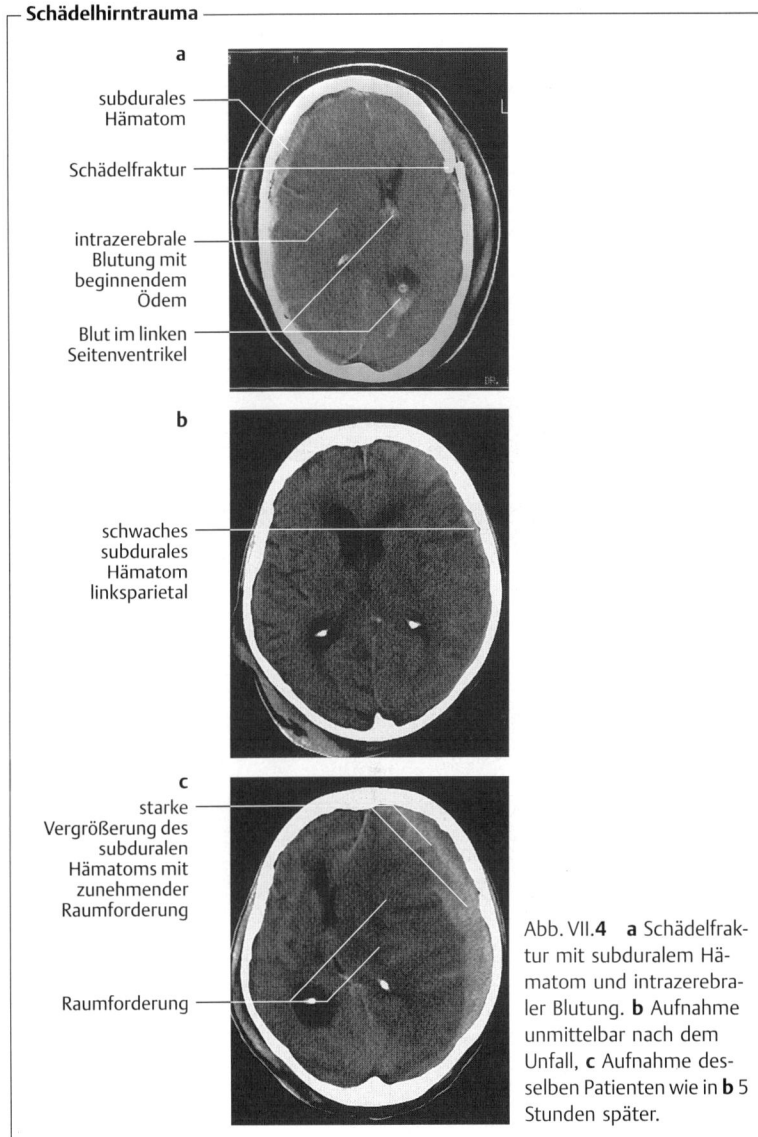

a

subdurales Hämatom

Schädelfraktur

intrazerebrale Blutung mit beginnendem Ödem

Blut im linken Seitenventrikel

b

schwaches subdurales Hämatom linksparietal

c

starke Vergrößerung des subduralen Hämatoms mit zunehmender Raumforderung

Raumforderung

Abb. VII.**4** **a** Schädelfraktur mit subduralem Hämatom und intrazerebraler Blutung. **b** Aufnahme unmittelbar nach dem Unfall, **c** Aufnahme desselben Patienten wie in **b** 5 Stunden später.

Subarachnoidalblutung nach Ruptur eines Mediaaneurysmas

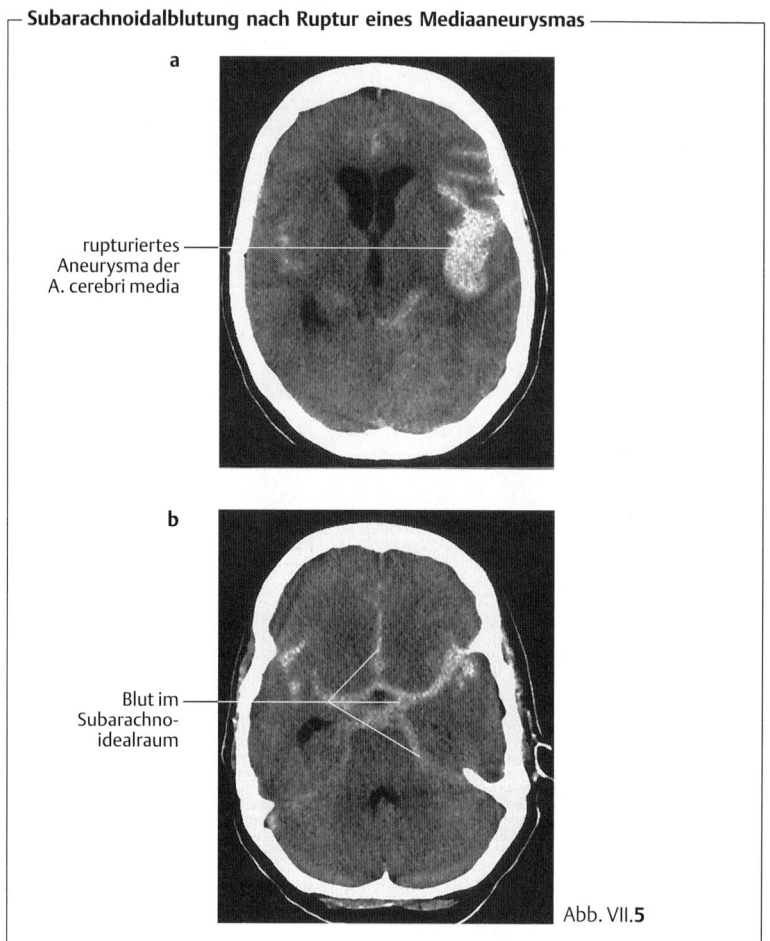

a

rupturiertes
Aneurysma der
A. cerebri media

b

Blut im
Subarachno-
idealraum

Abb. VII.**5**

Neoplastische Erkrankungen

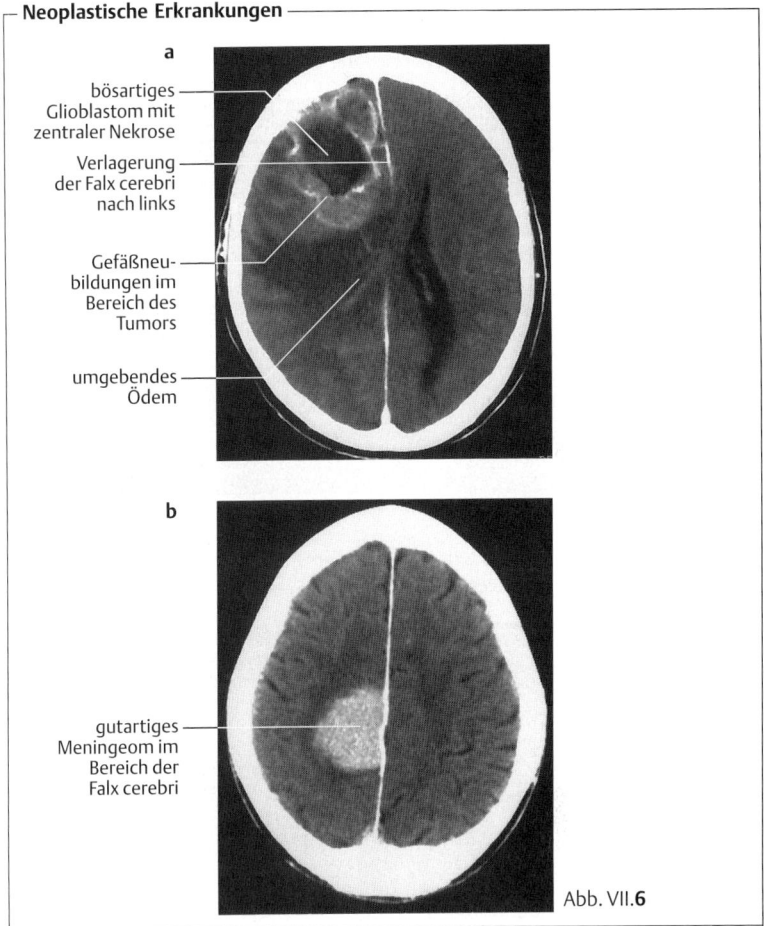

a

bösartiges Glioblastom mit zentraler Nekrose

Verlagerung der Falx cerebri nach links

Gefäßneubildungen im Bereich des Tumors

umgebendes Ödem

b

gutartiges Meningeom im Bereich der Falx cerebri

Abb. VII.**6**

Aufnahmen im Knochenfenster

Horizontale Schichtaufnahme im Bereich der Felsenbeine

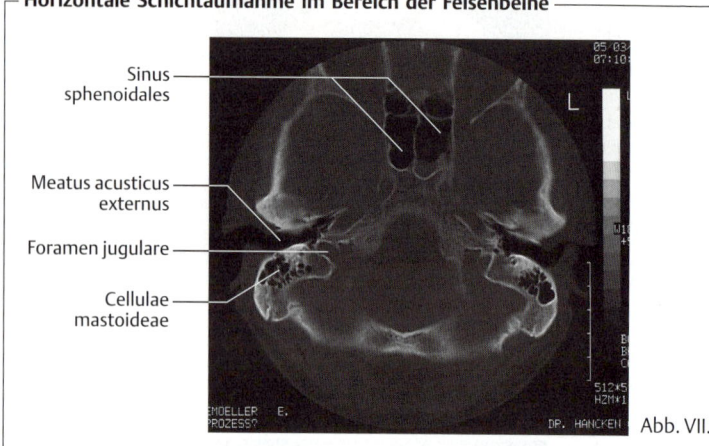

Sinus sphenoidales

Meatus acusticus externus

Foramen jugulare

Cellulae mastoideae

Abb. VII.**7**

Multiple Frakturen im Bereich der Schädelbasis

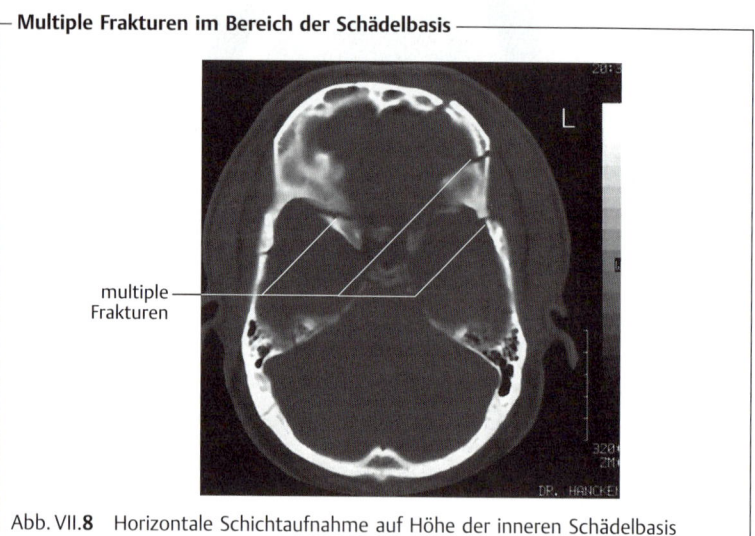

multiple Frakturen

Abb. VII.**8**   Horizontale Schichtaufnahme auf Höhe der inneren Schädelbasis

Frakturen des Gesichtsschädels

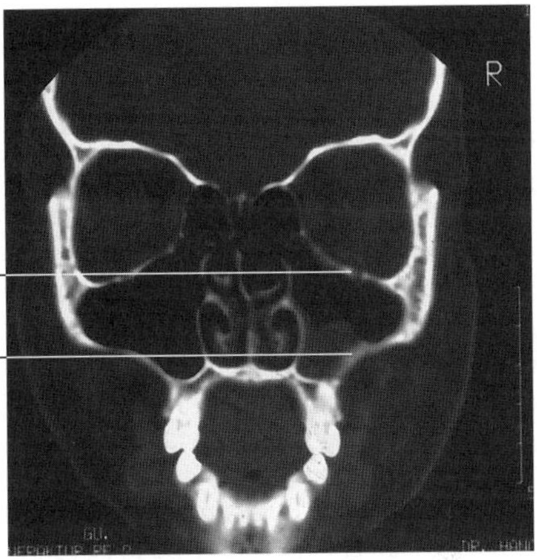

Orbitaboden-
fraktur rechts

Fraktur der
lateralen Kiefer-
höhlenwand mit
Schleimhaut-
blutung

Abb. VII.**9**   Koronare Schichtaufnahme.

Die magnetische Kernspinresonanz wurde bereits 1946 von zwei amerikanischen Physikern, Felix Bloch und Edward Purcell, unabhängig voneinander entdeckt, die 1952 mit dem Nobelpreis ausgezeichnet wurden. Ursprünglich fand die Kernspinresonanz Anwendung in der Spektroskopie zur Materialuntersuchung. Den Anstoß zur Entwicklung bildgebender Verfahren auf der Grundlage der Kernspinresonanz gab jedoch erst der amerikanische Chemiker Paul C. Lauterbur im Jahre 1973.

Die Kernspintomographie oder Magnetresonanztomographie (MRT) ist ein Verfahren, dem bestimmte Eigenschaften der Atomkerne zugrunde liegen, und zwar der sogenannte Drehimpuls (Spin) und das damit verbundene magnetische Moment. Die elektrische Ladung des sich drehenden Atomkerns induziert durch einen elektrischen Kreisstrom ein schwaches Magnetfeld. Wird dieser als Magnet wirkende Atomkern kurzfristig hohen Magnetfeldern in Form eines Hochfrequenzimpulses ausgesetzt, führt dies zu einer vorzugsweisen Ausrichtung parallel zu den Feldlinien. Nach Abschalten des Magnetfeldes antworten die Kernspins mit einem Kernresonanzsignal, das einem Computer zur Weiterverarbeitung zugeleitet wird.

Die Relaxationszeit (T), d. h. die Zeitdauer für den Magnetisierungsrückgang, ist in verschiedenen Geweben (Hirnrinde, Marklager, Liquor, Blut) unterschiedlich. Die Relaxationszeit ist also gewebespezifisch und kennzeichnet gewissermaßen die Wechselwirkung der jeweiligen Gewebe mit der Magnetisierung der Protonen bei deren Rückgang in die Ausgangsposition. Es gibt zwei Arten von Wechselwirkungen und somit auch zwei verschiedene Relaxationszeiten, die T1-Zeit (Wechselwirkung zwischen den Protonen und der Umgebung) und die T2-Zeit (Wechselwirkung der Protonen untereinander). Vor allem die Aufnahmen, die durch die T1-Zeit beeinflußt sind (T1-gewichtete Aufnahmen), eignen sich zur anatomischen Detaildarstellung, während T2-gewichtete Aufnahmen hohen Kontrast und damit besondere Sensitivität aufweisen. Sogenannte Protonenmischbilder (oder Protonen-gewichtete Aufnahmen) entstehen bei einer frühen Auslösung des Signals (s. hierzu Horstmann, G. und E. Crayen, 1991, TW Neurologie Psychiatrie 5, 314–326).

Der große Vorteil der Magnetresonanztomographie gegenüber der Computertomographie ist, daß keine ionisierenden Strahlen notwendig sind und daß sie in bezug auf die Unterschiede zwischen Weichteilgeweben deutlich empfindlicher ist. Außerdem kommt zu der üblichen Transversalschicht zusätzlich eine sagittale und koronare (frontale) Schichtebene hinzu. Es muß jedoch daran gedacht werden, daß die Auflösung im Be-

reich kalzifizierter Gewebe aufgrund der geringeren Protonendichte nicht sehr hoch ist.

Im folgenden sollen einige einführende MRT-Bilder den Leser mit diesem Verfahren vertraut machen (Abb. VIII.**1 – 5**), und anhand einfacher pathologischer Tomogramme (Abb. VIII.**6 – 11**) sollen die Vorteile dokumentiert werden.

Magnetresonanztomogramme eines normalen Gehirns

Mediosagittales Kernspintomogramm

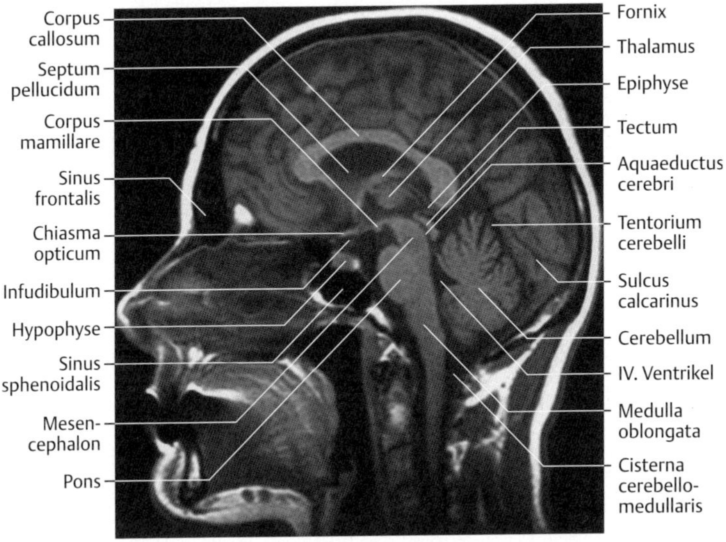

Corpus callosum

Septum pellucidum

Corpus mamillare

Sinus frontalis

Chiasma opticum

Infudibulum

Hypophyse

Sinus sphenoidalis

Mesencephalon

Pons

Fornix

Thalamus

Epiphyse

Tectum

Aquaeductus cerebri

Tentorium cerebelli

Sulcus calcarinus

Cerebellum

IV. Ventrikel

Medulla oblongata

Cisterna cerebellomedullaris

Abb. VIII.**1**

Mediosagittale Schnittbilder mit unterschiedlichen Relaxationszeiten

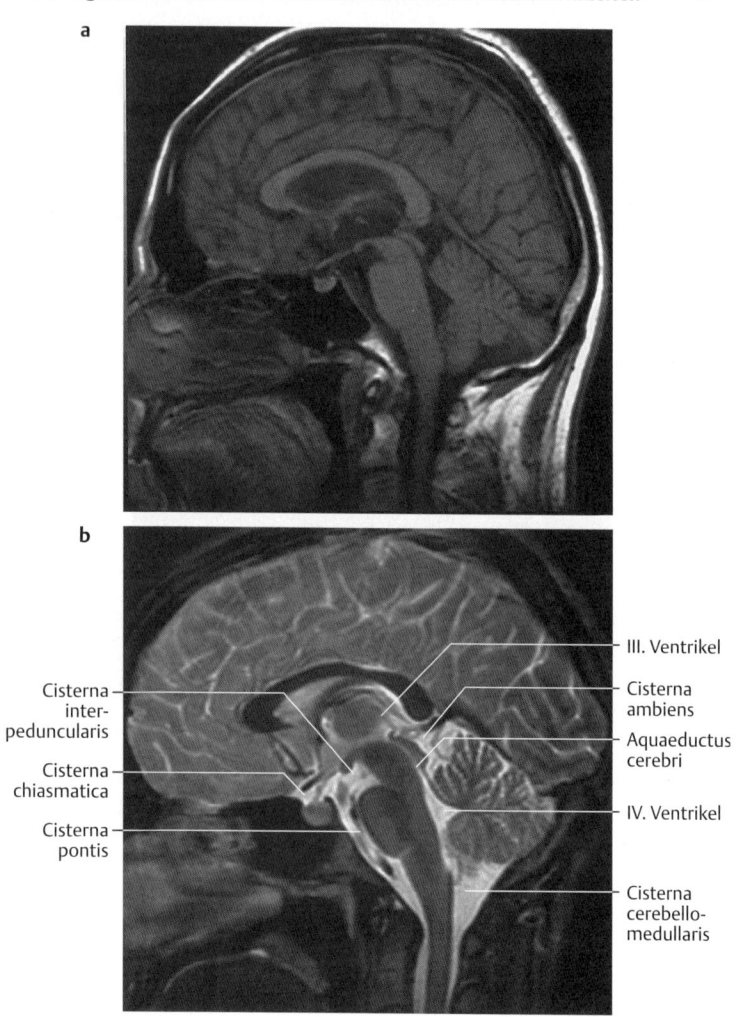

a

b

Cisterna interpeduncularis

Cisterna chiasmatica

Cisterna pontis

III. Ventrikel

Cisterna ambiens

Aquaeductus cerebri

IV. Ventrikel

Cisterna cerebellomedullaris

Abb. VIII.2 **a** T1-gewichtet, **b** T2-gewichtet. Bei T2-gewichteten Aufnahmen ist der Liquor cerebrospinalis signalreich mit hohem Kontrast.

Transversale Kernspintomogramme (T1-gewichtet)

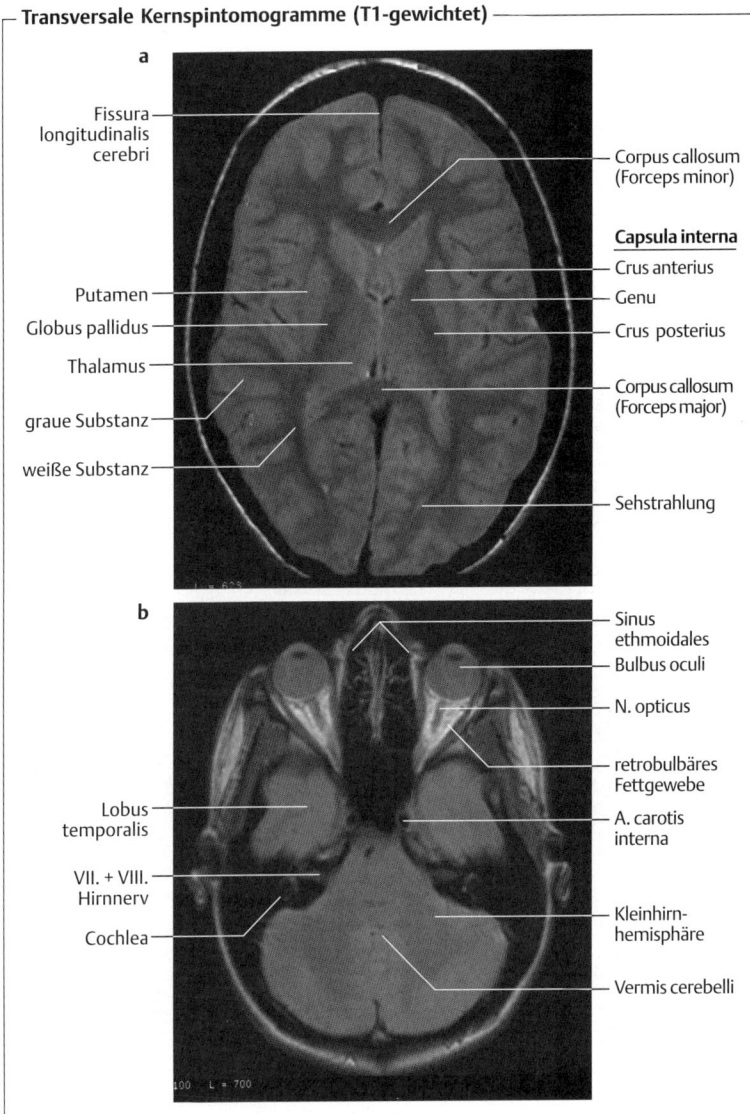

a

Fissura longitudinalis cerebri

Putamen

Globus pallidus

Thalamus

graue Substanz

weiße Substanz

Corpus callosum (Forceps minor)

Capsula interna

Crus anterius

Genu

Crus posterius

Corpus callosum (Forceps major)

Sehstrahlung

b

Lobus temporalis

VII. + VIII. Hirnnerv

Cochlea

Sinus ethmoidales

Bulbus oculi

N. opticus

retrobulbäres Fettgewebe

A. carotis interna

Kleinhirn-hemisphäre

Vermis cerebelli

Abb. VIII.**3** **a** Auf der Höhe von Capsula interna und Sehstrahlung, **b** auf der Höhe von Augapfel und Cochlea.

Koronare Kernspintomogramme auf Höhe der Hypophyse

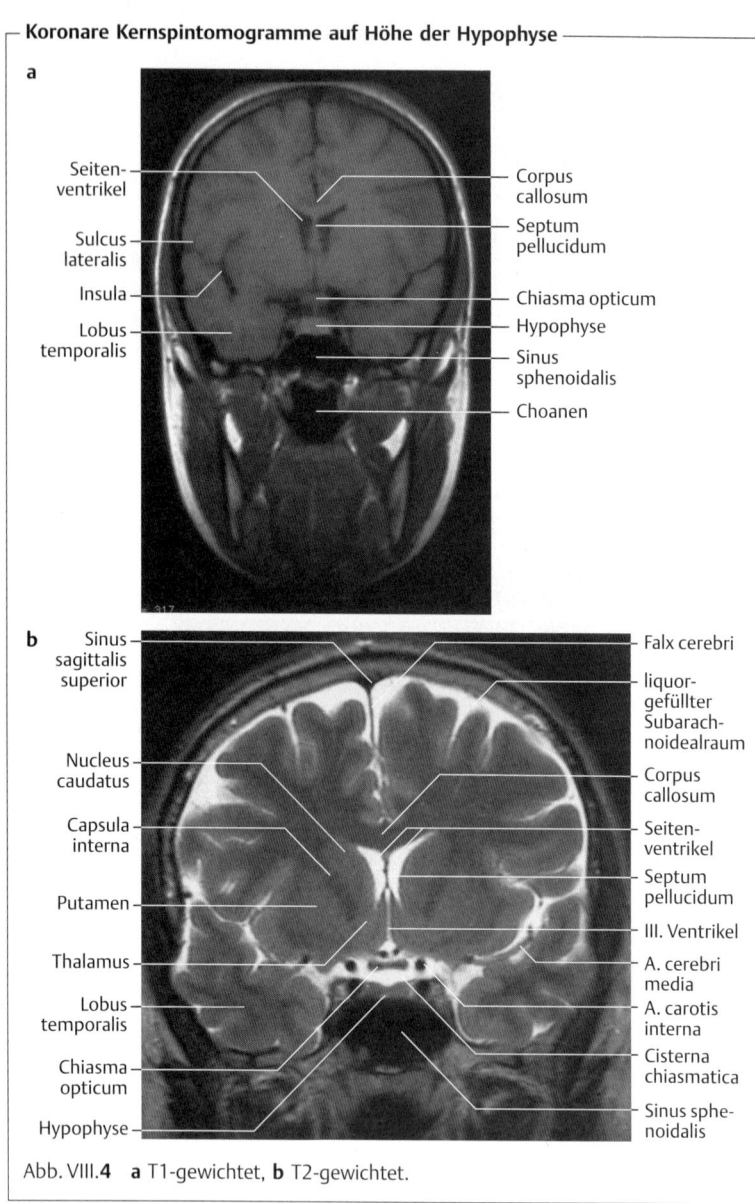

a

Seiten-
ventrikel

Sulcus
lateralis

Insula

Lobus
temporalis

Corpus
callosum

Septum
pellucidum

Chiasma opticum

Hypophyse

Sinus
sphenoidalis

Choanen

b Sinus
sagittalis
superior

Nucleus
caudatus

Capsula
interna

Putamen

Thalamus

Lobus
temporalis

Chiasma
opticum

Hypophyse

Falx cerebri

liquor-
gefüllter
Subarach-
noidealraum

Corpus
callosum

Seiten-
ventrikel

Septum
pellucidum

III. Ventrikel

A. cerebri
media

A. carotis
interna

Cisterna
chiasmatica

Sinus sphe-
noidalis

Abb. VIII.**4**   **a** T1-gewichtet, **b** T2-gewichtet.

Koronare Kernspintomogramme (T2-gewichtet)

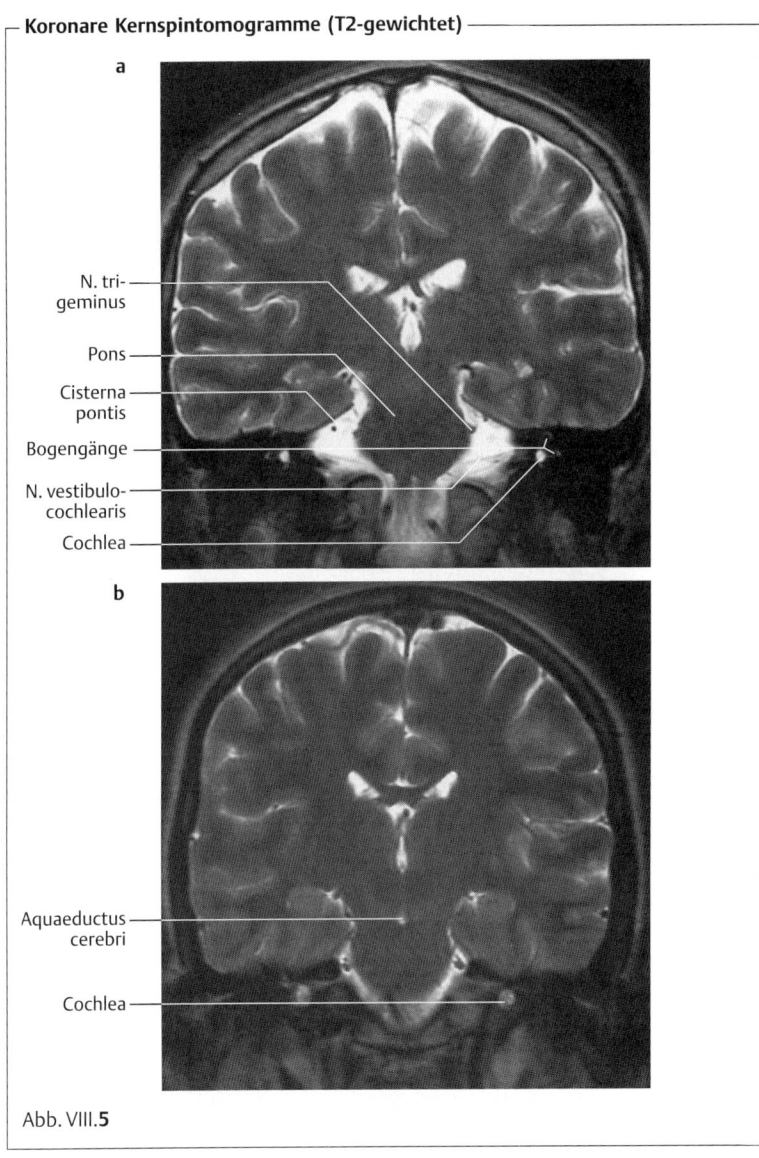

a

N. tri-
geminus

Pons

Cisterna
pontis

Bogengänge

N. vestibulo-
cochlearis

Cochlea

b

Aquaeductus
cerebri

Cochlea

Abb. VIII.**5**

Magnetresonanztomogramme verschiedener pathologischer Zustände

Ischämischer Rindeninfarkt im Bereich der Insel (10 Tage alt)

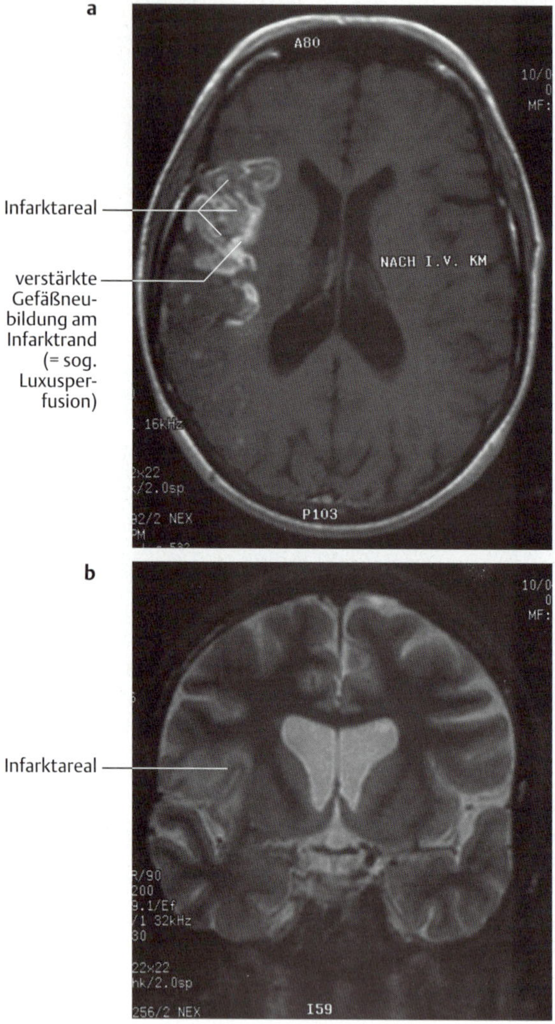
a
Infarktareal
verstärkte Gefäßneubildung am Infarktrand (= sog. Luxusperfusion)
A80
NACH I.V. KM
P103
b
Infarktareal
I59

Abb. VIII.**6** Ursache: Verschluß der A. cerebri media. **a** Transversaler Schnitt nach intravenöser Kontrastmittelgabe, T1-gewichtet. **b** Koronarer Schnitt, T2-gewichtet.

Neoplastische Erkrankungen

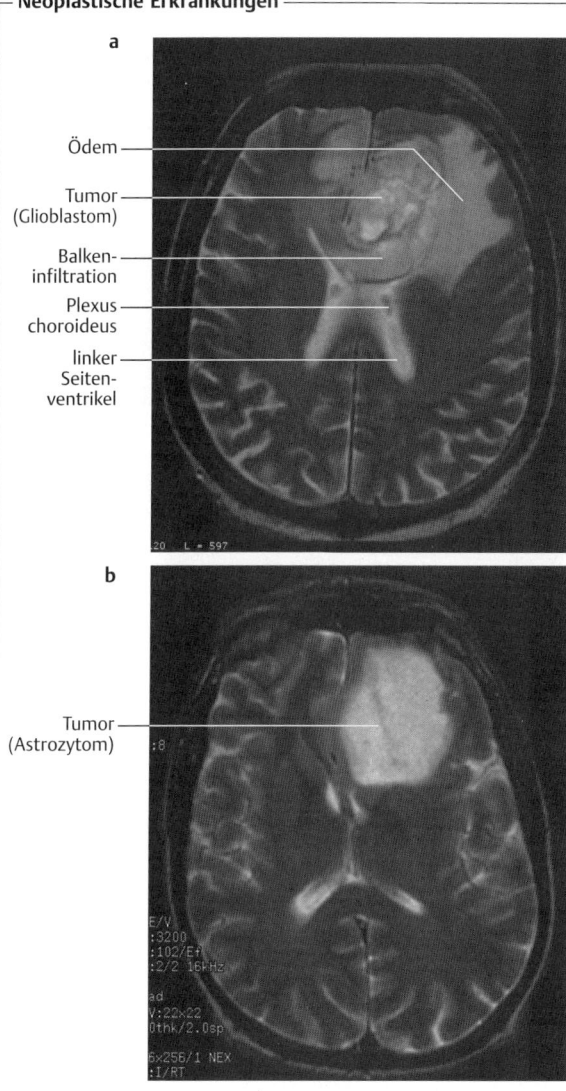

a

Ödem

Tumor (Glioblastom)

Balkeninfiltration

Plexus choroideus

linker Seitenventrikel

b

Tumor (Astrozytom)

Abb. VIII.**7** **a** Glioblastom nach intravenöser Kontrastmittelgabe (T2-gewichtetes transversales Schnittbild). **b** Astrozytom im linken Frontallappen; kein Kontrastmittel (T2-gewichtetes transversales Schnittbild).

Neoplastische Erkrankungen *(Fortsetzung)*

c

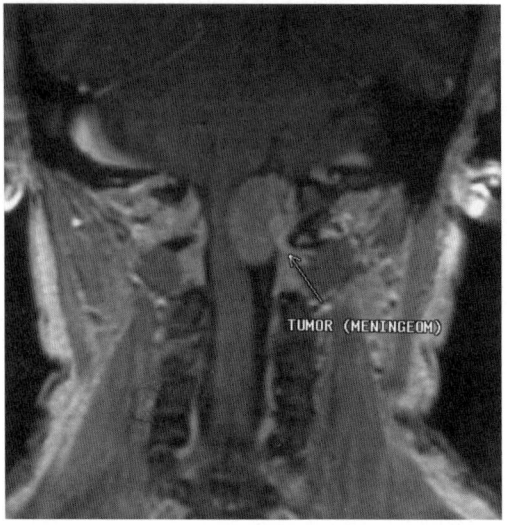

TUMOR (MENINGEOM)

Abb. VIII.**7** **c** Raumforderndes gutartiges Meningeom am Übergang Medulla oblongata/spinalis (koronares Schnittbild, T1-gewichtet).

Multiple Sklerose

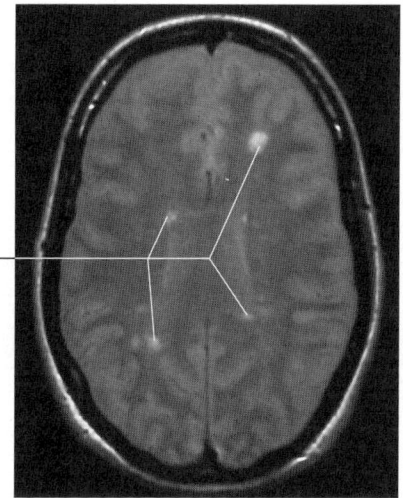

Entmarkungs-
herde

Abb. VIII.**8** Multiple Entmarkungsherde innerhalb der weißen Substanz (transversales Schnittbild, Protonen-gewichtet).

Hydrocephalus occlusus internus nach Aquäduktstenose

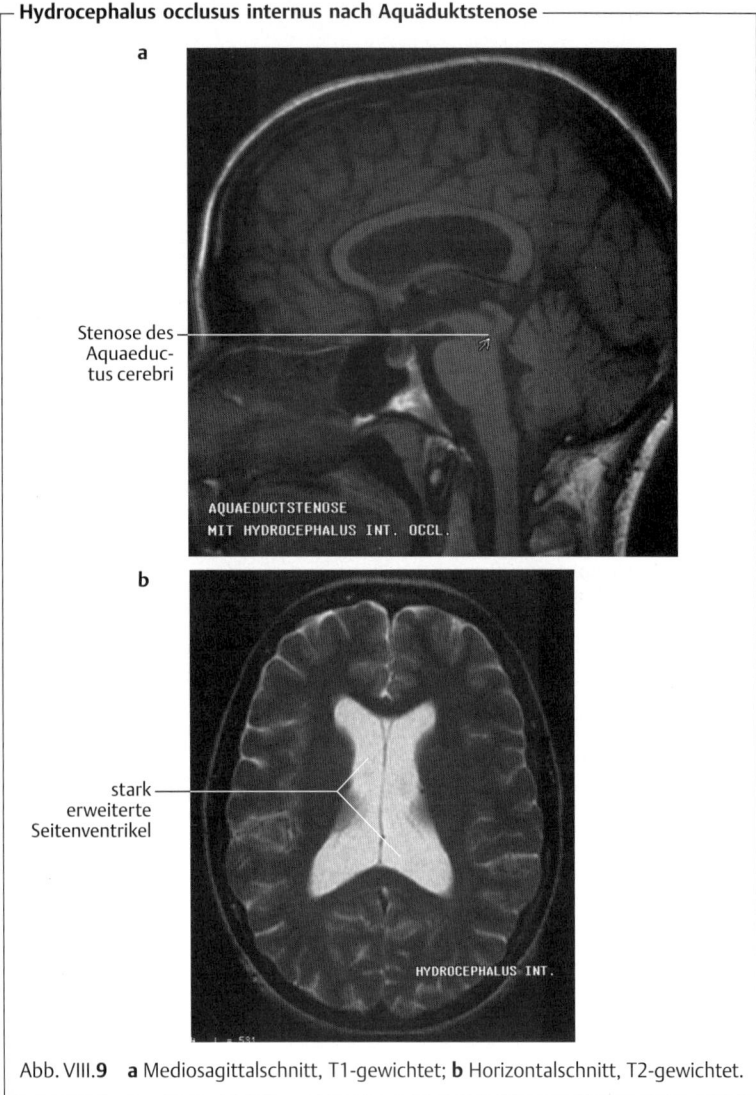

a

Stenose des
Aquaeduc-
tus cerebri

AQUAEDUCTSTENOSE
MIT HYDROCEPHALUS INT. OCCL.

b

stark
erweiterte
Seitenventrikel

HYDROCEPHALUS INT.

Abb. VIII.9 **a** Mediosagittalschnitt, T1-gewichtet; **b** Horizontalschnitt, T2-gewichtet.

Bandscheibenprotrusion und -prolaps

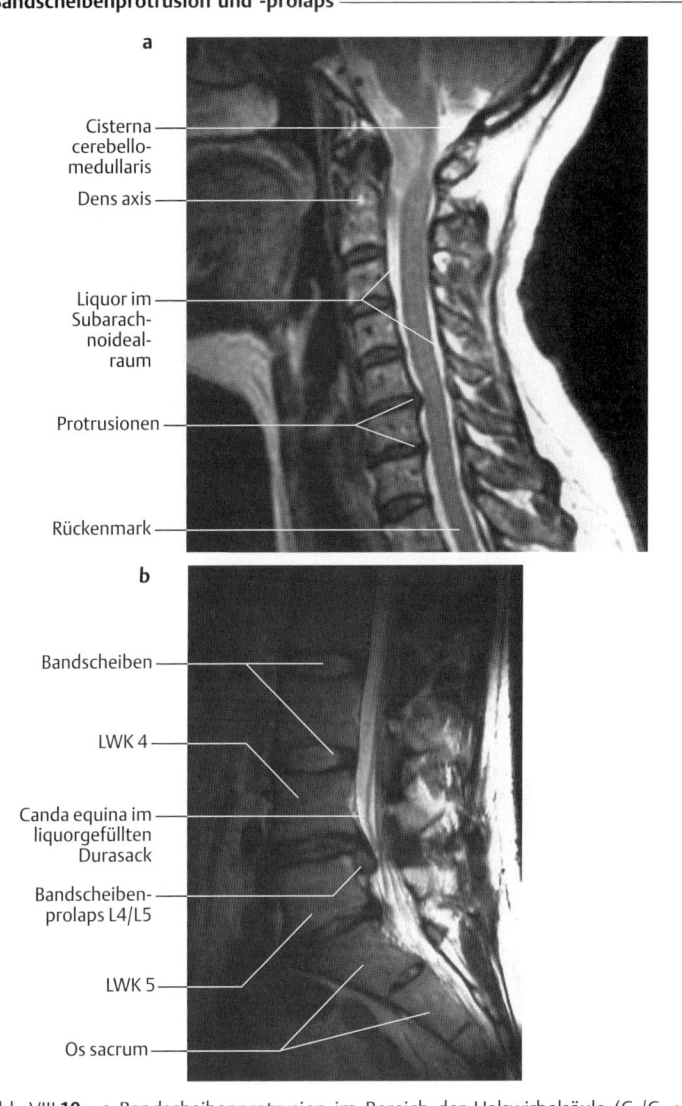

a

Cisterna cerebellomedullaris

Dens axis

Liquor im Subarachnoidealraum

Protrusionen

Rückenmark

b

Bandscheiben

LWK 4

Canda equina im liquorgefüllten Durasack

Bandscheibenprolaps L4/L5

LWK 5

Os sacrum

Abb. VIII.**10 a** Bandscheibenprotrusion im Bereich der Halswirbelsäule (C_5/C_6 und C_6/C_7), mediosagittales Kernspintomogramm, T2-gewichtet. **b** Bandscheibenprolaps im Bereich der Lendenwirbelsäule (L4/L5), mediosagittales Kernspintomogramm, T2-gewichtet.

Pathologische Kompressionsfraktur im Bereich der Brustwirbelsäule

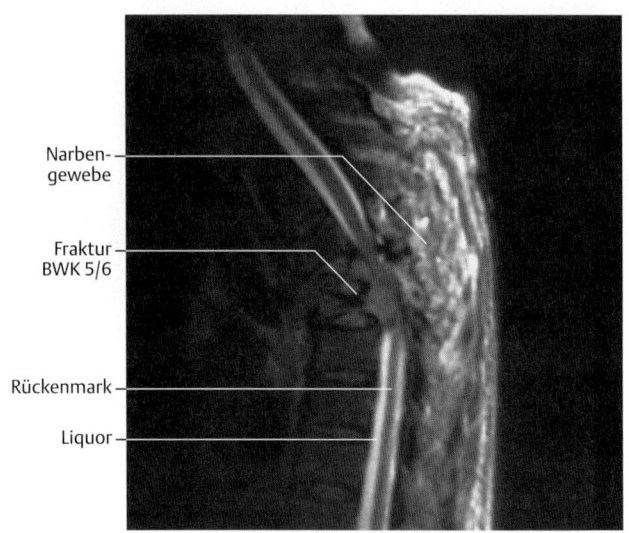

Narben-
gewebe

Fraktur
BWK 5/6

Rückenmark

Liquor

Abb. VIII.**11**   Fraktur von BWK5/6 mit Querschnittssymptomatik, mediosagittales Kernspintomogramm, T2-gewichtet.

1. Welcher der folgenden Tractus oder Bahnen verläuft über die gesamte Strecke ungekreuzt?
    a) Schmerz und Temperatur aus dem Gesicht
    b) Propriozeption des Körpers
    c) Pyramidenbahn
    d) Tractus spinocerebellaris posterior
    e) vestibulare Bahnen

2. Welches klinische Bild erwarten Sie nach Durchtrennung des rechten N. opticus?
    a) homonyme Hemianopsie links
    b) bitemporale Hemianopsie
    c) homonyme Hemianopsie rechts
    d) binasale Hemianopsie
    e) keine Aussage trifft zu

3. Was trifft in bezug auf den Hypothalamus **nicht** zu?
    a) er ist für die Temperaturregulation zuständig
    b) Regulation der Nahrungsaufnahme
    c) verantwortlich für das Gleichgewicht
    d) er beeinflußt die Hypophysensekretion
    e) er ist für emotionale Reaktionen zuständig

4. Welche der folgenden Angaben über das Neuron trifft **nicht** zu?
    a) es reagiert sehr empfindlich auf Sauerstoffentzug
    b) bei Durchtrennung des Axons degeneriert immer der Zellkörper
    c) im PNS bilden Schwann-Zellen die Myelinscheide
    d) im Cytoplasma der Perykarya liegen Nissl-Schollen
    e) ausdifferenzierte Neurone können sich nicht mehr teilen

5. Welches der folgenden Symptome findet man **nicht** bei Kleinhirnerkrankungen?
    a) unkoordinierte Bewegungen
    b) Verwirrtheit
    c) Athetose
    d) Fallneigung
    e) Intentionstremor

Bei den folgenden drei Fragen sollen den Kleinhirnschenkeln die in ihnen verlaufenden Bahnen zugeordnet werden:

6. Tractus corticopontocerebellaris
7. Tractus dentorubrothalamicus
8. Tractus vestibulocerebellaris
   a) Pedunculus cerebellaris superior
   b) Pedunculus cerebellaris medius
   c) Pedunculus cerebellaris inferior

9. Ein Verschluß der A. cerebri anterior distal des Abganges der A. communicans anterior führt zu einer Schwäche oder Lähmung in folgenden Bereichen:
   a) rechte untere Extremität
   b) rechte obere Extremität
   c) Gesichtsmuskeln der linken Seite
   d) Gesichtsmuskeln der rechten Seite
   e) linke untere Extremität

10. Im Hinblick auf die subkortikalen motorischen Zentren (z. B. Basalganglien) treffen die folgenden Angaben zu, außer:
    a) eine Verletzung kann zu einem Ruhetremor führen
    b) sie haben keine Verbindungen mit dem zerebralen Cortex
    c) sie sind ein Teil des extrapyramidalen Systems
    d) sie haben Verbindungen mit dem Nucleus ruber
    e) sie haben Verbindungen mit dem Thalamus

11. Ein Patient entwickelt eine bitemporale Hemianopsie. In welchem Bereich ist die Läsion sehr wahrscheinlich lokalisiert?
    a) Corpus geniculatum laterale
    b) Mitte des Chiasma opticum
    c) Sehstrahlung
    d) visueller Cortex
    e) Tractus opticus

12. Welche der folgenden Bahnen wird im Thalamus **nicht** umgeschaltet?
    a) Schmerz und Temperatur aus dem Gesicht
    b) Efferenzen vom Nucleus dentatus
    c) Propriozeption aus dem Körper
    d) Hörbahn
    e) Tast- und Berührungsbahnen aus dem Gesicht

13. Ein Patient unter einer zentralen Parese, die den Arm betrifft. In welcher der folgenden Regionen wird die Läsion **nicht** lokalisiert sein?
    a) motorischer Cortex
    b) Capsula interna
    c) Crus cerebri
    d) Tegmentum mesencephalicum
    e) Pyramiden
    f) Seitenstrangbahnen im Rückenmark

14. Welche der folgenden Bahnen wird nach Durchtrennung der dorsalen Wurzel im Bereich der Sakralregion im zervikalen Rückenmark eine Waller-Degeneration aufweisen?
    a) Tractus spinothalamicus
    b) Fasciculus cuneatus
    c) Tractus spinocerebellaris anterior
    d) Tractus corticospinalis lateralis
    e) Fasciculus gracilis

15. Die Perikarya der prägganglionären parasympathischen Neurone für die Innervation des Colon descendens sind lokalisiert in:
    a) Nucleus dorsalis nervi vagi
    b) Nucleus ambiguus
    c) Seitenhörner des thorakalen Rückenmarks im Bereich von Th_{10}–Th_{12}
    d) Ganglion mesentericum inferius
    e) Seitenhörner des sakralen Rückenmarks im Bereich von S_2–S_4

16. Ein Patient ist auf dem linken Ohr vollständig taub. In welchen der folgenden Regionen ist die Läsion sehr wahrscheinlich lokalisiert?
    a) linker Gyrus temporalis superior
    b) linker und rechter Nucleus cochlearis
    c) linker N. cochlearis
    d) linker Lemniscus lateralis
    e) rechter und linker Colliculus inferior

17. Die Untersuchung eines Patienten ergibt eine verminderte Schweiß-
    sekretion in einem Gebiet, das von Th_1 und Th_2 versorgt wird. In wel-
    chem Bereich wird die Läsion **nicht** lokalisiert sein?
    a) sympathischer Grenzstrang
    b) Substantia intermediolateralis des Rückenmarks
    c) ventrale Wurzel des Rückenmarks
    d) R. communicans albus
    e) dorsale Wurzel des Rückenmarks
    f) R. communicans griseus

In den folgenden drei Fragen sind drei Reflexe aufgeführt. Welche Hirnnerven sind an dem Reflex beteiligt?

18. Cornealreflex
19. horizontaler Nystagmus
20. Masseterreflex
    a) N. opticus – N. facialis
    b) N. vestibularis – N. facialis
    c) N. glossopharyngeus – N. vagus
    d) N. vestibularis – N. oculomotorius – N. abducens
    e) N. trigeminus – N. facialis
    f) N. trigeminus – N. vagus

Bei den folgenden Fragen kann jede der beiden Aussagen unabhängig von
der anderen richtig oder falsch sein. Wenn beide Aussagen richtig sind, so
kann die Verknüpfung durch „weil" richtig oder falsch sein.

Lösungsschema

Antwort	Aussage 1	Aussage 2	Verknüpfung
a	richtig	richtig	richtig
b	richtig	richtig	falsch
c	richtig	falsch	–
d	falsch	richtig	–
e	falsch	falsch	–

21. Die meisten Axone des Tractus spinocerebellaris gelangen auf der
    ipsilateralen Seite in das Kleinhirn,
    weil
    eine Verletzung des rechten Pedunculus cerebellaris inferior dazu
    führt, daß die betroffene Person zur rechten Seite fällt.

22. Eine Verletzung des Knies der linken Capsula interna führt zu einer Lähmung der gesamten rechten Gesichtshälfte,
    weil
    der Tractus corticobulbaris durch das Knie der Capsula interna verläuft.

23. Eine Verletzung des rechten Thalamus führt zu einem Sensibilitätsverlust der gesamten linken Körper- und Gesichtshälfte,
    weil
    die Axone nach ihrem Eintritt in das Rückenmark und in den Hirnstamm auf die kontralaterale Seite kreuzen.

24. Bei einer Verletzung von welcher Struktur kommt es zu einem positiven Babinsky-Reflex?
    a) Tractus vestibulospinalis lateralis
    b) Tractus rubrospinalis
    c) Tractus corticospinalis
    d) Hinterstrangbahnen
    e) Tractus tectospinalis

25. Welche Struktur trennt den Thalamus vom Nucleus lentiformis?
    a) Fornix
    b) Crus posterior der Capsula interna
    c) Commissura posterior
    d) Crus anterius der Capsula interna
    e) keine Aussage trifft zu

26. Die A. cerebelli inferior posterior ist gewöhnlich ein Ast der:
    a) A. basilaris
    b) A. labyrhinti
    c) A. vertebralis
    d) A. cerebri media
    e) A. cerebri posterior

27. Welche der folgenden Venen (Sinus) münden in den Sinus cavernosus?
    a) V. cerebri magna (Galen)
    b) V. thalamostriata
    c) Sinus rectus
    d) V. cerebri media superficialis
    e) V. cerebri superior

28. Ordnen Sie den Hirnnerven jeweils die nebenstehende Funktion bzw. das Krankheitsbild zu:
    a) Schluckreflex   1. N. glossopharyngeus
    b) verminderte Tränensekretion   2. N. accessorius
    c) Ptosis   3. N. abducens
    d) Einwärtsschielen   4. N. oculomotorius
    e) Heben der Schulter abgeschwächt   5. N. facialis

29. Die A. cerebri media versorgt die folgenden Regionen außer:
    a) auditorischer Cortex
    b) Broca-Zentrum
    c) visueller Cortex
    d) Capsula interna
    e) den größten Teil des motorischen Cortex

Beantworten Sie die Fragen 30–44 wie folgt:
    a) nur 1 , 2 und 3 sind richtig
    b) nur 1 und 3 sind richtig
    c) nur 2 und 4 sind richtig
    d) nur 4 ist richtig
    e) alle sind richtig

30. Welche subkortikale Region beeinflußt die willkürliche Muskelaktivität?
    1) Nucleus caudatus
    2) Putamen
    3) Globus pallidus
    4) Corpus amygdaloideum

31. Welche Region ist bei der Parkinson-Erkrankung betroffen?
    1) Uncus
    2) Hypothalamus
    3) Gyrus praecentralis
    4) Substantia nigra

32. Welche Strukturen sind an der Willkürmotorik beteiligt?
    1) Gyrus praecentralis
    2) Crus anterius der Capsula interna
    3) zweites motorisches Neuron
    4) Hinterstrangbahnen

33. Welche Bahnen zählt man zur Extrapyramidalmotorik?
    1) Fasciculus longitudinalis medialis
    2) Tractus dentorubrothalamicus
    3) Tractus reticulospinalis
    4) Tractus rubrospinalis

34. Was zählt man zum Mesencephalon?
    1) Substantia nigra
    2) Aquaeductus cerebri
    3) Tectum
    4) Nucleus Edinger-Westphal

35. Welche Aussagen über die Mikroglia treffen zu?
    1. sie sind Abkömmlinge von Blutmonozyten
    2. sie kommen als verzweigte und nicht verzweigte Zellen vor
    3. sie setzen Cytokine frei
    4. sie sollen an der Bildung von Myelin im ZNS beteiligt sein

36. Was passiert nach der Durchtrennung eines Nervs?
    1. der proximale Teil des Axons degeneriert, ein Vorgang, den man als Waller-Degeneration bezeichnet
    2. das Wachstum des proximalen Axonstumpfes wird durch eine lokale Proliferation von Schwann-Zellen erleichtert
    3. das Zytoplasma schrumpft und der Kern verlagert sich an den Zellrand
    4. es entsteht eine Chromatolyse mit Schwinden der Nissl-Schollen

37. Welche der folgenden Aussagen trifft für den N. facialis zu?
    1. er innerviert den M. orbicularis oculi und den hinteren Bauch des M. digastricus
    2. die Zellkörper der sensiblen Fasern liegen im Ganglion geniculi
    3. er vermittelt Geschmacksempfindungen vom harten Gaumen
    4. er innerviert den M. tensor tympani und den M. stapedius des Mittelohrs

38. Welche der folgenden Aussagen trifft für den Hippocampus zu?
    1. Pyramidenzellen sind über Axone des Fornix mit hypothalamischen Strukturen verbunden
    2. Verletzungen führen zum Verlust des Kurzzeitgedächtnisses
    3. Verletzungen führen zu fokalen Anfällen
    4. Verletzungen werden mit der Alzheimer-Erkrankung in Verbindung gebracht

39. Welche der folgenden Aussagen treffen auf die Multiple Sklerose zu?
    1. MS ist eine demyelinisierende Erkrankung vorwiegend älterer Menschen
    2. MS kann durch MRT-Aufnahmen sowie durch elektrophoretische Demonstration von Immunglobulin G-Banden in der Pleuraflüssigkeit diagnostiziert werden
    3. bei MS treten Antikörper gegen den Acetylcholin-Rezeptor auf
    4. das Muster der Myelin-Degeneration ist assoziiert mit multifokalen klinischen Symptomen

40. Welche der folgenden Struktur-Funktion-Beziehungen sind korrekt?
    1. Gyrus praecentralis – primär somatomotorische Rinde
    2. Gyri temporales transversi – primär auditorische Rinde
    3. Gyrus temporalis superior – sensorisches Hörzentrum
    4. Gyrus postcentralis – primär somatosensible Rinde

41. Welche der folgenden Hirnnerven haben willkürmotorische Fasern, deren Zellkörper im Nucleus ambiguus liegen?
    1. N. accessorius (XI)
    2. N. vagus (X)
    3. N. glossopharyngeus (IX)
    4. N. facialis (VII)

42. Welche der folgenden Struktur-Funktion-Beziehungen ist korrekt?
    1. Hypothalamus – Regulation des autonomen Nervensystems
    2. Thalamus – zentrale subkortikale Sammel- und Umschaltstelle für alle dem zerebralen Cortex zufließenden Erregungen
    3. Nucleus subthalamicus – extrapyramidalmotorische Kontrolle
    4. Colliculi inferiores – Verschaltung von visuellen Impulsen

43. Welche der folgenden Aussagen über den Akkommodationsreflex sind richtig?
    1. er beinhaltet Erschlaffung des M. ciliaris und eine Abflachung der Linse
    2. er führt zur Konvergenz beider Augen
    3. er führt zu einer Mydriasis
    4. seine Impulse erreichen den zerebralen Cortex

44. Welche der folgenden Aussagen trifft (treffen) für die Fasern des Tractus corticonuclearis zu?
    1. sie verlaufen im vorderen Teil des hinteren Schenkels der Capsula interna
    2. sie verlaufen im medialen Teil des mittleren Drittels der Hirnschenkel
    3. sie verlaufen gekreuzt und ungekreuzt zu den motorischen Kerngebieten im Hirnstamm
    4. sie verlaufen nur ungekreuzt zum Hypoglossuskern

Bei den Fragen 45–49 ist nur eine Antwort richtig:

45. Welche der folgenden Gruppen von Hirnnerven beinhalten präganglionäre parasymphatische Fasern?
    a. II, III, VII und X
    b. III, VII, IX und X
    c. VII, IX, X und XI
    d. III, IX, X und XI

46. In welchem der folgenden parasympathischen Kopfganglien befinden sich die Zellkörper der postganglionären Fasern zur sekretorischen Versorgung der Tränendrüse?
    a. Ganglion submandibulare
    b. Ganglion oticum
    c. Ganglion pterygopalatinum
    d. Ganglion ciliare

47. Welche der folgenden Aussagen über Schmerz- und Temperaturempfindungen aus dem Gesicht trifft **nicht** zu?
    a. die Zellkörper der sensiblen Fasern befinden sich im Ganglion trigeminale und im Ganglion geniculi
    b. die 3. afferenten Neurone ziehen auf ihrem Weg zum Gyrus postcentralis durch die innere Kapsel
    c. die zentralen Axone der 1. afferenten Neurone sowohl des V, VII, IX als auch des X. Hirnnervs enden im Nucleus spinalis nervi trigemini
    d. die 2. afferenten Neurone enden synaptisch im Nucleus ventralis posterolateralis des Thalamus

48. Welche der folgenden Aussagen über die afferenten Verbindungen vom Rückenmark zum Kleinhirn trifft **nicht** zu?
    a. die Zellkörper der 1. afferenten Neurone liegen in den Spinalganglien des Rückenmarks
    b. propriozeptive Fasern enden synaptisch im Nucleus dorsalis (Clarkesche Säule) des Rückenmarks
    c. aufsteigende Fasern verlaufen im Tractus spinocerebellaris posterior des Rückenmarks
    d. aufsteigende Fasern erreichen das Kleinhirn hauptsächlich über den Pedunculus cerebellaris superior

49. Welche der folgenden Aussagen über den N. glossopharyngeus trifft **nicht** zu?
    a. er enthält afferente Fasern vom Karotissinus (Druckrezeptoren)
    b. er innerviert die meisten Pharynxmuskeln
    c. er enthält afferente Fasern von der Paukenhöhle
    d. er enthält Afferenzen für Geschmack, Schmerz, Temperatur sowie für Druck von dem hinteren Drittel der Zunge

Antworten

1.d	7.a	14.e	21.a	27.d	29.c	35.a	42.a
2.e	8.c	15.e	22.d	28.a-1	30.a	36.d	43.c
3.c	9.a	16.c	23.e	b-5	31.d	37.a	44.a
4.b	10.b	17.e	24.c	c-4	32.b	38.e	45.b
5.c	11.b	18.e	25.b	d-3	33.e	39.d	46.c
6.b	12.d	19.d	26.c	e-2	34.e	40.e	47.d
	13.d	20.c				41.a	48.d
							49.b

Sachverzeichnis